普通高等教育中医药类"十三五"规划教材
全国普通高等教育中医药类精编教材

针灸医籍选

（第 3 版）

（供针灸推拿学专业用）

主　编

高希言

副主编

诸毅晖　　冯玲媚　　牛淑平
张永臣　　梁凤霞　　赵彩娇

上海科学技术出版社

图书在版编目(CIP)数据

针灸医籍选 / 高希言主编. —3版. —上海: 上海科
学技术出版社, 2018.5 (2021.6重印)
普通高等教育中医药类"十三五"规划教材　全国普
通高等教育中医药类精编教材
ISBN 978 - 7 - 5478 - 3955 - 3

Ⅰ.① 针… Ⅱ.①高… Ⅲ.① 针灸学 - 古籍 - 中医
学院 -教材　Ⅳ.①R245

中国版本图书馆 CIP 数据核字(2018) 第 060311 号

针灸医籍选 (第 3 版)
主编　高希言

上海世纪出版(集团)有限公司
上海科学技术出版社　出版、发行
(上海钦州南路 71 号　邮政编码 200235　www.sstp.cn)
常熟市兴达印刷有限公司印刷
开本 787×1092　1/16　印张 16
字数 340 千字
2008 年 12 月第 1 版
2018 年 5 月第 3 版　2021 年 6 月第 10 次印刷
ISBN 978 - 7 - 5478 - 3955 - 3/R·1593
定价: 35.00 元

普通高等教育中医药类"十三五"规划教材
全国普通高等教育中医药类精编教材

普通高等教育中医药类"十三五"规划教材
全国普通高等教育中医药类精编教材

编委会名单

普通高等教育中医药类"十三五"规划教材

全国普通高等教育中医药类精编教材

新中国高等中医药教育开创至今历六十年。一甲子朝花夕拾,六十年砥砺前行,实现了长足发展,不仅健全了中医药高等教育体系,创新了中医药高等教育模式,也培养了一大批中医药人才,履行了人才培养、科技创新、社会服务、文化传承的职能和使命。高等中医药院校的教材作为中医药知识传播的重要载体,也伴随着中医药高等教育改革发展的进程,从少到多,从粗到精,一纲多本,形式多样,始终发挥着至关重要的作用。

上海科学技术出版社于1964年受国家卫生部委托出版全国中医院校试用教材迄今,肩负了半个多世纪的中医院校教材建设和出版的重任,产生了一大批学术深厚、内涵丰富、文辞隽永、具有重要影响力的优秀教材。尤其是1985年出版的全国统编高等医学院校中医教材(第五版),至今仍被誉为中医教材之经典而蜚声海内外。

2006年,上海科学技术出版社在全国中医药高等教育学会教学管理研究会的精心指导下,在全国各中医药院校的积极参与下,组织出版了供中医药院校本科生使用的"全国普通高等教育中医药类精编教材"(以下简称"精编教材"),并于2011年进行了修订和完善。这套教材融汇了历版优秀教材之精华,遵循"三基""五性""三特定"的教材编写原则,同时高度契合国家执业医师考核制度改革和国家创新型人才培养战略的要求,在组织策划、编写和出版过程中,反复论证,层层把关,使"精编教材"在内容编写、版式设计和质量控制等方面均达到了预期的要求,凸显了"精炼、创新、适用"的编写初衷,获得了全国中医药院校师生的一致好评。

2016年8月,党中央、国务院召开了新世纪以来第一次全国卫生与健康大会,印发实施《"健康中国2030"规划纲要》,并颁布了《中医药法》和《〈中国的中医药〉白皮书》,把发展中医药事业作为打造健康中国的重要内容。实施创新驱动发展、文化强国、"走出去"战略以及"一带一路"倡议,推动经济转型升级,都需要中医药发挥资源优势和核心作用。面对新时期中医药"创造性转化,创新性发展"的总体要求,中医药高等教育必须牢牢把握经济社会发展的大势,更加主动地服务和融入国家发展战略。为此,精编教材的编写将继续秉持"为院校提供服务、为行业打造精品"的工作要旨,在全国中医院校中广泛征求意见,多方听取要求,全面汲取经验,经过近一年的精心准备工作,在"十三五"开局之年启动了第三版的修订工作。

本次修订和完善将在保持"精编教材"原有特色和优势的基础上,进一步突出"经典、精炼、新颖、实用"的特点,并将贯彻习近平总书记在全国卫生与健康大会、全国高校思想政治工作会议等系列讲话精神,以及《国家中长期教育改革和发展规划纲要(2010—2020)》《中医药发展战略规划纲要(2016—2030年)》和《关于医教协同深化中医药教育改革与发展的指导意见》等文件要求,坚持高等教育立德树人这一根本任务,立足中医药教育改革发展要求,遵循我国中医药事业发展规律和中医药教育规律,深化中医药特色的人文素养和思想情操教育,从而达到以文化人、以文育人的效果。

同时,全国中医药高等教育学会教学管理研究会和上海科学技术出版社将不断深化高等中医药教材研究,在新版精编教材的编写组织中,努力将教材的编写出版工作与中医药发展的现实目标及未来方向紧密联系在一起,促进中医药人才培养与"健康中国"战略紧密结合起来,实现全程育人、全方位育人,不断完善高等中医药教材体系和丰富教材品种,创新、拓展相关课程教材,以更好地适应"十三五"时期及今后高等中医药院校的教学实践要求,从而进一步地提高我国高等中医药人才的培养能力,为建设健康中国贡献力量!

教材的编写出版需要在实践检验中不断完善,诚恳地希望广大中医药院校师生和读者在教学实践或使用中对本套教材提出宝贵意见,以敦促我们不断提高。

全国中医药高等教育学会常务理事、教学管理研究会理事长

胡鸿毅

2016年12月

针灸医籍选课程是以培养针灸推拿学专业学生阅读古籍能力，提高针灸理论和中医思维水平为主要教学目的的一门必修课程，是培养针灸推拿人才和传授经典知识的重要工具，而高质量的教材是提高针灸医籍选教学质量的关键之一。为了继承创新、发扬光大针灸学术，帮助学生牢固掌握本学科的基础知识、理论与技能，提高学生的创新能力和实践能力；同时，为使教材质量进一步提高，更好地把握新时期针灸推拿学专业教学改革的方向，促进中医药教育事业的发展，我们在上版《针灸医籍选》教材的基础上，进行了精心的修订。

　　本次修订的指导思想是在"精编教材"原有特色的基础上，注重原典性，突出经典、精炼、新颖、实用的要求，坚持高等教育立德树人这一根本任务和中医药教育改革发展要求，遵循我国中医药事业发展规律和中医药教育规律，深化中医人文素养和思想情操教育，以文化人、以文育人，优化人才能力结构，着力提高中医药人才培养质量，努力将教材的编写与中医药发展的现实目标及未来方向紧密结合，促进中医药人才培养与中医药事业发展的深度融合，实现全程育人、全方位育人，从而进一步地提高我国高等中医药人才的培养能力。本次修订去掉了章后的"要点"部分，"导学""提要""按语"三部分的密切结合，条理清晰，内容紧凑，使学生一目了然，读懂文选的含义、具体操作方法及其临床意义和学术价值，内容的选择密切结合临床实际，更直接地学习古人的临床思维方式，了解古代针灸名家的学术特点，培养学生的创新性思维，在学习中了解中医文化的博大精深和针灸学术的源远流长。教材不仅适用于针灸推拿等专业的学生，也适用于对中医针灸学感兴趣的其他人群。

　　2008 年本教材（第一版）首先增加了古代医家的医案选，收到了很好的教学效果，得到了全国各中医药院校的肯定。本次修订首次将《针灸甲乙经》选归入到医经部分，使医经的内容更加系统完整，便于学生对医经的学习。由于全国各地针灸推拿学专业的课程设置和《针灸医籍选》的教学特色有所不同，在本教材使用时，可以根据实际情况在教学内容选择、教学重点讲授等方面有所侧重。

　　在教材的编写和修订过程中,得到了著名针灸学家、人类非物质文化遗产中医针灸项目代表性传承人、黑龙江省中医药科学研究院张缙教授,江西中医药大学魏稼教授等名家大师的指导,特表感谢。同时,感谢上版教材编写人员的辛勤劳动。希望各中医药院校在教材使用过程中不断总结经验,多提宝贵意见,以便下次修改提高。

《针灸医籍选》编委会

2018 年 3 月

上篇　医经选

中篇 医 论 选

下篇　歌赋、医案选

歌赋、医案选概述 …………………………………………………………… 179

上 篇

医 经 选

医经选概述

传统上医经主要指《灵枢》《素问》《难经》，这些著作中的针灸学理论奠定了后世针灸学的基础，是后世针灸学术发展的渊源。《灵枢》与《素问》合称《黄帝内经》(《内经》)，该书以阴阳、五行、脏腑、经络、腧穴、精神、气血、津液、五志、六淫等为基本理论，以针灸为主要医疗技术，用整体、辨证、天人相应的观点，论述人体生理、病理、诊断和防病治病原则，奠定了针灸学的理论基础。早期注释《内经》的著作有唐代杨上善《黄帝内经太素》，《素问》注释以王冰注为主，宋代林亿等作"新校正"；其后有明代马莳(玄台)的《内经注证发微》、张介宾(景岳)的《类经》，清代张志聪(隐庵)的《内经集注》。《难经》原称《八十一难经》，共列81问答以阐发《内经》中有关问题，内容涉及脉诊、经络、营卫、脏腑、病证、腧穴、刺法。历代注释《难经》者很多，如明代王九思等辑《难经集注》集录三国时吴国吕广、唐代杨玄操、宋代丁德用、虞庶、杨康侯等有关《难经》的注文，元代滑寿(伯仁)撰《难经本义》，清代徐大椿(灵胎)撰《难经经释》等。而作为针灸学专业重要典籍的《针灸甲乙经》，亦属重要的针灸医经。晋代皇甫谧撰辑《针灸甲乙经》，其内容主要取材于《素问》《灵枢》《明堂孔穴针灸治要》三书。现古代《明堂》原书已佚，其内容间接保留在《针灸甲乙经》中。该书还引用《难经》的部分内容，是《内经》《难经》之后，最早、最多收集和整理古代针灸文献的总结性针灸学著作，在针灸学术的发展过程中占有重要的地位。晋代葛洪(稚川)编《肘后备急方》以药为主，兼收灸法，并记载了许多奇穴。

一、经络理论

《内经》建立了较完备的经络理论体系，提出了经、络的概念，如《灵枢·脉度》说："经脉为里，支而横者为络，络之别者为孙。"《灵枢·经脉》说："经脉十二者，伏行分肉之间，深而不见……诸脉之浮而常见者，皆络脉也……经脉者，常不可见也，其虚实也，以气口知之，脉之见者皆络脉也。"从不同角度阐述了经脉、络脉的含义。经也称经脉、脉、经隧等，络则有络脉、大络、血络、孙络、横络之称。《灵枢·海论》《灵枢·本藏》《灵枢·经脉》《灵枢·经别》《灵枢·痈疽》等篇章论述了经络的生理病理、诊断治疗等多方面内容，如"十二经脉者，内属于府藏，外络于支节"(《灵枢·海论》)，"经脉者，所以行血气而营阴阳，濡筋骨，利关节者也"(《灵枢·本藏》)，"经脉者，所以能决死生，处百病，调虚实，不可不通"(《灵枢·经脉》)。

在《内经》中对十二经脉有详细的论述，建立了"阴阳相贯，如环无端"(《灵枢·营卫生会》)、"流行不止，环周不休"(《素问·举痛论篇》)的十二经脉体系，《灵枢·经脉》阐释了十二经脉的循行、病候及其与脏腑组织器官的关系，《灵枢·逆顺肥瘦》《灵枢·禁服》《灵枢·邪客》等篇也有十二经脉的相关记载。

奇经八脉内容散见于《内经》的不同篇章，如《灵枢·五音五味》《灵枢·动输》《灵枢·逆顺肥瘦》《灵枢·营气》《灵枢·本输》《灵枢·脉度》《灵枢·寒热病》《灵枢·大惑论》《灵枢·经别》《灵枢·癫狂》《素问·举痛论篇》《素问·气府论篇》《素问·骨空论篇》等，内容涉及奇经八脉的循行、病候、腧穴等,有任脉、督脉、冲脉、带脉、阴维、阳维、阴跷、阳跷。而"奇经八脉"这一总称首见于《难经》,并提出奇经八脉是十二经脉之外一个独立的经脉体系。

《灵枢·经脉》还论述了十五络脉的名称、循行分布、病候,《素问·平人气象论篇》论述了"胃之大络"的分布与病候。对于络脉病的治疗,《灵枢·经脉》强调络穴的治疗作用,《素问·缪刺论篇》进一步补充了络脉病的证候,并提出了治疗腧穴,采用缪刺法。

《灵枢·经别》记载了十二经别的循行,强调经别"离""入""出""合"的循行分布特点,指出阴经经别与互为表里的阳经经别的相合关系,加强了阴经与头面部的联系,从而补充了经脉循行的不足。《灵枢·经筋》记载了十二经筋的循行、病候,强调"燔针劫刺,以知为数,以痛为输"的治疗方法。《素问·皮部论篇》提出"皮部以经脉为纪""皮者脉之部""凡十二经络脉者,皮之部也",说明皮部是经络在体表的分部,根据皮部的功能特点提出太阳皮部为"关枢"、阳明为"害蜚"、少阳为"枢持"、太阴为"关蛰"、少阴为"枢儒"、厥阴为"害肩"等不同名称,说明皮部具有抵御外邪的作用。

《灵枢·根结》记载了三阴经和三阳经的根、结部位,《灵枢·卫气》记载了十二经本、标的部位和胸、腹、头、胫四气街,《灵枢·海论》论述了四海理论。根结、标本、气街、四海理论属于经络系统的重要组成部分,根结、标本理论强调经气起始于四肢末端,归结于头面躯干,说明经气的流注具有从四肢末端流向躯干或头面部的特点,与五输穴的经气流注基本一致,奠定了四肢腧穴远治作用的理论基础。气街、四海理论强调了经气的化生、汇聚和运行规律,说明脏腑与经络之间的密切关系。

二、腧穴理论

《内经》论述了腧穴的涵义、定位方法,尤其是对特定穴进行了重点阐述,为后世腧穴学理论的发展奠定了基础。《内经》大量使用"节""会""气府""气穴""脉气所发""骨空"等名称表达腧穴的涵义,如《灵枢·九针十二原》说:"所言节者,神气之所游行出入也,非皮肉筋骨也。"说明腧穴是脏腑经络之气(神气)输注于体表的特定部位。《素问·五藏生成篇》提出腧穴是人体防御外邪、传注病邪和针灸施术的部位,"人有大谷十二分,小谿三百五十四名,少十二俞,此皆卫气之所留止,邪气之所客也,针石缘而去之。"《内经》提出有名称、部位的腧穴约 160 个(具体记载的腧穴数目因统计标准的不同而有差别),许多篇章提到腧穴有 365 个,如《素问·气穴论篇》说:"气穴三百六十五,以应一岁……凡三百六十五穴,针之所行也。""三百六十五穴"是古人根据"比类取象"所提出的约数,也是"天人相参"的体现。对腧穴的定位,《灵枢·骨度》阐述了骨度分寸,如"内辅之上廉以下至下廉长三寸半,内辅下廉下至内踝长一尺三寸"等。还有按自然标志取穴的记载,如《灵枢·本输》:"商丘,内踝之下,陷者之中也。"还强调了取穴的体位要求,如《灵枢·本输》:"阴谷,辅骨之后,大筋之下,小筋之上也,按之应手,屈膝而得之。"《灵枢·经筋》提出"以痛为输"的痛点取穴法,后世发展为"阿是穴"。

《内经》记载的腧穴主治有两种,一种为逐一介绍,如《灵枢·寒热病》:"阳迎(逆)头痛,胸满不得息,取之人迎。暴瘖气鞕,取扶突与舌本出血。暴聋气蒙,耳目不明,取天牖。暴挛痫眩,足不任身,取天柱。暴瘅内逆,肝肺相搏,血溢鼻口,取天府。"另一种为按类介绍,如《素问·水热穴论篇》记载"热病五十九俞"的主治,分别按"诸阳之热逆""胸中之热""胃中之热""四支之热""五藏之热",分类介绍治疗热病 59 个腧穴的治疗作用。

《内经》还重点论述了原穴、五输穴、下合穴、络穴、背俞穴等特定穴,如《灵枢·九针十二原》提出"五藏有疾,当取之十二原",《难经》将该篇五脏原穴加《本输》六腑原穴,再补充"心之原兑骨(神门）",使十二原穴趋于完善;《本输》提出了五输穴的名称、位置及其与经气的关系,《难经》详细论述了五输与五行的配属关系,提出"虚则补其母,实则泻其子"的子母补泻配穴原则,并将《内经》的迎随补泻原则诠释为子母配穴法,明代汪机称之为子母迎随法;对虚实夹杂的病证,《难经》提出泻南补北法;《灵枢·背腧》提出五脏背俞穴的位置,《难经》补充"五藏募皆在阴,而俞皆在阳",奠定了俞募穴理论的基础;《灵枢·邪气藏府病形》提出"荥输治外经,合治内府"等理论,具有重要的临床价值。《难经·四十五难》首次提出八会穴理论,"府会太仓,藏会季胁,筋会阳陵泉,髓会绝骨,血会膈俞,骨会大杼,脉会太渊,气会三焦外一筋直两乳内也","热病在内者,取其会之气穴也",对后世临床应用起到了积极的作用。

三、刺法灸法

《灵枢·九针十二原》《灵枢·九针论》等记载了九针的名称、形状和作用。"九针"的出现是古人"天人相参"思想的又一体现,如《灵枢·九针论》说:"九针者,天地之大数也,始于一而终于九,故曰一以法天,二以法地,三以法人,四以法时,五以法音,六以法律,七以法星,八以法风,九以法野。"根据不同疾病选择相应的针具,对提高针刺治疗效果具有重要的意义。《内经》提出针刺操作的原则,即"用针之法,必有法则",针刺操作的基本要求包括针刺前的准备和针刺操作的基本要领,如良好的环境、平和的情绪、正确的诊断等,如《灵枢·终始》说:"深居静处,占神往来,闭户塞牖,魂魄不散。专意一神,精气之分,毋闻人声,以收其精,必一其神,令志在针。"《素问·宝命全形论篇》说:"五藏已定,九候已备,后乃存针。"对指力、进针、基本手法的要求,《灵枢·九针十二原》提出:"坚者为宝,正指直刺,无针左右。"《灵枢·邪气藏府病形》说:"必中气穴,无中肉节。"《素问·离合真邪论篇》记载:"扪而循之,切而散之,推而按之,弹而怒之,抓而下之,通而取之。"《难经》进一步提出双手协同操作的方法,《七十八难》说:"知为针者,信其左;不知为针者,信其右。当刺之时,必先以左手厌按所针荥俞之处,弹而努之,爪而下之,其气之来,如动脉之状,顺针而刺之。"《八十难》说:"所谓有见如入,有见如出者,谓左手见气来至乃内针,针入,见气尽,乃出针。"

《灵枢·终始》《灵枢·九针十二原》《素问·针解篇》等篇强调了得气的方法及其与疗效的关系,如《灵枢·九针十二原》说:"刺之要,气至而有效。"《内经》还论述了针刺深浅和留针的时间,如《灵枢·经水》说:"足阳明刺深六分,留十呼。足太阳深五分,留七呼。足少阳深四分,留五呼。足太阴深三分,留四呼。足少阴深二分,留三呼。足厥阴深一分,留二呼。手之阴阳,其受气之道近,其气之来疾,其刺深者皆无过二分,其留皆无过一呼。"相比目前的针刺操作而言,《内经》时代针刺较浅、留针时间短,这与当时的针具、操作方法等均有一定关系。

针刺补泻是针刺祛除邪气、扶助正气的重要手段,《灵枢·终始》记载了深浅补泻、开阖补泻,《灵枢·官能》有徐疾补泻,《素问·离合真邪论篇》有呼吸补泻等。《内经》记载的针刺补泻,还有深浅与开阖合用、徐疾与开阖合用、呼吸与开阖合用等。《难经》进一步阐述针刺补泻的理论,《七十六难》说:"当补之时,从卫取气;当泻之时,从荥置气。其阳气不足,阴气有余,当先补其阳,而后泻其阴;阴气不足,阳气有余,当先补其阴,而后泻其阳,荥卫通行,此其要也。"

《灵枢·官针》针对某种疾病,提出了九刺、十二刺、五刺等特殊刺法,如毛刺、赞刺、半刺等浅刺法,齐刺、扬刺、傍针刺等多针刺,络刺、豹文刺等刺血法,焠刺的火针刺法。

《素问·刺禁论篇》《素问·刺要论篇》《素问·刺齐论篇》《灵枢·终始》等还有预防针刺意外的论述,包括重要脏器不可刺伤、气血亏虚和气血逆乱时不宜针刺、根据病位决定针刺深浅、禁刺腧穴等,这些内容在今天仍有借鉴意义。

《内经》提出了"针所不为，灸之所宜""陷下则灸之"的灸法原则，《灵枢·背腧》论述了灸法的补泻："以火补者，毋吹其火，须自灭也。以火写者，疾吹其火，传其艾，须其火灭也。"关于施灸的程度提出了"以年为壮数"的原则，在《素问·骨空论篇》等篇记载了多种疾病的灸治腧穴。

刺络放血，在《内经》40多篇中涉及此法，诸如疟疾、腰痛、癫狂等的治疗均可采用放血法。

四、临床治疗

《内经》确定了针灸治疗的基本原则，记载了风病、偏枯、体惰、痱、五乱、热病、腰痛、心痛、厥病、疟疾等40多种疾病的针灸治疗，提出"盛者泻之，虚者补之"（《灵枢·经脉》）和"有余者写之，不足者补之"（《灵枢·根结》）等针刺、取穴的治疗原则。《灵枢·四时气》等篇提出不同季节的针刺治疗原则，《素问·八正神明论篇》强调根据日月星辰变化进行针灸等，都是"天人相应"观在针灸治疗中的体现。

《灵枢·根结》《灵枢·四时气》《灵枢·五邪》《素问·咳论篇》《素问·痹论篇》等提出了大量的选穴处方，分为按经选穴和按脏腑选穴两类。根据病位，有局部选穴、远部选穴、对症选穴等不同方法，如《灵枢·杂病》记载"膝中痛，取犊鼻以员利针，发而间之"，属局部取穴；《灵枢·厥病》记载"厥心痛，腹胀胸满，心尤痛甚，胃心痛也，取之大都、太白"，属远部取穴；《素问·水热穴论篇》记载的"水俞五十七处"和"热病五十九俞"，即是水病、热病的对症取穴。《内经》的配穴方法包括本经配穴法、表里经配穴法、远近配穴法、前后配穴法等多种方法。总之，《内经》记载的针灸处方，以经络辨证、循经取穴为主，取穴少而精，甚至取经而不取穴；操作多用针刺法和刺络法。

第一章 《灵枢》选

导学

《灵枢》以阴阳五行、天人相应的整体观作为阐述藏象、经络、病机、诊法、治则等基本理论的思想体系,尤其是对经脉、腧穴、针刺及营卫气血等内容的论述系统精详,是我国现有重要的古典医籍之一。本章选取了部分有重要理论价值和临床意义的经文作为学习内容,要求掌握有关迎随、疾徐、开阖补泻和导气、得气、候气、辨气、治神、刺血等方法的含义与操作;熟悉针刺的作用,脉象、四时、人体肥瘦等与针刺的关系,偏枯、痱、不寐、欠、哕、噫、腰痛、周痹、寒热病、厥证以及邪在五脏、脏腑经气紊乱导致的相关病证的针灸治疗;了解"荥输治外经,合治内府""用针之要,在于知调阴阳""用针之要,气调而止""刺有三变""气至而有效""天牖五部""持针纵舍"等名段名句的深刻含义。

第一节 九针十二原第一(全篇)

【提要】

本篇是《灵枢》中论述针灸理论和临床的重要篇章之一,介绍了九针的名称、形状和作用,阐述了十二原穴治病的原理,故名为"九针十二原"。主要内容有:

(1)介绍编撰《针经》的目的是确立针灸大法,并使之"可传于后世,必明为之法,令终而不灭,久而不绝,易用难忘",提出针刺的作用是"通其经脉,调其血气,营其逆顺出入之会"。

(2)提出用针时要"守神""守机",重点突出针刺时要注意观察、认真体会患者的气血变化,以此来决定针刺补泻的时机,要做到"迎之随之,以意和之"。提出得气是针刺之要,强调针刺的要领,以及治神、守神及针刺过程中注意患者面部、目部的反应等"持针之道",这就是对上工的要求。

(3)提出用针之时"虚则实之,满则泄之,宛陈则除之,邪胜则虚之"的补泻大法,其原则是"迎而夺之""随而济之"。补法的操作是"徐而疾则实",令"中气乃实";泻法的操作是"疾而徐则虚",令"邪气得泄"。

(4)提出"凡将用针,必先诊脉,视气之剧易,乃可以治也",指出"诊脉"对于"用针"的重要性。

(5)提出十二原穴的名称和作用,以及五输穴的名称。并指出疾病是可治的,"言不可治者"是"不得其术也"。

现节选论述编纂《针经》的目的、针刺治疗基本原则、针刺操作要求、误治造成的后果、强调脉诊和十二原穴的重要性、针刺不但治新病而且可治久病等经文。

【原文】

黄帝问于岐伯曰：余子万民，养百姓，而收其租税。余哀其不给，而属有疾病。余欲勿使被毒药[1]，无用砭石，欲以微针[2]通其经脉，调其血气，营其逆顺出入之会[3]。令可传于后世，必明为之法，令终而不灭，久而不绝。易用难忘，为之经纪[4]，异其章[5]，别其表里，为之终始[6]，令各有形[7]，先立《针经》[8]。愿闻其情。

【注释】

[1] 毒药：古代对一般药物的统称。《素问·五常政大论篇》将药物分为大毒、常毒、小毒、无毒四类。汪机："以能攻病，皆谓之毒。"

[2] 微针：毫针。《灵枢识》注："微针小针，盖谓九针中之毫针。"《灵枢集注》："微针，九针之外，又立小针也。"

[3] 营其逆顺出入之会：营，管理、调节。《诗·小雅·黍苗》："召伯营之。"郑玄笺："营，治也。"逆顺，经脉的不同走向。出入，经气由外入内或由内出外。

[4] 经纪：秩序，引申为条理。

[5] 异其章：分别篇章。《太素》补遗本作"异其篇章"为四言句，前后文则一致。

[6] 别其表里，为之终始：使它(《针经》)内容层次清晰，有始有终。

[7] 令各有形：使(九针)各有不同的形态。形，指针具的形状。

[8]《针经》：即《灵枢》。《类经·针刺类·九针之要》注："《灵枢》即名《针经》，义本诸此。"

【按语】

本段经文指出编纂《灵枢》的主要目的是阐述九针使用的原则、方法，以更好地解除百姓的疾苦，并确立为《针经》，传于后世，使后世学有所依，不致湮灭。提出这个理论的实质内容应该是将脏腑经络气血循行规律全面地表达出来，也就是要确定针刺治疗的基础，这是全书的重点，可以说是全书的引言。

重点说明针刺有别于药物，不同于砭石，具有疏通经脉、调节血气的治疗作用，"通其经脉，调其血气"这句话概括了针灸治病的作用原理。金代窦汉卿在《标幽赋》中总结为"决凝开滞""蠲邪扶正""可平五脏之寒热，能调六腑之虚实"，是对通经脉、调气血的发挥。

【原文】

岐伯答曰：臣请推而次之，令有纲纪，始于一，终于九焉。请言其道。小针之要，易陈而难入[1]，粗守形[2]，上守神[3]。神乎，神客在门，未睹其疾，恶知其原？刺之微，在速迟[4]。粗守关，上守机[5]。机之动，不离其空。空中之机，清静而微[6]。其来不可逢，其往不可追[7]。知机之道者，不可挂以发[8]；不知机道，叩之不发。知其往来，要与之期。粗之闇[9]乎，妙哉！工独有之。往者为逆，来者为顺[10]，明知逆顺，正行无问[11]。逆而夺之，恶得无虚？追而济之，恶得无实？迎之随之，以意和之，针道毕矣。

【注释】

[1] 易陈而难入：陈，陈述。入，深入。《类经·针刺类·九针之要》注："易陈者，常法易言也。难入者，精微难及也。"

[2] 粗守形：粗，指技术低劣的医生。形，指所能看到的皮、肉、关节、腧穴及医生施术时的操作形式。《类经·针刺类·九针之要》注："粗工守形迹之见在也。"《灵枢注证发微》注："下工泥于形迹，徒守刺法。"

[3] 上守神：上，指技术高明的医生。神，精神气血的内在变化。《灵枢注证发微》注："所谓神者，人之正气也。"《类经·针刺类·九针之要》注："上工察神气于冥冥也。"

[4] 刺之微，在速迟：速迟，运针快慢，此指手法而言。《灵枢注证发微》注："刺之微妙，在于速迟，速迟者，即用针有徐疾之意也。"

[5] 粗守关，上守机：关，四肢关节的腧穴。机，经气至的动静时机。《类经·针刺类·九针之要》注："粗守关，守四肢之关节也。上守机，察气至之动静也。"

[6] 空中之机，清静而微：空，指腧穴。清静而微，经气活动变化是微妙而不易觉察的。《类经·针刺类·九针之要》注："言察宜详慎也。"

[7] 其来不可逢，其往不可追：其来，指邪气方盛；逢，补法。其往，指邪气渐衰；追，泻法。《灵枢集注》注："如其气方来，乃邪气正盛，邪气盛则正气大虚。不可乘其气来即迎而补之，当避其邪气之来……不可乘其气往，追而泻之，恐伤其正气。"

[8] 不可挂以发：挂，差也。不可差于毫发之间，指应当及时施行补泻。《灵枢集注》注："静守于来往之间而补泻之，少差毫发之间则失矣。"

[9] 闇(àn)：愚昧不明。

[10] 往者为逆，来者为顺：指经气盛衰的情况。《类经·针刺类·九针之要》注："往，气之去也，故为之逆；来，气之至也，故为之顺。"

[11] 正行无问：正行，依据法则治疗。问，疑问。《类经·针刺类·九针之要》注："正法行之，而不必疑而更问也。"

【按语】

本段经文提出了针刺操作的关键是"守神""守机"，根据"神""机"的变化决定用针的"迟速"（补泻），原则是"迎而夺之""随而济之""迎之随之，以意和之"，也就是迎随。对于迎随，后世大多宗《难经》，发展为深浅迎随、针向迎随、流注盛衰时间迎随、补母泻子迎随等。现代虽多以针向迎随为补泻，但在临床上很少单独使用，从本篇内容来看，迎随不是某一具体的针刺补泻手法，而是针刺补泻的代称和原则。

"守神""守机"是通过对局部证候、针下感应等征象的观察，了解机体内部气血的变化，把握针刺治疗时气至的时机，根据正邪盛衰的不同，采用恰当的补泻方法。上工与下工的区别在于"粗守形，上守神""粗守关，上守机"。

原文"神乎神，客在门"，前一"神"字为形容词，意思是神奇的、微妙的；后一"神"字是名词，指神气（即人体精神气血）。客，有客居、寄居的含义；门，神气出入的门户，即腧穴。形容神秘莫测的神气出入、客居在腧穴门户，比喻神气游行聚集于门户的状态。"未睹其疾，恶知其原"，关键是对"疾"的理解，有敏捷、急剧、迅速之意。早在《左传·襄公五年》中有"而疾讨陈"的用法，不能做"疾病"解释，原文是指不明白神气迅捷的变化，怎能把握疾病的本原呢？又怎能了解其发生、发展的规律呢？全段重点讨论神气与腧穴的关系、神气的变化特征和把握气机的重要性，只有上工才能体会、觉察到经气的变化迅速、微妙。

【原文】

凡用针者，虚则实之，满则泄之，宛陈则除之，邪胜则虚之。《大要》[1]曰：徐而疾则实,疾而徐则虚。言实与虚,若有若无[2]。察后与先[3],若存若亡[4]。为虚与实,若得若失[5]。

　　虚实之要,九针最妙,补写之时,以针为之。写曰:必持内之,放而出之[6],排阳得针[7],邪气得泄。按而引针,是谓内温[8],血不得散,气不得出也。补曰:随之随之,意若妄之[9]。若行若按,如蚊虻止[10],如留如还,去如弦绝,令左属右[11],其气故止,外门已闭,中气乃实,必无留血,急取诛之[12]。

【注释】

[1]大要:古医书名。

[2]言实与虚,若有若无:针下有气的为实,针下无气的为虚。《灵枢·小针解》说:"言实者有气,虚者无气也。"《类经·针刺类·用针虚实补泻》注:"实之与虚,在有气无气耳。气本无形,故若有若无,善察之者,神悟于有无之间也。"

[3]察后与先:分清疾病的缓急,而决定治疗的先后次序。《类经·针刺类·用针虚实补泻》注:"求病所急,而治分先后也。"

[4]若存若亡:根据气之虚实,而决定是否留针及留针的久暂。若,有或义;若存若亡,即或去或留。

[5]若得若失:实证,泻而祛之,使患者若有所失。虚证,补而实之,使患者若有所得。

[6]放而出之:摇大针孔,使邪气得出之意。

[7]排阳得针:阳,表阳。排阳,排开表阳,以祛邪气。

[8]内温:指气血蕴蓄于内。

[9]意若妄之:随意而为之。

[10]如蚊虻止:针处犹如蚊虻叮咬皮肤的感觉。

[11]令左属右:指左右手配合协调,右手出针,左手随即快速按闭针孔,使针孔闭合,经气留止。

[12]急取诛之:指补法不应留有瘀血。若留有瘀血,应迅速去除。

【按语】

　　本段经文针对虚证、实证、瘀阻提出"虚则实之,满则泄之,宛陈则除之"的原则和徐疾补泻方法,并具体指出补泻的要求。泻法的操作要领在于快进针、慢出针、摇大针孔,使"邪气得泄";补法的操作要领在于慢进针、快出针、按闭针孔,令"中气乃实",这就是针刺补泻的依据。同时提出判断虚实的依据为"若有若无",补泻后的治疗标准是"若得若失"。

　　对徐疾补泻操作的解释,《灵枢·小针解》和《素问·针解篇》在表述上有所不同,《灵枢·小针解》说:"徐而疾则实者,言徐内而疾出也;疾而徐则虚者,言疾内而徐出也。"《素问·针解篇》说:"徐而疾则实者,徐出针而疾按之。疾而徐则虚者,疾出针而徐按之。"明代杨继洲认为:"此经有两解:所谓徐而疾者,一作徐纳而疾出,一作徐出针而疾按之。所谓疾而徐者,一作疾内而徐出,一作疾出针而徐按之。盖徐疾二字,一解作缓急之义,一解作久速之义。"

【原文】

　　持针之道,坚者为宝[1]。正指直刺[2],无针左右。神在秋毫[3],属意病者[4],审视血脉者,刺之无殆[5]。方刺之时,必在悬阳,及与两卫[6],神属勿去,知病存亡。血脉者,在腧横居[7],视之独澄,切之独坚[8]。

【注释】

[1] 坚者为宝：针刺时,持针一定要坚定有力。《类经·针刺类·用针虚实补泻》注："坚而有力,则直达病所。"

[2] 正指直刺：手指持针端正,对准腧穴准确刺入。《类经·针刺类·用针虚实补泻》注："正而不斜,则必中气穴。"

[3] 神在秋毫：神,指医生的神志。秋毫,鸟兽在秋天新生的细毛,比喻极纤细之事物。指医生必须聚精会神,明察细微的变化。《类经·针刺类·用针虚实补泻》注："医之神见,在悉秋毫,必精必确。"

[4] 属意病者：属,专注,指精神集中于患者。唐代王冰注："目绝妄视,心专一务,则用之必中,无惑误也。"

[5] 殆：危险。

[6] 必在悬阳,及与两卫：悬阳,指目；两卫,指眉上的部位。针刺时,医生要注意观察患者的两目、眉间及面部的神色变化。

[7] 在腧横居：腧,腧穴。血络由于经脉痹阻不通而显现在腧穴上的现象。《灵枢集注》注："一经上实下虚而不通者,此必有横络盛加于大经,令之不通。"

[8] 视之独澄,切之独坚：澄,清澈。痹阻之血脉显露,观之清晰,按之坚硬。《灵枢集注》注："故有血络横在于经腧者,当视之独澄,切之独确而去之也。"

【按语】

本段经文提出了"持针之道",强调医者在进行针刺治疗时,必须精力集中、持针有力、正指直刺,并密切关注患者气血、脉象的变化和面目间的神色变化。这些原则对于临床上预防针刺意外都有实际意义。

此外,还提出痹阻血络横结于腧穴的现象,慎视血脉色泽、按切经腧坚实的诊断方法,也有很大的临床价值,值得进一步研究探讨。

【原文】

九针之名,各不同形。一曰镵针[1],长一寸六分；二曰员针,长一寸六分；三曰鍉针[2],长三寸半；四曰锋针,长一寸六分；五曰铍针[3],长四寸,广二分半；六曰员利针,长一寸六分；七曰毫针,长三寸六分；八曰长针,长七寸；九曰大针,长四寸。

镵针者,头大末锐,去写阳气；员针者,针如卵形,揩摩分间,不得伤肌肉,以写分气；鍉针者,锋如黍粟之锐,主按脉勿陷,以致其气；锋针者,刃三隅以发痼疾,铍针者,末如剑锋,以取大脓；员利针者,大如氂[4],且员且锐,中身微大,以取暴气；毫针者,尖如蚊虻喙,静以徐往,微以久留之而养,以取痛痹；长针者,锋利身薄,可以取远痹；大针者,尖如梃,其锋微员,以写机关之水也。九针毕矣。

【注释】

[1] 镵针：因其针尖锐,故名镵针。《广雅·释诂四》"镵,锐也。"

[2] 鍉针：因其针形似箭镞而得名。

[3] 铍针：因其针锋如剑而得名。铍,两刃小刀。

[4] 氂：牦牛尾,也指马尾。

【按语】

九针,在《灵枢·九针十二原》《灵枢·九针》《灵枢·官针》等篇均有记述,详细记载了九针分类、名称、形状长度、适用范围等。《灵枢·官针》:"九针之宜,各有所为,长短大小,各有所施也。"其中员针、锃针用于体表按压;铍针用于切开排脓;其余用于不同部位的针刺或刺血。

"九针"还指针道或针具。如《灵枢·外揣》:"夫九针者,小之则无内,大之则无外,深不可为下,高不可为盖,恍惚无穷,流溢无极,余知其合于天道、人事、四时之变也,然余愿杂之毫毛,浑束为一,可乎?岐伯曰:明乎哉问也,非独针道焉,夫治国亦然。"此处"九针"实指"针道"。又如《灸法秘传·凡例》:"古圣用九针,失传久矣。今人偶用者不但不谙针法,亦且不熟《明堂》,至于灸法亦然也。"此处"九针"亦指针道。回阳九针歌中"哑门劳宫三阴交,涌泉太溪中脘接,环跳三里合谷并,此是回阳九针穴","九针"是指九个腧穴。

现今,九针中部分针具已经不用,部分针具有所演变,对针具的分类方法更为科学合理。但古医籍中有关九针的载述,对今天仍然有启发意义。

【原文】

夫气之在脉也,邪气在上[1],浊气在中[2],清气在下[3]。故针陷脉则邪气出,针中脉则浊气出,针太深则邪气反沉、病益。故曰:皮肉筋脉,各有所处。病各有所宜。各不同形,各以任其所宜,无实无虚。损不足而益有余,是谓甚病。病益甚,取五脉[4]者死,取三脉[5]者恇;夺阴者死,夺阳者狂,针害毕矣。

刺之而气不至,无问其数。刺之而气至,乃去之,勿复针。针各有所宜,各不同形,各任其所为。刺之要,气至而有效,效之信,若风之吹云,明乎若见苍天,刺之道毕矣。

【注释】

[1]邪气在上:此指风热阳邪侵犯上部。

[2]浊气在中:指寒温不适,饮食不节,则浊气留于胃肠。浊气,指饮食积滞。

[3]清气在下:清气,指清冷寒湿之气。

[4]五脉:指五脏腧穴。

[5]三脉:指三阳脉。

【按语】

《灵枢·刺节真邪》说:"用针之类,在于调气。"《灵枢·终始》云:"凡刺之道,气调而止"《灵枢·九针十二原》指出:"以微针通其经脉,调其血气,营其顺逆出入之会。"而调气取效的关键在于"气至"。故《灵枢·九针十二原》指出:"刺之而气不至,无问其数。刺之而气至,乃去之,勿复针……刺之要,气至而有效,效之信,若风之吹云,明乎若见苍天,刺之道毕矣。"本段再次说明皮肉筋骨病位不同,针刺深浅应有区别;九针的形状不同,选择治疗的病种也不相同,对不同的病情要灵活使用九针,但其原则是要求针刺气至,"刺之要,气至而有效"这是指导针灸临床的核心。气至而有效是指对针刺效果的判断,不等同于得气,它涉及针刺前后脉象变化与针下寒热感觉两个方面,而以脉象的变化为主。

【原文】

黄帝曰:愿闻五藏六府所出之处[1]。岐伯曰:五藏五腧,五五二十五腧[2],六府六腧,六六三十六腧[3],经脉十二,络脉十五,凡二十七气,以上下。所出为井,所溜为荥,所注为俞,所行为经,所入为合,二十七气所行,皆在五腧也。节之交三百六十五会[4]，知其要者，一言而终，不知其要，流散无穷。所言节者，神气之所游行出入也，非皮肉筋骨也。

【注释】

[1] 所出之处：指各脏腑联属的经脉脉气所出之处。

[2] 二十五腧：心肝脾肺肾每条经上均有井荥输经合五穴，共 25 个。

[3] 三十六腧：指胆胃大肠小肠三焦膀胱每条经均有井荥输原经合六穴，共 36 个。

[4] 节之交三百六十五会：节之交，指骨与骨、筋与骨、筋与筋等部位交接之处的间隙。这些间隙是经络气血渗灌的汇合点，约有 365 处。

【按语】

本段介绍从人体的五输穴反映出十二经脉、十五别洛气血的变化状态，"所出为井，所溜为荥，所注为俞，所行为经，所入为合，二十七气所行，皆在五腧也。"而腧穴并非是具体的形态，更重要的是其功能，"所言节者，神气之所游行出入也，非皮肉筋骨也"。

【原文】

睹其色，察其目，知其散复。一其形，听其动静，知其邪正，右主推之，左持而御之，气至而去之。

凡将用针，必先诊脉，视气之剧易[1]，乃可以治也。五藏之气已绝于内，而用针者反实其外[2]，是谓重竭[3]，重竭必死，其死也静[4]。治之者，辄反其气，取腋与膺[5]；五藏之气已绝于外，而用针者反实其内，是谓逆厥[6]，逆厥则必死，其死也躁[7]。治之者，反取四末[8]。刺之害，中而不去则精泄[9]，害（不）中而去则致气[10]。精泄则病益甚而恇[11]，致气则生为痈疡。

【注释】

[1] 剧易：剧，甚，繁多；易，轻慢。引申为脏气病情的虚实盛衰。

[2] 实其外：实，补也。外，阳也。即补阳。

[3] 重竭：严重衰竭、虚上加虚的征象。《类经·针刺类·用针先诊反治为害》注："藏气已绝于内，阴虚也，反实其外，误益阳也。益阳则愈损其阴，是重竭也。"

[4] 其死也静：由于阴竭造成的危重证候，患者表现得比较安静。《类经·针刺类·用针先诊反治为害》注："阴竭必死，死则静也。"

[5] 辄反其气，取腋与膺：辄，则。反其气，指与补脏阴的方法相反。取腋与膺，即选取腋部及胸前和脏气转输有关的腧穴。《类经·针刺类·用针先诊反治为害》注："腋与膺，皆藏脉所出。气绝于内，而复取之，则致气于外，而阴愈竭矣。"

[6] 逆厥：《类经·针刺类·用针先诊反治为害》注："藏气已绝于外，阳虚也；反实其内，误补阴也；取阴则阳气愈竭，故致四逆而厥，逆厥必死，死必躁也。"

[7] 其死也躁：《灵枢集注》注："其死也，阴气有余，故躁。"

[8] 反取四末：四末，指手足之端腧穴。《灵枢集注》注："反取其四末之输，有留针以致其阴气，阴气至则阳气反入，入则逆。"

[9] 刺之害中而不去，则精泄：害，病邪。刺中病邪当即出针，若留针时间过长，则反伤其气，气由精气化生，故曰精泄。《灵枢集注》注："刺之害，中病而不去其针。"

[10] 致气：衰败的样子。

[11] 恇：怯弱。

【按语】

本段经文论述了"诊脉"对于"用针"的重要意义。通过脉诊明辨机体虚实状态，是正确用针治疗疾病的基本前提。如果辨证不当，就可能造成虚虚实实、失治误治，甚至导致重竭、逆厥等严重的后果。四诊合参、辨证施治，仍然是目前针灸临床普遍使用的诊治原则。

此外，经文还提及因留针时间过短或过长所引起的某些后遗症。尽管其中包含了古人认识上的局限，如痈疡，可能是针具感染所致，与留针长短不一定有直接关系。但是，恰当掌握留针时间，对提高针灸疗效还是有一定意义的。

【原文】

五藏有六府，六府有十二原，十二原出于四关[1]，四关主治五藏。五藏有疾，当取之十二原。十二原者，五藏之所以禀[2]三百六十五节气味[3]也。五藏有疾也，应出十二原，而原各有所出，明知其原，睹其应[4]，而知五藏之害矣。

【注释】

[1] 四关：两膝和两肘关节的合称。《类经·经络类·十二原》注："四关者，即两肘两膝，乃周身骨节之大关也。"

[2] 禀：给予。《尔雅·释诂》曰："禀，予也。"《类经·经络类·十二原》注："此十二原者，乃五藏之气所注，三百六十五节气味之所生也。"

[3] 气味：水谷之气味。

[4] 睹其应：应，反应。观察脏腑病变在腧穴上的反应。

【按语】

本段经文表达得很有层次，以五脏为主，兼及六腑，其外部有原穴，原穴之气还散发给365穴。本篇所举的十二原，是指五脏之原在四肢左右侧各一，再加腹部的膏之原鸠尾、肓之原脖胦（气海），没有提阳经之原。原穴与五脏六腑沟通，五脏有病可反映到各原穴，并取用原穴施治；对于腑病似乎是取用膏、肓之原为主。《灵枢·本输》由阴经之原扩展到阳经之原。阴经之原，同是五输穴中的"输"穴，而阳经则在"输"穴之后另设一原穴。《难经》增加心经原穴（少阴之原）。

原穴是脏腑原气留止的部位，《难经》称之为"气之所留止"。原穴既能反映脏腑病候，又能治疗脏腑疾病。现代一些临床观察证实，原穴确实有反映内脏一定病变的特异征象，而大量的治疗实践也肯定了多数原穴的特殊疗效，有重要的临床意义。

【原文】

阳中之少阴，肺也，其原出于太渊，太渊二。阳中之太阳，心也，其原出于大陵，大陵二。阴中之少阳，肝也，其原出于太冲，太冲二。阴中之至阴，脾也，其原出于太白，太白二。阴中之太阴，肾也，其原出于太溪，太溪二。膏之原出于鸠尾，鸠尾一。肓之原出于脖胦，脖胦一。凡此十二原者，主治五藏六府之有疾者也。胀取三阳，飧泄取三阴。

今夫五藏之有疾也，譬犹刺也，犹污也，犹结也，犹闭也[1]。刺虽久，犹可拔也；污虽久，犹可雪[2]也；结虽久，犹可解也；闭虽久，犹可决也。或言久疾之不可取者,非其说也。夫善用针者,取其疾也,犹拔刺也,犹雪污也,犹解结也,犹决闭也。疾虽久,犹可毕[3]也。言不可治者,未得其术也。

刺诸热者,如以手探汤;刺寒清者,如人不欲行。阴有阳疾者,取之下陵三里,正往无殆,气下乃止,不下复始也。疾高而内者,取之阴之陵泉;疾高而外者,取之阳之陵泉也。

【注释】

[1] 犹刺也,犹污也,犹结也,犹闭也:比喻人体患了病,就好似肌肉扎了刺、物体染上污点、绳索打了结、河道淤阻不通一样。《灵枢集注》注:"夫风雨寒暑,大惊卒恐,犹刺犹污,病从外入者;阴阳喜怒,饮食居处,犹结犹闭,病由内生也。"《灵枢集注》又注:"污在皮毛,刺在肤肉,结在血脉,闭在筋骨。"

[2] 雪:洗涤。《灵枢识》注:"雪,洗也。"

[3] 毕:结束,引申为疾病治愈。

【按语】

本段经文通过形象的比喻来说明针刺治疗的显著疗效,不仅对病程短的疾患取效迅速,而且对一些病程较长的疾患同样也有良效。《类经·针刺类·久病可治》曾做过如下阐释:"此详言疾病久而血气未败者,犹可以针治之。故善用针者,犹拔刺也,去刺于肤,贵轻捷也;犹雪污也,污染营卫,贵净涤也;犹解结也,结留关节,贵释散也;犹决闭也,闭塞道路,贵开通也。四者之用,各有精妙。要在轻摘其邪,而勿使略伤其正气耳。故特举此为论。若能效而用之,则疾虽久,未有不愈者也。"

第二节　本输第二(节选)

【提要】

本篇主要论述了五脏六腑与经脉之气在肘、膝关节以下出入经过的部位,具体指出了各经井、荥、输、经、合五输穴及原穴的名称与部位,故名为"本输"篇。主要内容有:

(1)重点论述手足阴经的五输穴和手足阳经井、荥、输、原、经、合的具体部位,即"五五二十五腧,六六三十六腧也"。并提出"六府皆出足之三阳,上合于手",说明六腑的经脉均以足三阳经为根本,如大肠、小肠的经脉下合于上、下巨虚,三焦下合于委阳,而其经脉本体,主要分布于上肢。

(2)介绍颈项间八穴是手足三阳经与任脉、督脉上行头面的必经之处。

(3)论述脏腑相合的关系及六腑的功能,提出四时取穴方法。

现节选论述针刺的基本理论中有关经络流注和肺经、胃经五输穴的经文。

【原文】

黄帝问于岐伯曰:凡刺之道,必通十二经络之所终始,络脉之所别处[1],五输之所留[2],六府之所与合[3],四时之所出入[4],五藏之所溜处[5],阔数之度[6],浅深之状,高下所至[7],愿闻其解。

【注释】

[1] 别处:处,作"起"。指络脉从正经分别所起的部位。《太素·本输》注:"十五络脉皆从藏府

正经别走相入。"《灵枢集注》注:"络脉之所别处者,藏府之经别大络,与经脉缪处,通血脉于孙络,渗出于皮肤者也。"

[2] 五输之所留:留,通"流"。指五输穴各有一定的部位。《太素·本输》注:"各从井出留止于合。"

[3] 六府之所与合:指六腑阳经与五脏阴经表里配合关系。《太素·本输》注:"五藏六经为里,六府六经为表,表里合也。"

[4] 四时之所出入:四时气候对人体的影响,从而造成气血盛衰出入的变化。《灵枢集注》注:"气血随四时之气,而生长收藏也。"《太素·本输》注:"秋冬阳气从皮外入至骨髓,阴气出至皮外;春夏阴气从皮外入至骨髓,阳气出至皮外。"

[5] 五藏之所溜处:脏腑经脉之气流注聚结于体表的所在。《灵枢集注》注:"五藏之血气,溜于皮肤经脉之外内者也。"

[6] 阔数之度:经络宽窄的程度。《灵枢集注》注:"阔数,宽窄也,经络宽大……孙络窄小。"

[7] 高下所至:头面与肢末的联系。《灵枢集注》注:"血气之上下循行也。"《太素·本输》注:"经脉高上于头,下至于足。"

【按语】

本段经文阐述针灸治病的原理及所应该学习的相关知识,强调针灸医生要熟悉针刺的原理,不但通晓针灸基本理论知识,如对经脉的起始终止、络脉自经脉别行的通路和在四肢循行过程浅深、宽度以及从头走足、从足走头的情况,还要了解阳经与阴经的表里相合关系、四时气候对人体经络气血的影响等内容。

【原文】

岐伯曰:请言其次也。肺出于少商,少商者,手大指端内侧也,为井木;溜于鱼际,鱼际者,手鱼[1]也,为荥;注于太渊,太渊,鱼后一寸陷者中也,为腧;行于经渠,经渠,寸口中也,动而不居[2],为经;入于尺泽,尺泽,肘中之动脉也,为合。手太阴经也。

【注释】

[1] 手鱼:指手腕之前,拇指本节后的部位,有肌肉隆起,如鱼的形状,故称为鱼。

[2] 居:作"停"或"止"解。

【按语】

本段经文讲述手太阴肺经的五输穴名称及部位。井、荥、输、经、合是肘、膝关节以下的五输穴特定名称,是将脉气的运行比作汇入江河中的水流由小到大、渐入深处依次命名而成。

【原文】

胃出于厉兑,厉兑者,足大指内次指之端也,为井金;溜于内庭,内庭,次指外间也,为荥;注于陷谷,陷谷者,上中指内间上行二寸陷者中也,为腧;过于冲阳,冲阳,足跗上五寸陷者中也,为原,摇足而得之;行于解溪,解溪,上冲阳一寸半陷者中也,为经;入于下陵[1],下陵,膝下三寸,胻骨[2]外三里也,为合;复下三里三寸,为巨虚上廉,复下上廉三寸,为巨虚下廉也;大肠属上,小肠属下,足阳明胃脉也。大肠、小肠皆属于胃,是足阳明也。

【注释】

[1] 下陵：足三里穴别名。位于膝下正中的高骨下，故而称为下陵。

[2] 胻骨：小腿胫、腓骨的总称。

【按语】

本段经文讲述足阳明胃经所属五输穴和原穴、上巨虚、下巨虚的部位所在。"大肠属上，小肠属下"，是说大肠的经气和病理反应，寄属于上巨虚；小肠的经气和病理反应，寄属于下巨虚。因此，大、小肠有病，可以分别取胃经的上巨虚、下巨虚治疗。还提出"大肠、小肠皆属于胃"，是说胃为六腑之长，而大肠、小肠都与胃相连属，胃腑受纳的水谷，依次传入小肠和大肠，而大、小肠的经气，寄属于足阳明胃经的上巨虚、下巨虚。

本篇提出了肺、心包、肝、脾、肾经的五输穴，膀胱、胆、胃、三焦、大肠、小肠经的五输穴和原穴，《甲乙经》补充了心经五输穴，成为现在十二经五输穴和原穴全部内容。

第三节 邪气藏府病形第四（节选）

【提要】

本篇详细讨论了邪气侵袭人体时所伤及的不同部位，以及中阴、中阳的区别，列举了邪气中人的不同原因，阐述了察色、诊脉和察尺肤等在诊断上的意义。因本篇主要论述了邪气中人的原因和五脏六腑受邪后出现的病形，故名为"邪气藏府病形"。主要内容有：

（1）提出邪气伤人的传变规律，如风、雨、寒、暑等邪多伤人体的上部，湿邪多伤及下部。邪气从阴经侵入，可传至内脏；邪从体表侵入，可传至阳经；邪伤头面部，可传至阳明经；邪伤颈项部，可传至太阳经；邪伤颊部，可传至少阳经；邪伤胸、胁、背，同样可传三阳经；邪伤阴经多从手臂、足胫开始，传至诸阴经。并提出邪伤五脏的特点。

（2）论述急、缓、大、小、滑、涩六种脉象的主病和针刺方法，提出针刺"必中气穴，无中肉节"。

（3）总结提出"荥输治外经，合治内府"的腧穴主治规律，具体论述六腑下合穴治疗六腑病的方法。

现节选有关邪中经络而传脏腑所表现的证候、脉象及治疗等方面的经文。

【原文】

黄帝问于岐伯曰：邪气之中人也奈何？岐伯答曰：邪气之中人高也。黄帝曰：高下有度[1]乎？岐伯曰：身半已[2]上者，邪中之也；身半已下者，湿[3]中之也。故曰：邪之中人也，无有常[4]，中于阴[5]则溜[6]于府，中于阳[7]则溜于经。

【注释】

[1] 度：法度，常度，法规。

[2] 已：同"以"。

[3] 湿：湿邪。《灵枢集注》注："湿乃水土之气，故中于身半以下。"

[4] 常：恒也，作恒常之意。

[5] 阴：指阴经。

[6] 溜：溜同"留"。

[7] 阳：指阳经。

【按语】

本段经文论述外邪伤人的易感部位及外邪侵袭人体后的传变过程，认为病邪性质不同，其侵犯人体部位有上下之别，风、雨、寒、暑伤人体上部，水湿之邪伤人体下部。并进一步指出，由于经脉的传导作用，外邪侵入人体后，其发病部位并不一定在侵入部位，如邪侵犯与脏连属的阴经，就流传到属阳的六腑，外邪侵犯了阳经也可能就在本经的通路上发病。

【原文】

黄帝曰：阴之与阳也，异名同类[1]，上下相会[2]，经络之相贯[3]，如环无端。邪之中人，或中于阴，或中于阳，上下左右，无有恒常，其故何也？岐伯曰：诸阳之会[4]，皆在于面。中人也方乘虚时，及新用力[5]，若饮食汗出腠理开，而中于邪。中于面则下阳明[6]，中于项则下太阳[7]，中于颊则下少阳[8]，其中于膺背两胁[9]亦中其经[10]。

【注释】

[1] 异名同类：《灵枢集注》张志聪注："谓藏府之血气，虽有阴阳之分，然总属一气血耳，故异名而同类。"这里是专指阴经与阳经而言的。

[2] 上下相会：指经络系统在人体上下各部相交会。《灵枢集注》注："上下相会者，标本之出入也。"

[3] 相贯：互相贯通。

[4] 诸阳之会：诸阳，指督脉及手足三阳经。会，会聚。《类经·疾病类·邪之中人阴阳有异》注："手足六阳，俱会于头面，故为诸阳之会。"

[5] 新用力：刚刚用力劳累之后。

[6] 阳明：指足阳明胃经。

[7] 太阳：指足太阳膀胱经。

[8] 少阳：指足少阳胆经。

[9] 膺背两胁：膺，胸部，为足阳明胃经所过。背，为足太阳膀胱经所过。两胁，为足少阳胆经所过。

[10] 亦中其经：指外邪如不从头面部侵袭，亦可通过胸部两胁进入足三阳经。《类经·疾病类·邪之中人阴阳有异》注："膺在前，阳明经也，背在后，太阳经也，两胁在侧，少阳经也，中此三阳经。"

【按语】

本段经文论述人体经脉的循行特点和邪气侵入足三阳经的途径。风寒等外邪中于阳，首先与患者机体抵抗力的强弱有关，在劳倦、汗出腠理开张时，邪气乘虚侵入，部位多从头面开始，亦可从胸背两胁等部位入侵。通过手足阳经，主要是足三阳经传到全身。

【原文】

黄帝曰：其中于阴奈何？岐伯答曰：中于阴者，常从臂胻[1]始。夫臂与胻，其阴皮[2]薄，其肉淖泽[3]，故俱受于风，独伤其阴。

【注释】

[1] 臂胻(héng)：胻，指人的小腿，即足胫。臂、胻的内侧为手、足阴经分部的部位。《类经·疾病类·邪之中人阴阳有异》注："臂胻内廉曰阴，手足三阴之所行也。"《灵枢集注》注："中于阴者……始于三阴之皮部，而入于三阴之络脉也。"

[2] 阴皮：阴，指内侧，阴皮指臂和足胫内侧的皮肤。

[3] 淖(nào)泽：柔顺，润泽。指肌肉柔润。

【按语】

本段经文论述邪中于阴的原因和部位，邪中于阴从手臂或足胫内侧开始进入三阴经，此处皮肤薄嫩，肌肉柔润，最易感受风邪。

【原文】

黄帝曰：邪之中人藏奈何？岐伯曰：愁忧恐惧则伤心。形寒寒饮则伤肺，以其两寒相感[1]，中外皆伤，故气逆而上行。有所堕坠[2]，恶血[3]留内，若有所大怒，气上而不下，积于胁下，则伤肝。有所击仆[4]，若醉入房，汗出当风，则伤脾。有所用力举重，若入房过度，汗出浴水，则伤肾。

【注释】

[1] 两寒相感：两寒，指形寒、饮冷。相感，相互感受。《类经·疾病类·邪之中人阴阳有异》注："其藏畏寒，形寒饮冷，故伤肺也。"

[2] 堕坠：落下。

[3] 恶血：瘀血。

[4] 击仆：受打击而跌倒。

【按语】

本段经文论述五脏受邪发病的病因特点，包括精神神志失调伤心神，外寒、寒饮伤肺，跌仆损伤瘀血内留、房事不节则伤肾等，实开后世致病三因学说的先导。通过对肺、肝等脏的病机分析，进而指出疾病的发生，多见于机体正气本虚或有伏邪时，又感受了外邪。这一思想对后世有十分重要的影响。

【原文】

黄帝曰：病之六变[1]者，刺之奈何？岐伯答曰：诸急者[2]多寒；缓者[3]多热；大者[4]多气少血；小者血气皆少；滑者[5]阳气盛，微有热；涩者多血少气[6]，微有寒。是故刺急者，深内[7]而久留之；刺缓者，浅内而疾发针[8]，以去其热；刺大者，微写其气，无出其血；刺滑者，疾发针而浅内之，以写其阳气而去其热；刺涩者，必中其脉，随其逆顺而久留之，必先按而循之[9]，已发针，疾按其痏[10]，无令其血出，以和其脉；诸小者，阴阳形气俱不足，勿取以针，而调以甘药[11]也。

【注释】

[1] 六变：指脏腑病变反映在脉象上所出现的缓、急、大、小、滑、涩的六种变化。《灵枢集注》注："六变者，五藏之所生，变化之病形，有缓急大小滑涩之六脉，此缘阴阳血气寒热之不和，而变见于脉也。"

[2] 急者：弦紧的脉象。《类经·脉色类·藏脉六变病刺不同》注："急者，弦紧之谓。"《灵枢集

注》注："寒气收劲，故脉急。"

　　[3] 缓者：缓纵的脉象。《类经·脉色类·藏脉六变病刺不同》注："缓者，纵缓之状，非后世迟缓之谓。"

　　[4] 大者：浮大的脉象。《类经·脉色类·藏脉六变病刺不同》注："大为阳有余，阳盛则阴衰，故多气少血。"《灵枢集注》注："宗气荥（营）气行于脉中，卫气行于脉外，故大主多气。"

　　[5] 滑者：滑脉。《类经·脉色类·藏脉六变病刺不同》注："滑脉为阳，气血实也。"《灵枢集注》注："阳气盛而微有热，则脉行滑利。"

　　[6] 涩者多血少气：涩脉，一般反映血少精伤或气滞血瘀，但历代注家对经文提法存疑。《类经·脉色类·藏脉六变病刺不同》注："涩为气滞，为血少，气血俱虚。"

　　[7] 内：同"纳"，进针入内。

　　[8] 发针：发，放出，射出。意为拔针。

　　[9] 按而循之：促使得气的一种针刺手法。以手指顺经脉循行线来回按压，令其气血通畅。

　　[10] 瘠（wěi）：针刺所留下的瘢痕，在此代指针孔。

　　[11] 甘药：指性味甘温的药物，脾属土而喜甘，用甘药可补益脾气，脾旺则五脏之气俱盛，故适合于阴阳形气俱不足的患者。

【按语】

　　本段经文依据六种脉象所反映的不同疾病变化，提出相应的刺法。病有虚实寒热之异，脉则有急缓滑涩之分，故针刺应有深刺、浅刺、久留、疾出之别。经文还以小脉不宜单用针刺为例，指出针刺有一定的适应证，体现了针、药作用不同、各有所长的辨证施治思想。

【原文】

　　黄帝曰：余闻五藏六府之气，荥、输[1]所入为合[2]。令何道从入，入安连过[3]？愿闻其故。岐伯答曰：此阳脉之别[4]入于内，属于府者也。黄帝曰：荥、输与合，各有名[5]乎？岐伯答曰：荥、输治外经[6]，合治内府[7]。黄帝曰：治内府奈何？岐伯曰：取之于合。黄帝曰：合各有名乎[8]？岐伯答曰：胃合于三里，大肠合入于巨虚上廉，小肠合入于巨虚下廉，三焦合入于委阳，膀胱合入于委中央，胆合入于阳陵泉。

【注释】

　　[1] 荥、输：五输穴中的荥穴和输穴。

　　[2] 合：合穴。此专指下合穴。

　　[3] 入安连过：《甲乙经》作"入安通道"。意为进入合穴之后，又从何处经过且与哪些脏器连属。《灵枢集注》注："谓从荥输所入为合之气血，从何道而入，入安所连而为合，安所行过而相连。"

　　[4] 别：指经别或别络。

　　[5] 名：功也，引申为作用。

　　[6] 外经：指十二经脉的病候。

　　[7] 内府：指六腑病证。

　　[8] 合各有名乎：指合穴是否有名称。

【按语】

　　本段经文论述手足阳经的荥穴、输穴和合穴的治疗作用和六腑下合穴的名称、作用，提出"荥输治外经,合治内府"的取穴原则,下合穴的部位较荥、输穴更接近于脏腑,与六腑的关系更为密切,故能治腑病,这些仍是目前针灸临床所遵循的重要原则之一。

【原文】

黄帝曰:愿闻六府之病。岐伯答曰:面热者,足阳明病[1];鱼络血者[2],手阳明病;两跗之上脉竖陷[3]者,足阳明病,此胃脉也。

大肠病者,肠中切痛[4]而鸣濯濯[5],冬日重感[6]于寒即泄,当脐而痛,不能久立。与胃同候,取巨虚上廉。胃病者,腹䐜胀[7],胃脘当心而痛,上支[8]两胁,膈咽不通,食饮不下。取之三里也。小肠病者,小腹痛,腰脊控睾而痛,时窘之后[9],当耳前热,若寒甚,若独肩上热甚,及手小指次指之间热,若脉陷[10]者,此其候也。手太阳病也,取之巨虚下廉。三焦病者,腹气满,小腹尤坚,不得小便,窘急,溢则水[11],留即为胀。候在足太阳之外大络,大络在太阳、少阳[12]之间,亦见于脉[13],取委阳。膀胱病者,小腹偏肿而痛,以手按之,即欲小便而不得,肩上热,若脉陷,及足小指外廉[14]及胫踝后皆热。若脉陷,取委中央。胆病者,善太息,口苦,呕宿汁[15],心下澹澹[16],恐人将捕之,嗌中吤吤然,数唾[17]。在足少阳之本末,亦视其脉之陷下者灸之;其寒热者,取阳陵泉。

【注释】

[1] 足阳明病:指足阳明胃经经病。下句手阳明病亦指经病。

[2] 鱼络血者:手大鱼际部血脉郁滞或有瘀血。《类经·针刺类·六府之病取之于合》注:"手阳明之脉,行于手鱼之表。"

[3] 竖陷:《甲乙经》及《太素》均作"竖若陷"。竖,高起,隆起。陷,陷下,指两足背的冲阳脉按之有隆起或陷下现象,均属阳明证。亦有注家主张"竖"作"坚",如《类经·针刺类·六府之病取之于合》注:"两跗之上脉,即冲阳也,竖者坚而实,陷者弱而虚,皆足阳明胃脉之病。"

[4] 切痛:切,急也。急剧的疼痛。《灵枢注证发微》注:"切痛者,痛之紧也。"

[5] 濯濯(zhuó):肠中水气冲击发出的响声。《灵枢注证发微》注:"肠中有水,而往来气冲,则有声也。"

[6] 重感:此系指内本有寒,又复感外寒。

[7] 䐜(chēn)胀:䐜,胀起。此指上腹部胀满。

[8] 支:支撑。此指气机不舒,撑胀两胁。

[9] 时窘之后:窘,窘迫,急迫。这里指小便急迫、大便里急后重等大小便不利的情况,但历代注家对本句解释不同。《灵枢注证发微》注:"痛时窘甚,而欲往去后也。"《类经·针刺类·六府之病取之于合》注:"不得大小便,而时窘之后,盖即疝之属也。"

[10] 脉陷:指络脉下陷。

[11] 窘急,溢则水:小便窘急,而尿不得出,水溢于肌肤之间而为水气。

[12] 太阳、少阳:指足太阳膀胱经和足少阳胆经。

[13] 脉:指经脉。《灵枢注证发微》注:"三焦有病则脉必下陷。"

[14] 廉:侧边。

[15] 宿汁:混有胆汁的苦水。《灵枢识》注:"即呕胆。"

[16] 澹澹：亦作憺憺，心中跳动不安的样子。丹波元简注："澹与憺同，为跳动貌。"

[17] 嗌中吤吤（gā）然，数唾：嗌，咽喉。吤吤，欲吐不出之声。《类经·针刺类·六府之病取之于合》注："吤吤然，有声也。"本句意指：喉中有物作梗，咯吐不舒，时时欲将其吐出。

【按语】

本段经文讨论足阳明胃经、手阳明大肠经病变的症状，六腑病候及针刺治疗。从证候上看，腑病大致表现为两个方面，即腑本身的功能障碍和所属经脉病候。以小肠病为例，既有小腹痛、腰脊控睾而痛等腑的症状，也有耳前热、肩上热甚、手小指次指热等经的症状。当然总的看，以前者为主。

此外，经文还强调，腑病的外候在脉，通过切脉可获知病的虚实，并以此决定或灸或针。取穴遵循"合治内府"的原则。

【原文】

黄帝曰：刺之有道乎？岐伯答曰：刺此者，必中气穴[1]，无中肉节[2]，中气穴则针染于巷[3]，中肉节即皮肤痛。补写反则病益笃[4]。中筋则筋缓，邪气不出，与其真[5]相搏，乱而不去，反还内著[6]。用针不审，以顺为逆也。

【注释】

[1] 气穴：泛指全身的穴位。腧穴与脏腑经络之气相通，故名气穴。

[2] 肉节：指皮肉之间骨节相连之处。《类经·针刺类·六府之病取之于合》注："肉有节界，其谓肉节。"

[3] 针染于巷：染，《甲乙经》作"游"，游行之义。巷，通路。指针刺中穴位，即沿着经脉循行路线出现针感，如游于巷道中。《类经·针刺类·六府之病取之于合》注："巷，道也。中其气穴，则针着脉道而经络通。"

[4] 笃（dǔ）：病重。

[5] 真：真气，正气。

[6] 反还内著：著，同"着"，附着，留而不去。指针刺不当，不仅未能驱邪外出，反致邪气内陷于里。《灵枢注证发微》注："与真气相搏而乱，邪反内着。"

【按语】

本段经文提出刺法的法度和误刺的后果，要求刺必中穴，针刺深度适宜，补泻手法恰当，最好能激发感应循经传导。否则，就有可能以顺为逆，使病邪留而不去，导致"病益笃"的后果。

第四节 根结第五（节选）

【提要】

根，是经脉之气始生之处；结，是经脉之气归结之地。本篇详述了足三阴、足三阳经根结的部位和穴名，对应于开、阖、枢的不同作用及其所主病证，又列举了手足三阳经根、溜、注、入等部位的主穴。因重点在于论述根结本末与治疗的关系，故篇名称为"根结"。主要内容有：

（1）提出根结理论，以足六经的肢端处为根，足三阳经的头面、足三阴经的胸腹及颈部为结。

以关、阖、枢来说明足三阴经、足三阳经之间的关系和主病特点。基于根结理论,又提出手足三阳经由肢端到肘、膝关节各有"根、溜、注、入"四穴,在颈部各有一"入"穴。

(2)根据经气一昼夜在人体运行50周的原理,讨论从脉搏搏动歇止次数的多少测定脏气亏损的情况。

(3)提出刺法补泻等操作要根据患者的体质及外邪情况区分针刺疾、徐、浅、深、多、少的不同。

现节选有关论述形气与病气关系的经文。

【原文】

黄帝曰:形气[1]之逆顺奈何?岐伯曰:形气不足,病气[2]有余,是邪胜也,急写之[3]。形气有余,病气不足,急补之[4]。形气不足,病气不足,此阴阳气俱不足[5]也,不可刺之,刺之则重不足[6],重不足则阴阳俱竭,血气皆尽,五藏空虚,筋骨髓枯,老者绝灭,壮者不复矣。形气有余,病气有余,此谓阴阳俱有余也,急写其邪,调其虚实。故曰:有余者写之,不足者补之,此之谓也。

故曰:刺不知逆顺,真邪相搏。满而补之,则阴阳四溢[7],肠胃充郭[8],肝肺内膜[9],阴阳相错。虚而写之,则经脉空虚,血气竭枯,肠胃㑩辟[10],皮肤薄著[11],毛腠夭膲[12],予之死期。

故曰:用针之要,在于知调阴与阳。调阴与阳,精气乃光[13],合形与气,使神内藏。故曰:上工平气[14],中工乱脉[15],下工绝气危生[16]。故曰:下工不可不慎也。必审五藏变化之病,五脉[17]之应,经络之实虚,皮之柔粗,而后取之也。

【注释】

[1]形气:形,形体外貌。气,功能表现。即形体与神气。

[2]病气:指邪气。

[3]急写之:形气不足,病气有余,属外虚内实,故用泻法。《类经·针刺类·贵贱逆顺》注:"貌虽不足,而神气病气皆有余,此外似虚而内则实,邪气盛也,当急泻之。"

[4]急补之:形气有余,病气不足,属外实内虚,故用补法。《类经·针刺类·贵贱逆顺》注:"形虽壮伟,而病气神气则不足,此外似实而内则虚,正气衰也,当急补之。"

[5]阴阳气俱不足:在外形体不足,在内正气虚弱,两者俱不足,故阴阳双虚。《类经·针刺类·贵贱逆顺》注:"阳主外,阴主内,若形气病气俱不足,此阴阳表里俱虚也。"

[6]重不足:指阴阳本虚,再以针刺致虚,使虚上加虚。

[7]阴阳四溢:四,《甲乙经》作"皆"。指阴阳各经之气血满溢于外。《灵枢集注》注:"阴阳四溢,溢于外也。"

[8]充郭:郭同"廓",指胸腹腔。充郭,意为肠胃之气壅塞不通,充塞胸腹腔。

[9]内膜:《甲乙经》作"胀"。内膜,充胀于内,指肝肺二脏之气而言。《灵枢集注》注:"溢于内也。"

[10]㑩辟(shè pì):㑩,同"慑",作畏怯、恐惧讲。辟,作邪气、淫邪讲。形容胃肠正气不足,运化无力的状态。

[11]薄著:著,同"着",附着。指肌肉消瘦,皮肤枯涩附着于骨,俗称"皮包骨"。

[12]毛腠夭膲(jiāo):夭,短折、不荣。膲,通"焦"。指毛短发折,皮腠憔悴枯槁。

[13] 光:《甲乙经》作"充"。充沛之意。

[14] 平气:平复失调的阴阳气血功能。

[15] 乱脉:脉,《甲乙经》作"经"。为脉象所惑乱。

[16] 绝气危生:耗竭气血,危及生命。

[17] 五脉:五脏之脉。

【按语】

本段经文论述形气与病气有余不足的意义及其相应的治法和误治的后果。外在形证表现和内在病理变化,有时相一致,有时则不一致,针灸治疗时要详辨,提出以邪气(病气)的虚实作为补泻的依据,即外似虚而内实者,当泻;外似实而内虚者,当补;体格壮实,病气有余,急泻为宜;阳阴俱虚,病属危重,不宜单用针灸,当用甘药调和。针灸补泻的原则是"有余者泻之,不足者补之"。针灸治疗的目的"在于知调阴与阳",维持机体平衡。

第五节 | 寿夭刚柔第六(节选)

【提要】

本篇主要论述了人体阴阳刚柔的不同体质类型,其中包括形体的缓急、元气的盛衰、皮肤的厚薄、骨骼的大小、肌肉的坚脆、脉气的坚大弱小等方面的内容。因主要从体质形态刚柔来阐述辨别生死寿夭的方法,故篇名为"寿夭刚柔"。主要内容有:

(1)以阴阳划分人体内外和脏腑组织的阴阳属性,根据病邪的性质和侵袭人体的部位,提出相应的针刺治疗方法,要求临证时"审知阴阳,刺之有方"。

(2)通过分析人体的形态、气血等特点,推算寿命的长短,提出形气内外相称者长寿,不相称者短寿。

(3)具体介绍了寒痹熨法的方剂组成、制法和功效。提出对"布衣"用火针、对"大人"用药熨的因人而异的治法。

现节选有关针刺治疗部分的经文。

【原文】

黄帝问于少师曰:余闻人之生也,有刚有柔[1],有弱有强,有短有长,有阴有阳[2],愿闻其方[3]。少师答曰:阴中有阴,阳中有阳。审知阴阳,刺之有方。得病所始,刺之有理[4]。谨度病端,与时相应[5]。内合于五藏六府,外合于筋骨皮肤。是故内有阴阳,外亦有阴阳。在内者,五藏为阴,六府为阳;在外者,筋骨为阴,皮肤为阳。故曰:病在阴之阴[6]者,刺阴之荥、输;病在阳之阳者,刺阳之合[7];病在阳之阴者,刺阴之经;病在阴之阳者,刺络脉。故曰:病在阳者,命曰风;病在阴者,命曰痹;阴阳俱病,命曰风痹。病有形而不痛者[8],阳之类也;无形而痛[9]者,阴之类也。无形而痛者,其阳完[10]而阴伤之也,急治其阴,无攻其阳;有形而不痛者,其阴完而阳伤之也,急治其阳,无攻其阴。阴阳俱动[11],乍有形,乍无形,加以烦心,命曰阴胜其阳,此谓不表不里,其形不久[12]。

【注释】

[1] 有刚有柔:指性格的刚强柔弱。

[2] 有阴有阳:指患者的体质,有偏于阴,有偏于阳。

[3] 方:针治的方法。

[4] 得病所始,刺之有理:了解疾病始发的情况,针刺治疗才有理可循。《类经·针刺类·阴阳形气外内易难》注:"谓知其或始于阴,或始于阳,故刺之有理也。"

[5] 谨度(duó)病端,与时相应:度,推测、衡量。端,有"本""始"的含义。谨度病端,指认真地推测发病的原因。与时相应,指与四季气候变化的关系。《类经·针刺类·阴阳形气外内易难》注:"谓察其风因木化,热因火化,湿因土化,燥因金化,寒因水化,故与时相应也。"

[6] 阴之阴:指病在脏。因体内为阴,五脏属体内之阴,故称阴之阴。下文六腑为阴之阳。因体表为阳,皮肤为体表之阳,故称阳之阳,筋骨为阳之阴。

[7] 刺阳之合:针刺阳经的合穴。

[8] 病有形而不痛者:病变在体表有可见的形证,但无疼痛者,如斑疹之类。《类经·针刺类·阴阳形气外内易难》注:"有形而不痛者,病浅在外也。"《灵枢集注》张志聪注:"有形者,皮肉筋骨之有形……病有形而不痛者,病在外之阳也。"

[9] 无形而痛:因气血痹阻引起体内疼痛而无形证可见的患者。《类经·针刺类·阴阳形气外内易难》注:"无形而痛者,病深在内也。"《灵枢集注》张志聪注:"无形者,五藏六府之气也……病无形而痛者,气伤病也。"

[10] 完:完整,无损伤。此指未病。

[11] 阴阳俱动:阴阳都发生病变。《类经·针刺类·阴阳形气外内易难》注:"阴阳俱动,表里皆病也。"

[12] 其形不久:有两种解释,一种认为系指病在半表半里,因阴病偏胜,病渐入里,故在外之形证,不会长久存在,随病邪入里而消失,产生无形而痛的阴之类病变。另一种解释为此时表里俱伤,病情严重,预后不良。《类经·针刺类·阴阳形气外内易难》注:"故曰不表不里,治之为难,形将不久矣。"

【按语】

本段经文阐述人体内外的阴阳属性、相应的病候及其治法,提出从体质之阴阳、性格之刚柔、身材之短长、体力之强弱等方面详审疾病的阴阳,将皮肤、筋骨、六腑、五脏分为阴之阳、阳之阴、阳之阳、阴之阴等不同病位层次。指出风属阳,易犯上部、外部;寒湿等邪致气血痹阻在体内者,属内、属阴。以病证分阴阳:有形而不痛者属阳,无形而疼痛者属阴。提出病在脏,取阴经的荥穴、输穴;病在腑,刺阳经的络穴;病在皮肤,刺阳经的合穴;病在筋骨,刺阴经的经穴。

【原文】

黄帝曰:余闻刺有三变[1],何谓三变? 伯高答曰:有刺营者,有刺卫者,有刺寒痹之留经者。黄帝曰:刺三变者奈何? 伯高答曰:刺营者出血[2],刺卫者出气[3],刺寒痹者内热[4]。

黄帝曰:营卫寒痹之为病奈何? 伯高答曰:营之生病也,寒热少气,血上下行。卫之生病也,气痛时来时去,怫忾贲响[5],风寒客于肠胃之中。寒痹之为病也,留而不去,时痛而皮不仁。黄帝曰:刺寒痹内热奈何? 伯高答曰:刺布衣者,以火焠^[6]之;刺大人者,以药熨^[7]之。

【注释】

[1] 刺有三变:指三种不同的刺法。《灵枢注证发微》注:"法有不同,谓之变也。"

[2] 刺营者出血:刺营分的病变,应放散其瘀血。《灵枢注证发微》注:"正以血者营气之所化。"

[3] 刺卫者出气:刺卫分的病变,应疏泄其卫气。《素问·调经论篇》曰:"取气于卫。"

[4] 刺寒痹者内热:刺寒痹病变,必须使针下热,热入内散寒,从而温通痹阻的气血。《灵枢集注》注:"寒之痹,使之热散于内。"《灵枢识》张璐注:"内、纳同,谓温其经。使热气内入,血脉流通也。"

[5] 怫忾(fú kài)贲响:怫,郁闷不舒。忾,气满。怫忾,指气满郁塞。贲响,指腹鸣。怫忾贲响,指气郁满闷而腹中窜动作响。《太素·三变刺》注:"怫忾,气盛满貌。贲响,腹胀貌也。"

[6] 火焠:焠(cuì),烧灼。火焠,泛指各种性质较猛的烧针和灸法。《类经·针刺类·刺有三变营卫寒痹》注:"以火焠之,即近世所用雷火针及芥、蒜、蒸、灸之类。"

[7] 药熨:指将药物粗末炒热,布包外熨病痛之所,以治疗风寒湿痹、脘腹冷痛等病证。

【按语】

本段经文论述"三变"的含义及营分病、卫气病、寒痹的临床表现和针刺方法。指出治病要因人而异,病证不同而刺法应变。

营分病以寒热并作、呼吸急迫、血上下妄行为主,故祛其瘀血;卫分病以气郁作痛、气无定处、鼓动作响为主,则重在疏理气机;寒痹以肢体时常作痛、肌肤麻木不仁为主,多用药熨。同时,还指出体质有别则治法也要适宜,"布衣"肌肉坚厚应用火焠,"大人"肉嫩皮薄宜于药熨。

第六节　终始第九(节选)

【提要】

本篇阐发了《终始》这篇古代文献有关经脉病候证治的论述,内容涉及三阴三阳经、人迎寸口脉证、补泻及循经近刺远刺的原则、十二种针刺禁忌与十二经气终绝症状等。因为经文强调医者针刺治疗时,必须掌握脏腑阴阳变化、经脉气血运行等自始至终的变化规律,故篇名曰"终始"。主要内容有:

(1)强调脉诊对针刺治疗的意义,提出"平人"脉象的标准,根据寸口、人迎脉判断所病经脉阴阳之气的盛衰,决定针刺补泻。

(2)提出上病下取、下病上取、循经取穴的原则和治病"先刺其病所从生者"的治疗方法,并说明针刺深浅、先后,要根据患者体质、时令气候、发病先后、针刺部位等具体情况灵活运用。

(3)提出开阖补泻的操作与针下得气感的辨别方法,叙述了针刺十二禁和各经气血将绝时所表现的症状,解释了"气至而有效"的含义和治神在针刺中的重要作用。

现节选有关脏腑经脉阴阳为纲纪、针刺之道、治神、补泻等方面的经文。

【原文】

凡刺之道,毕于终始[1]。明知终始,五藏为纪[2],阴阳定矣。阴者主藏,阳者主府。阳受气于四末,阴受气于五藏。故写者迎之,补者随之,知迎知随,气可令和。和气之方,必通阴阳,五藏为阴,六府为阳。传之后世,以血为盟[3]。敬之者昌,慢之者亡。无道行私[4],必得天殃。

谨奉天道,请言终始。终始者,经脉为纪,持其脉口、人迎[5],以知阴阳有余不足,平与不平,天道毕矣。所谓平人者,不病。不病者,脉口、人迎应四时也,上下相应而俱往来也,六经之脉不结动[6]也,本末之寒温之相守司[7]也,形肉血气必相称也,是谓平人。少气者,脉口、人迎俱少而不称尺寸也。如是者,则阴阳俱不足,补阳则阴竭,写阴则阳脱。如是者,可将以甘药,不可饮以至剂[8]。如此者,弗灸。不已[9]者,因而写之,则五藏气坏矣。

【注释】

[1] 终始:比《内经》更早的古代文献篇名。《灵枢注证发微》注:"终始,本古经篇名。"《类经·针刺类·四盛关格之刺》注:"终始,本篇名,详载阴阳针刺之道,今散类各章。"

[2] 明知终始,五藏为纪:此"终始"和前一"终始"涵义不同。指人体的一切生命活动,都是有始有终的,要了解这一点应以五脏为纲纪。《灵枢集注》注:"论人之藏府阴阳、经脉、气血,本于天地之所生,有始而有终也。"

[3] 以血为盟:也称歃(shà)血为盟。歃血是古代最郑重的一种定立法则的仪式,以口含血或血涂口旁表示决不背信弃约。

[4] 无道行私:不遵循客观规律,一味按个人意志行事。

[5] 脉口人迎:脉口,也称气口、寸口,属手太阴经,候阴气。人迎,属足阳明胃经,候阳气。

[6] 不结动:结,指脉象结涩不利,属虚。动,脉象动疾滑数,属实。不结动,即无此两类脉象。《类经·针刺类·四盛关格之刺》注:"结涩则不足,动疾则有余。皆非平脉也。"

[7] 本末之寒温之相守司:相守司,相约束管理或互相协调。本句意为:属于内在脏气的本与外在肌表的末,在寒温变化的气候中,均能保持正常的活动功能。《类经·针刺类·四盛关格之刺》注:"藏气为本,肌体为末,表里寒温,司守不致相失,故必外之形肉,内之血气皆相称者,谓之平人。"

[8] 至剂:药力猛而剂量大的药剂。《灵枢注证发微》注:"不可饮以至补至泻之剂。"

[9] 不已:指病未愈。

【按语】

本段经文强调《终始》内容的重要性,并阐明"终始""平人"的含义,介绍"少气"之人的治疗方法、治疗禁忌。"终始",是指气血终而复始的活动规律。对它的认识要建立在天地阴阳的基础上,以脏腑经脉为纲纪,以脉象变化为依据,对人体全面考察。只有掌握"终始",才能明白"阴阳有余不足""平与不平"等基本功能状态,在治疗中准确采用或补或泻,或针或药等不同的方法。

"平人"就是正常人,其寸口、人迎的脉象都是与四季的阴阳盛衰相适应;脉气上下呼应而往来不息;手足六经的脉搏既没有结涩不足,也没有动疾有余等病象,脏气与肌表在寒温之性上保持协调一致。对少气患者,用甘药调和,"不可饮以至剂",也不能用灸法,误用灸法就会耗竭真阴,若因病日久不愈而改用泻法,就会损伤五脏精气。

【原文】

凡刺之道,气调而止。补阴写阳[1],音气益彰[2],耳目聪明,反此者,血气不行。所谓气至而有效者,写则益虚[3]。虚者,脉大如其故而不坚也。坚如其故者,适虽言故[4],病未去也。补则益实。实者,脉大如其故而益坚也。夫如其故而不坚者,适虽言快[5],病未去也。故补则实,写则虚。痛虽不随针[6],病必衰去。必先通十二经脉之所生病,而后可得传于终始矣。故阴阳不相移[7],虚实不相倾[8],取之其经。

【注释】

[1]补阴写阳:指补其在内的正气,泻其外来的邪气。《灵枢集注》注:"补阴者,补五藏之衰阴;泻阳者,导六气之外出。"

[2]音气益彰:《甲乙经》作"声音益彰"。音气,声音。本句指声音更为洪亮。《灵枢集注》注:"音主长夏,是补其阴藏,则心肺脾藏之气积而音声益彰矣。"

[3]写则益虚:用泻法,使亢进的现象,由实转虚。益,逐渐。《灵枢集注》注:"泻者,泻其盛而益其虚也。"

[4]适虽言故:适,在此作"当时"解。故,旧,恢复,复原。《灵枢注证发微》注:"苟坚如其初,则适缠虽言病去复旧,其病尚未去也。"

[5]适虽言快:快,舒适,轻快。病减轻之意。

[6]痛虽不随针:痛,《甲乙经》作"病"。病痛虽然不随着针刺而立即减轻。《灵枢注证发微》注:"痛者虽不随针而即去,然亦必以渐而衰矣。"

[7]阴阳不相移:移作"易"讲,变动。指阴经与阳经所属关系不会互相改变。

[8]虚实不相倾:倾作"乱"讲。指虚实不错乱之意。

【按语】

本段经文论述"凡刺之道,气调而止"的原理。针刺治病的机制即调气,补虚泻实以调阴阳是针刺调气的主要方法,产生这种针刺效应的标志是气至。提出判断气至的方法是针刺前后脉象的变化。

【原文】

阴盛而阳虚,先补其阳,后写其阴而和之;阴虚而阳盛,先补其阴,后写其阳而和之。三脉[1]动于足大指之间,必审其实虚。虚而写之,是谓重虚,重虚病益甚。凡刺此者,以指按之,脉动而实且疾者,疾写之,虚而徐者,则补之。反此者,病益甚。其动也,阳明在上,厥阴在中,少阴在下[2]。

【注释】

[1]三脉:指足阳明经、足厥阴经、足少阴经。

[2]阳明在上,厥阴在中,少阴在下:指三经切脉的部位。足阳明在足跗之上(冲阳脉),足厥阴在足跗之内(太冲脉),足少阴在足跗之下(太溪脉)。

【按语】

本段经文论述"阴盛阳虚""阳盛阴虚"的治疗原则和胃、肝、肾经虚实病变的诊断、治疗以及误治的后果。强调治疗虚实夹杂的经脉病证时,要遵循先补其虚、后泻其实的治疗原则。

判断虚实所采用的是遍诊法,即诊察多处脉动,诊足脉是其中的一部分。

【原文】

膺腧中膺,背腧中背[1]。肩膊虚者,取之上。重舌,刺舌柱[2]以铍针也。手屈而不伸者,其病在筋;伸而不屈者,其病在骨。在骨守骨,在筋守筋。

【注释】

[1]膺腧中膺,背腧中背:膺腧,胸部腧穴。背腧,背部腧穴。指阴经病变表现为胸部不适,可取胸部腧穴治疗;阳经病变表现为背部不舒,可取背部腧穴治疗。

[2]舌柱:指舌下之筋。

【按语】

本段经文论述肩膊虚、重舌和手指屈伸不利等病证的治疗方法。提出"膺腧中膺,背腧中背""在骨守骨,在筋守筋",选病变所在部位处的腧穴治疗,就是强调局部取穴的治疗作用。

【原文】

补[1]须,一方实,深取之,稀[2]按其痏,以极[3]出其邪气;一方虚,浅刺之,以养其脉,疾按其痏,无使邪气得入。邪气来也紧而疾,谷气来也徐而和[4]。脉实者,深刺之,以泄其气;脉虚者,浅刺之,使精气无得出,以养其脉,独出其邪气。刺诸痛者,其脉皆实[5]。

【注释】

[1]补:后世医家多作"刺"解,在此指的是补泻方法。如《类经·针刺类·阴阳虚实补泻先后》注:"补,当作刺。刺法虽多,其要惟二,则补泻而已。一者因其方实,故当深取之,勿按其痏,欲以出其邪气,此泻法也……一者因其方虚,故当浅刺之。以养其血脉,疾按其穴,以拒其邪气,此补法也。"

[2]稀:少,指少按针孔。

[3]极:引申为"尽"。

[4]邪气来也紧而疾,谷气来也徐而和:指针下得气感应。《灵枢注证发微》注:"盖邪气之来,其针下必紧而疾;谷气之来,其针下必徐而和,可得而验者也。"谷气,指正气。《类经·针刺类·阴阳虚实补泻先后》注:"谷气,元气也,即胃气也。"此指缓而和的一种针下得气感应。

[5]刺诸痛者,其脉皆实:《甲乙经》"者"下还有"深刺之,诸痛者"。意为属于实证的各种疼痛疾患,其脉皆实,可用泻法。《类经·针刺类·刺诸病诸痛》注:"此言痛而可刺者,脉必皆实者也。然则脉虚者,其不宜刺可知矣。"

【按语】

本段经文具体论述针刺补泻操作和适应证的脉象。深刺,出针后少按针孔,或不按穴孔为泻;浅刺,出针后急速按压针孔为补。这一方法发展成为后世的开阖补泻法。经文还提出如何辨别针下所得之气,主要区别点是:邪气之来,针下多感紧涩而疾速;正气之来,针下多感徐缓而平和。

【原文】

故曰:从腰以上者,手太阴、阳明皆主之;从腰以下者,足太阴、阳明皆主之。病在上者,下取之;病在下者,高取之;病在头者,取之足;病在足[1]者,取之腘。病生于头者,头重;生于手者,臂重;生于足者,足重。治病者,先刺其病所从生[2]者也。

【注释】

[1] 病在足：《甲乙经》《太素》作"病在腰"。

[2] 从生：从，由。从生，产生的本源。

【按语】

本段经文阐述病在上、在下、在头、在腰时的不同症状及其取穴的原则，提出循经局部取穴法和远道取穴法。张介宾对此阐发颇精，《类经·针刺类·刺诸病诸痛》："腰以上者……当取肺与大肠二经，盖肺经自胸行手，大肠经自手上头也。腰以下者……故当取脾胃二经，盖脾经自足入腹，胃经自头下足也。有病在上而脉通于下者，当取于下，病在下而脉通于上者，当取于上……盖疏其源，而流自通。"是说经脉行于四肢和头身，手脉分布于上半身，足脉以下半身为主，这是远道选穴上病下取、下病上取的理论依据。

这两种选穴方法，临床上多结合应用，但不论何种取法，必须先刺其原发病处，以治其本，故称"治病者先刺其病所从生者也"。

【原文】

病痛者阴也，痛而以手按之不得者阴也，深刺之。病在上者阳也，病在下者阴也。痒者阳也[1]，浅刺之。病先起阴者[2]，先治其阴而后治其阳；病先起阳者，先治其阳而后治其阴。

【注释】

[1] 痒者阳也：瘙痒之证，多在表，属风，故为阳病。《类经·针刺类·刺诸病诸痛》注："痒者散动于肤腠，故为阳。"

[2] 病先起阴者：病先从阴经和阴分发生的。"阴"及下句之"阳"，均指经脉和部位而言。《类经·针刺类·刺诸病诸痛》注："此以经络部位言阴阳也。病之在阴在阳，起有先后，先者病之本，后者病之标，治必先其本。"

【按语】

本段经文阐述起病阴阳先后不同和痛、痒的不同治法，强调区分病情，合理施治。痒证搔之可及，病位浅，属阳；痛证按之不得，病位深，属阴。因此，痒证浅刺，痛证深刺。对病情复杂者，无论病变初在阴而变化及阳，还是初在阳而变化及阴，总以先治病之所起为原则。

【原文】

凡刺之法，必察其形气。形肉未脱，少气而脉又躁[1]，躁厥[2]者，必为缪刺之，散气可收，聚气可布[3]。深居静处，占神往来，闭户塞牖，魂魄不散。专意一神，精气之分，毋闻人声，以收其精，必一其神，令志在针。浅而留之，微而浮之，以移其神，气至乃休。男内女外，坚拒勿出，谨守勿内[4]，是谓得气[5]。

【注释】

[1] 躁：脉象急促而又躁动不安。《类经·针刺类·得气失气在十二禁》注："病少气而形肉未脱，其脉躁急。"

[2] 躁厥：患者躁动不安而呈厥逆的征象。《类经·针刺类·得气失气在十二禁》注："其病躁而厥逆者，气虚于内，邪实于经也。"《灵枢集注》注："躁者阴之动象，厥逆也。"

[3] 散气可收，聚气可布：散气，耗散的精气。聚气，积聚的邪气。布同"怖"，怖散之意。《类经·针刺类·得气失气在十二禁》注："精气之散者可收，邪气之聚者可散也。"

[4]男内女外,坚拒勿出,谨守勿内:为男子忌入内室,女子忌入外室,意指避免房事。《类经·针刺类·得气失气在十二禁》注:"既刺之后,尤当戒慎,男子忌内,女子忌外。忌外者,坚拒勿出;忌内者,谨守勿内。"

[5]得气:此指正气得以恢复,与一般所指针刺感应的得气含义不同,应加以区别。《类经·针刺类·得气失气在十二禁》注:"则其邪气必去,正气必复,是谓得气。"

【按语】

本段经文提出针刺治疗对医生的基本要求,要专心致志细审患者精神形气,注重刺法和得气,这是取得疗效的前提和保证。通过细察形体征象,借以判断内部气血变化,在针刺时用一定手法激发经气至针下或到达病所,并告诉患者有关注意事项,这样才能达到预期效果。

第七节 | 经别第十一(节选)

【提要】

经别是十二经脉别道而行的部分,因为本篇主要介绍了十二经别的离、入、出、合及其走行路线,故篇名曰"经别"。其主要内容有:

(1)详细论述十二经别的循行,其路线部位深且距离长,由四肢深入内脏,再由内脏出于头颈。

(2)阐述学习经脉理论的重要性,指出"十二经脉者,人之所以生,病之所以成;人之所以治,病之所以起;学之所始,工之所止也;粗之所易,上之所难也"。

(3)论述人体组成与天地万物相对应的情况。

现节选论述天人相应和足六经经别分布的经文。

【原文】

黄帝问于岐伯曰:余闻人之合于天道也,内有五藏,以应五音、五色、五时、五味、五位[1]也;外有六府,以应六律[2],六律建阴阳[3]诸经,而合之十二月、十二辰、十二节[4]、十二经水[5]、十二时[6]、十二经脉者,此五藏六府之所以应天道也。夫十二经脉者,人之所以生,病之所以成;人之所以治,病之所以起。学之所始,工之所止也;粗之所易,上之所难也。请问其离合出入奈何?岐伯稽首再拜曰:明乎哉问也!此粗之所过[7],上之所息[8]也,请卒言之。

【注释】

[1]五位:指东、南、中央、西、北五方。

[2]六律:古代音乐的律制。相传黄帝时,截竹为筒,每筒长度不同,声音也有清浊高下之分,以此校定各乐器的音调,分阳律六、阴律六。阳律是黄钟、太簇、姑洗、蕤宾、夷则、无射,此为六律;阴律为林钟、南吕、应钟、大吕、夹钟、仲吕,此为六吕。六律六吕,简称律吕。

[3]六律建阴阳:六律应阴阳。

[4]十二节:指二十四节气中立春、惊蛰、清明、立夏、芒种、小暑、立秋、白露、寒露、立冬、大雪、小寒。

[5]十二经水:指古代版图上的清、渭、海、湖、汝、渑、淮、漯、江、河、济、漳十二条大河流。

[6]十二时：一昼夜中所划分的十二个时段,夜半、鸡鸣、平旦、日出、食时、隅中、日中、日昳、晡时、日入、黄昏、人定。

[7]过：指忽略不加详察之意。

[8]息：留心的意思。

【按语】

本段经文强调十二经脉的重要性,在《灵枢·经脉》中有:"经脉者,所以能决生死,处百病,调虚实,不可不通。"窦汉卿《标幽赋》中有:"不穷经络阴阳,多逢刺禁,既论脏腑虚实,须向经寻。"均强调了经络在临床上的重要意义。

【原文】

足太阳之正,别[1]入于腘中;其一道下尻五寸,别入于肛,属于膀胱,散之肾,循膂,当心入散;直者,从膂上出于项,复属于太阳,此为一经也。足少阴之正,至腘中,别走太阳而合,上至肾,当十四椎,出属带脉;直者,系舌本,复出于项,合于太阳。此为一合。成[2]以诸阴之别,皆为正也。

足少阳之正,绕髀,入毛际,合于厥阴;别者,入季胁之间,循胸里属胆,散之,上肝,贯心,以上挟咽,出颐颔中,散于面,系目系,合少阳于外眦也。足厥阴之正,别跗上,上至毛际,合于少阳,与别俱行。此为二合也。

足阳明之正,上至髀,入于腹里,属胃,散之脾,上通于心,上循咽出于口,上頞颥,还系目系,合于阳明也。足太阴之正,上至髀,合于阳明,与别俱行,上结于咽,贯舌中。此为三合也。

【注释】

[1]正,别：正,正经。别,分道而行。指经别是十二经脉循行路径之外,别道而行的部分,虽与本经脉循行路线不同,但仍属正经,并非支络。

[2]成：《甲乙经》《太素》均作"或"。

【按语】

本段经文具体论述了足三阴、足三阳经别的循行路线。十二经别是十二经脉别道而行的部分,仍属正经范围,也是人体气血运行的通路,其作用是加强表里经之间的联系,即所谓"六合"。每一相合的阴经和阳经并行出入,自四肢末端正经别出,深入内脏,然后上走头颈。其中阳经别出,行过与其相表里的脏腑,又合于本经;阴经别出,只循行所连属的本脏,合于相表里的阳经。

本篇没有记载病候,实际已概括在十二经脉的病候之中。在治疗上,经别具有某些特殊的治疗作用,如六阴经多不至头面,但头面部疾病可以取治于阴经。

第八节　四时气第十九(全篇)

【提要】

本篇强调人体疾病的发生及针刺治疗均与四时变化密切相关,故名为"四时气"。主要内容有:

（1）论述灸刺之法必须合四时，提出"四时之气，各不同形，百病之起，皆有所生，灸刺之道，得气穴为定"的针刺大法。

（2）论述温疟汗不出、风痋肤胀、飧泄、转筋、徒疢、著痹、肠中不便和疠风等八种病证的治法。

（3）论述邪在大肠、小肠、胃、胆、膀胱的病机、证候特点和针刺治疗，还提出了察色按脉判断疾病预后、人体阴阳盛衰变化的方法。

【原文】

黄帝问于岐伯曰：夫四时之气，各不同形[1]，百病之起，皆有所生[2]，灸刺之道，何者为定[3]？岐伯答曰：四时之气，各有所在，灸刺之道，得气穴为定。故春取经、血脉、分肉[4]之间，甚者深刺之，间者[5]浅刺之；夏取盛经[6]、孙络，取分间，绝皮肤[7]；秋取经腧，邪在府，取之合；冬取井荥，必深以留之。

【注释】

[1] 各不同形：各有不同的表现。

[2] 皆有所生：疾病的发生都有一定的致病因素。

[3] 定：《甲乙经》《太素》均作"宝"。

[4] 经、血脉、分肉：指经脉、络脉和分肉。《太素·杂刺》注："春时人气在脉，谓在经络之脉，分肉之间。"

[5] 间者：指病轻。《论语集解·子罕》引孔注："病少差曰间也。"与上句"甚者"相对应。

[6] 盛经：指阳经。《素问·水热穴论篇》："盛经者，阳脉也。"

[7] 绝皮肤：绝，过也，有穿过之意。绝皮肤，指透过皮肤的浅刺法，与《灵枢·官针》所言"先浅刺绝皮，以出阳邪"相类。

【按语】

本段经文论述四时的灸刺方法，四时气候变化对人体气血有不同影响，针灸治疗应根据不同季节，选取适当穴位，运用不同刺法。春季宜取络脉，病轻浅刺，病重深刺；夏季多用阳经穴位，刺孙络；秋季多取五输穴中的经穴、输穴，如邪在腑可取合穴；冬季因病邪易于深伏，除取井穴、荥穴外，还应深刺留针。

【原文】

温疟汗不出，为五十九痏[1]。风痋肤胀[2]，为五十七痏[3]，取皮肤之血者，尽取之。飧泄，补三阴之上[4]，补阴陵泉，皆久留之，热行[5]乃止。转筋于阳，治其阳[6]；转筋于阴，治其阴，皆卒刺[7]之。

徒疢[8]，先取环谷下三寸[9]，以铍针针之，已刺而筩之[10]，而内之，入而复之[11]，以尽其疢。必坚束之[12]，束缓则烦悗，束急则安静[13]，间日一刺之，疢尽乃止。饮闭药[14]，方刺之时徒饮之，方饮无食[15]，方食无饮，无食他食，百三十五日。

著痹不去，久寒不已，卒取其三里，骨为干[16]。肠中不便，取三里，盛写之，虚补之。疠风[17]者，素[18]刺其肿上，已刺，以锐针针其处，按出其恶气，肿尽乃止，常食方食[19]，无食他食。

【注释】

[1] 五十九痏（wěi）：痏，此指腧穴，指治疗热病的五十九个腧穴，详见《灵枢·热病》。

[2] 风痋肤胀：痋，通"水"。《灵枢注证发微》注："痋，即水。"风痋，是一种外感风邪引起的水气病。肤胀，皮肤肿胀，是风水的主症之一。

[3] 五十七痏：指治疗水肿的五十七个腧穴，可参见《素问·水热穴论篇》。

[4] 三阴之上：之，《甲乙经》作"支"，此指三阴交穴。《灵枢注证发微》注："补三阴之上者，补三阴交。"

[5] 热行：指针下产生热感。《灵枢注证发微》注："候针下热行，乃止针。"

[6] 转筋于阳，治其阳：转筋，即腓肠肌痉挛。前一"阳"指病位，即外侧，后一"阳"指经脉，即阳经。

[7] 卒刺：指使用火烧过的针治疗。

[8] 徒痋：指单纯的水肿病，与风水相比较，只有水气，没有风邪。《类经·针刺类·肾主水水俞五十七穴》注："徒，但也。有水无风，故曰徒水。"

[9] 环谷下三寸：全身无此经穴，各注家解释不一，有以为是风市穴，有以为是关元穴。《类经·针刺类·肾主水水俞五十七穴》注："环谷，义无所考，或即足少阳之环跳穴。其下三寸许，垂手着股中指尽处，惟奇穴中有风市一穴，或者即此。"《太素·杂刺》注："环谷，当是齐中也，齐下三寸，关元之穴也。"

[10] 筒（tǒng）之：《说文·竹部》："筒，断竹也。"此处指中空如筒的针具。

[11] 入而复之：复，通"覆"。《易·复》："反复其道。"《释文》："复本又作覆。"在此为倾覆之意。指进针后调整患者体位，使患者身体倾斜，有益于腹水排出。

[12] 必坚束之：指用筒针放腹水时，必须用布带束紧腹部。"束之"原脱，据《甲乙经》卷八第四及《太素》卷二十三杂刺补。

[13] 束缓则烦悗，束急则安静：悗，音义同"闷"。束，原作"来"，据《甲乙经》卷八第四改。缓，松缓。指布带束腹部松缓，放腹水时可引起患者闷满烦躁；若布带束的很紧，放腹水时，患者则舒适安静。

[14] 闭药：启闭药，指化气利水通小便的药物。《灵枢注证发微》注："必饮通闭之药，以利其水，防其再肿。"

[15] 方饮无食：刚饮了药，不要进食。《类经·针刺类·肾主水水俞五十七穴》注："药食不宜相混，混则难以取效。水肿既消，当忌伤脾发湿等物。"

[16] 骨为干：《甲乙经》无此三字，且文意与上、下句不衔接，疑为衍文。《灵枢注证发微》注："此句与上下文不相蒙，意者乃经脉篇之脱卷欤。"

[17] 疠风：指麻风病。

[18] 素：《太素》卷二十三杂刺和《甲乙经》卷十一第九下作"索"。《说文通训定声·豫部》："索，假借为素。"《广韵·药韵》曰："索，散也。"此指多次针刺肿物上。

[19] 方食：符合调理方法的食物。《类经·针刺类·刺诸风》注："食得其法，谓之方食。"

【按语】

本段经文介绍温疟汗不出、风痋肤胀、飧泄、转筋、徒痋、著痹、肠中不便和疠风等八种病证的治法。从这些治法中归纳出四个要点：第一，病要辨虚实，治要分补泻，如"肠中不便，取三里，盛泻之，虚补之"。第二，疾病不同，针治选用的方法不同，如治"徒痋"，宜用铍针结合筒针的方法；治"久寒不已"的著痹宜用燔针；治"疠风"用锐针以"出其恶气"。第三，针刺要重视"针感"，如治"飧泄，补三阴之上，补阴陵泉，皆久留之，热行乃止"。第四，对重大疾病宜采取综合治疗方法，如治"徒痋"宜应用铍针针刺结合筒针放腹水、束缚、饮启闭药、注意饮食宜忌等综合治疗方法。体现了《内经》灵活多变的治法以及对重大疾病综合治疗的思想,对后世临床有重要的指导作用。

【原文】

腹中常鸣,气上冲胸,喘不能久立,邪在大肠,刺肓之原[1]、巨虚上廉、三里。小腹控睾[2],引腰脊,上冲心,邪在小肠者,连睾系,属于脊,贯肝肺,络心系。气盛则厥逆,上冲肠胃,熏肝[3],散于肓,结于脐。故取之肓原以散之[4],刺太阴以予之[5],取厥阴以下之,取巨虚下廉以去之,按其所过之经以调之。善呕,呕有苦[6],长太息,心中憺憺,恐人将捕之,邪在胆,逆在胃,胆液泄则口苦,胃气逆则呕苦,故曰呕胆。取三里以下胃气逆,则刺少阳血络以闭胆逆,却调其虚实,以去其邪。饮食不下,膈塞不通,邪在胃脘,在上脘则刺抑而下之,在下脘则散而去之。小腹痛肿,不得小便,邪在三焦约[7],取之太阳大络[8],视其络脉与厥阴小络结而血[9]者,肿上及胃脘,取三里。

睹其色,察其以[10],知其散复者,视其目色,以知病之存亡也。一其形,听其动静者,持气口人迎,以视其脉,坚且盛且滑者,病日进;脉软者,病将下[11];诸经实者,病三日已。气口候阴,人迎候阳[12]也。

【注释】

[1] 肓之原:《灵枢·九针十二原》:"肓之原出于脖胦。"脖胦,即气海穴。

[2] 控睾:控,牵引之意。控睾,指牵引睾丸。

[3] 熏肝:《甲乙经》在"肝"下加"肺"字。

[4] 散之:消散脐部的结聚。《类经·针刺类·刺胸背腹病》注:"散脐腹之结也。"

[5] 予之:补益肺虚。《类经·针刺类·刺胸背腹病》注:"补肺经之虚也。"

[6] 呕有苦:呕吐出苦味的胆汁,即下面的呕胆。

[7] 邪在三焦约:约,约束。三焦约,这里指膀胱而言,因膀胱能约束三焦水道。本句意为病邪在膀胱而导致癃闭之证。《灵枢集注》注:"此邪在膀胱而为病者,三焦下俞出于委阳,并太阳之正,入膀胱约下焦。实则闭癃,虚则遗溺,小腹肿痛,不得小便,邪在三焦约也。"

[8] 太阳大络:指委阳穴。

[9] 结而血:瘀结有血。

[10] 以:《太素·杂刺》作"目",《灵枢·九针十二原》及《灵枢·小针解》均作"目"。

[11] 下:指消退。《类经·针刺类·候气》注:"下,退也。"

[12] 气口候阴,人迎候阳:气口属太阴肺经,人迎属阳明胃经。病变时,如气口偏盛则为阴盛,人迎偏盛则为阳盛,故可分别测候脏腑经脉的偏阴偏阳。《类经·针刺类·候气》注:"气口在手,太阴肺脉也,气口独为五藏主,故以候阴;人迎在头,阳明胃脉也,胃为六府之大源,故以候阳。"

【按语】

本段经文论述邪在六腑的病机、证候特点和针刺治疗方法。邪气在腑的病机为气机升降失司,闭阻逆乱,多表现为实证。在针刺取穴上,以"合治内腑"这一原则为前提,再根据病为邪实和病变复杂的特点,随证选取不同腧穴,或散之,或予之,或下之,或取之,发挥多穴的协同作用。同时,强调针灸治疗过程中必须注意察色按脉,准确判断疾病的进退和阴阳盛衰变化。本段经文提出"按其所过之经以调之"的观点,是循经取穴的理论依据。

第九节 | 五邪第二十（全篇）

【提要】

本篇讨论邪气侵入五脏后出现的病证和针刺治疗方法,故篇名"五邪"。主要内容有:

(1)论述邪中五脏时对五脏功能的影响及其经络循行部位出现的异常,并指出相应的诊断方法。

(2)提出"以手疾按之,快然"的按压取穴法。

(3)对不同部位提出不同的治疗方法。如邪在肺"取之膺中外腧,背三节五藏之傍"刺之;邪在肝,"取血脉以散恶血,取耳间青脉,以去其掣";邪在脾胃,"皆调于三里"等。

【原文】

邪在肺,则病皮肤痛,寒热,上气喘,汗出,咳动肩背。取之膺中外腧[1],背三节五藏之傍[2],以手疾按之,快然,乃刺之,取之缺盆中[3]以越之。

邪在肝,则两胁中痛,寒中,恶血在内,行善掣节,时脚肿[4]。取之行间,以引胁下,补三里以温胃中,取血脉以散恶血,取耳间青脉[5],以去其掣。

邪在脾胃,则病肌肉痛。阳气有余,阴气不足,则热中善饥;阳气不足,阴气有余,则寒中肠鸣、腹痛;阴阳俱有余,若俱不足,则有寒有热,皆调于三里。

邪在肾,则病骨痛,阴痹[6]。阴痹者,按之而不得,腹胀,腰痛,大便难,肩、背、颈、项痛,时眩。取之涌泉、昆仑,视有血者尽取之。

邪在心,则病心痛,喜悲,时眩仆。视有余不足,而调之其输也。

【注释】

[1]膺中外腧:膺,指侧胸部。外腧,指中府、云门等穴。

[2]背三节五藏之傍:《甲乙经》作"背三椎之旁",是指肺俞穴。

[3]缺盆中:指两缺盆之间的天突穴。如《灵枢·本输》:"缺盆之中任脉也,名曰天突。"

[4]行善掣节,时脚肿:行,《脉经》《千金》作"胻",指小腿。掣,有痉挛之意。节,指关节。以上各书中无"脚"字。《甲乙经》作"胻节时肿善瘛"。行走时关节牵掣不利,时有脚肿。

[5]耳间青脉:指耳轮后青络上的瘛脉穴。

[6]阴痹:《灵枢注证发微》注:"阴痹者,痛无定所,按之而不可得。即痹论之所谓以寒胜者为痛痹也。"

【按语】

本段经文论述五脏感邪时的临床表现和针刺方法,所述五邪伤及五脏的病证主要为五脏所主组织器官发病后的症状。如邪在肺则病皮肤痛,邪在肝则病胁痛,邪在脾胃则病肌肉痛,邪在肾则病骨痛等。同时,对各脏发病的兼症也做了说明。针刺治疗多取相应的特定穴,并提出"以手按之,快然"的取穴方法。

对于邪在心的治疗,只是指出了"调之其输",即随证取穴的观点,由于心为五脏六腑之大主,而心的病变一般都认为表现在心包上,故很少论及具体的治疗方法。

第十节　寒热病第二十一(节选)

【提要】

本篇阐述了皮寒热、肌寒热、骨寒热等多种杂病的证候和针刺方法,以及天牖五部的部位和主治等。由于本篇的论述主要围绕各种寒热病的症状和治疗等,故名"寒热病"。主要内容有:

(1)讨论皮寒热、肌寒热、骨寒热以及骨痹、厥痹等病的证候和治疗方法,邪在表用汗法,邪入肌用刺络法。还指出四时针刺取穴的原则,即春取络脉间穴、夏取分肉腠理间穴、秋取气口部穴、冬取经穴。

(2)介绍天牖五部的五个腧穴的部位和主治,天牖五部指位于颈部的人迎、扶突、天牖、天柱、天府五穴,古人认为三阳之气由下而生,从上而出,故用天牖五部穴治疗气逆于上的气厥证。

(3)论述龋齿、热厥、寒厥等病证的表现及证治,指出人身伏兔、腓、背、五脏之输及项部是脏腑经脉之气所发处,患痈疽病的预后多凶险。强调针刺应"中病即止",介绍了"太过"和"不及"的不良后果。

现节选论述皮寒热、肌寒热、骨寒热、骨痹、体惰以及阳迎头痛、暴瘖、暴聋、暴挛、暴瘅的证候和针刺治疗的经文。

【原文】

皮寒热者,不可附席[1],毛发焦,鼻槁腊[2]不得汗。取三阳之络[3],以补手太阴[4]。肌寒热者,肌痛,毛发焦而唇槁腊,不得汗。取三阳于下[5]以去其血者,补足太阴[6]以出其汗。

【注释】

[1] 不可附席:皮肤疼痛不能着席。席,指卧席。附席,是卧着床褥的意思。《灵枢·五邪》:"邪在肺,则病皮肤痛,寒热。"

[2] 槁腊(xī):槁,枯干。腊,干肉。引申为干燥。《灵枢注证发微》注:"鼻孔枯腊。腊者,干也。"

[3] 三阳之络:指飞扬穴。《灵枢注证发微》注:"当取足太阳膀胱经之络穴飞扬以泻之。盖太阳为三阳也。"

[4] 补手太阴:手太阴,指肺经。《灵枢集注》注:"此邪在表,而病太阴、太阳之气,当从汗解,汗,宜取太阳之络以发汗,补手太阴以资其津液。"至于补肺经何穴,诸注家说法不一。如《灵枢注证发微》注:"当取列缺。"《类经·针刺类·刺寒热》注:"补手太阴之鱼际,太渊。"其实此三穴都可治邪在表的皮寒热痛。

[5] 取三阳于下:亦指取飞扬穴。《灵枢注证发微》注:"不言穴者,必俱是络穴。"

[6] 补足太阴:指脾经荥穴大都、原穴太白。

【按语】

本段经文讨论邪犯肌表的皮寒热和肌寒热的证治。皮寒热为邪在表,足太阳膀胱经主一身之表,手太阴肺经外合皮毛,故治本病当取此两经。在表之热当从汗解,故先泻飞扬以发汗,补鱼际、太渊等以宣散肺气。

肌寒热,邪在脾胃。《灵枢·五邪》曰:"邪在脾胃,则病肌肉痛。"脾主肌肉,邪伤脾胃,则肌失所养而疼痛。治疗上,通过刺络祛除瘀血后,再针补足太阴脾经大都、太白两穴,既资水谷之运化,又有退热发汗、驱邪外出之功。

【原文】

骨寒热者,病无所安,汗注不休。齿未槁,取其少阴于阴股之络;齿已槁,死不治。骨厥亦然。骨痹,举节[1]不用而痛,汗注[2]、烦心,取三阴之经[3]补之。

身有所伤,血出多,及中风寒,若有所堕坠,四支懈惰不收,名曰体惰[4]。取其小腹脐下三结交[5]。三结交者,阳明、太阴也,脐下三寸关元也。厥痹者,厥气上及腹,取阴阳之络,视主病也,写阳补阴经也。

【注释】

[1] 举节:所有的关节。丹波元简注:"举,合也。谓支节尽痛。"

[2] 汗注:注,流入。这里形容汗多。

[3] 三阴之经:指足三阴经。《类经·针刺类·刺厥痹》注:"真阴不足,则邪气得留于其间,故当取三阴之经,察病所在而补之也。"

[4] 体惰:指由于外伤出血较多,复感风寒后所出现的四肢无力、身困疲乏现象。《灵枢集注》注:"身有所伤,出血多,伤其血矣;及中风寒,伤其营卫矣。夫人之形体,籍气煦而血濡,血气受伤,故若有所堕坠,四肢懈惰不收。"

[5] 三结交:指关元穴。《灵枢注证发微》注:"盖本经为任脉,而足阳明胃之穴亦结于此,故谓之三结交也。"

【按语】

本段经文论述骨寒热、骨痹、体惰、厥痹的证治。骨寒热,表现为患者焦虑不安,汗大出而不止。如果牙齿未枯槁,说明阴气尚存,取少阴经的络脉治疗。肾属少阴而主骨,故骨痹因邪在肾而病,表现为全身关节疼痛,活动受限,汗出如注,心烦。《灵枢·五邪》曰:"邪在肾,则病骨痛阴痹。"治疗上因属真阴不足,故补足三阴经。

体惰,是因受到外伤,出血较多,又感受风寒而致,为气血营卫受损。表现为心中有一种像从高处堕下的感觉,且四肢松散无力。可取关元,以助生化之源。厥痹是厥逆之气由下上行至腹部,应以补阴泻阳为原则。

【原文】

颈侧之动脉人迎,人迎,足阳明也,在婴筋[1]之前。婴筋之后,手阳明也,名曰扶突。次脉,足少阳脉也,名曰天牖。次脉,足太阳也,名曰天柱。腋下动脉,臂太阴也,名曰天府。

阳迎头痛,胸满不得息,取之人迎。暴瘖气鞕[2],取扶突与舌本出血。暴聋气蒙[3],耳目不明,取天牖。暴挛痫眩[4],足不任身,取天柱。暴瘅[5]内逆,肝肺相搏,血溢鼻口,取天府。此为天牖五部。

【注释】

[1] 婴筋:指颈项两侧的筋脉。《说文》曰:"婴,颈也。"

[2] 暴瘖气鞕:鞕同"硬",坚也,强直之意。此指突然失语,舌强硬。《类经·针刺类·刺头项七窍病》注:"瘖,声哑不能言也。气鞕,喉舌强鞕也。暴者,皆一时之气逆,非宿病也。"

[3] 气蒙:眼目不明,如雾所阻。《类经·针刺类·刺头项七窍病》注:"经气蒙蔽,而耳目暴有不明者。"

[4] 暴挛痫眩:指突然发作的拘挛、癫痫或眩晕。《灵枢注证发微》注:"暴挛者,拘挛也;暴痫者,癫痫也;暴眩者,眩晕也。合三证而足不任身,皆当取天柱穴耳。"

[5] 暴瘅:瘅,热的意思。《类经·针刺类·刺头项七窍病》注:"瘅,热病也。"《灵枢注证发微》注:"暴时大热,而在内气逆,乃肝肺两经之火邪,相为搏击,以致血溢于鼻口。"

【按语】

本段经文论述天牖五部穴的位置和阳迎头痛、暴瘖气鞕、暴聋气蒙、暴挛痫眩、暴瘅内逆的证治。这些病证是有关经脉暴疾气逆之病,治疗选取所属经在颈项部的腧穴,以降气除逆。阳迎头痛为阳邪逆于阳经而头痛胸满,暴瘖气鞕为阳明经气逆,暴聋气蒙为手少阳经气逆,暴挛痫眩为足太阳经气逆,暴瘅内逆为手太阴经气逆。天牖五部穴主治这五种头面部暴病,属近端选穴,即《灵枢·终始》"治病者先刺其病所从生者也"。

第十一节 热病第二十三(节选)

【提要】

本篇主要论述热病的症状、诊断、预后和针刺治疗等,并涉及治疗热病的禁忌及五十九要穴,故名"热病"。主要内容有:

(1) 论述偏枯、痱等病的症状、诊治与鉴别,其意义在于把握预后。论述热病肤痛、窒鼻、烦悗、溢干多饮、脑痛、骨痛、瘛疭、啮齿、耳聋、头痛、肠中热、胸胁满、汗出等多种病证的证候与针刺治疗;论述阴极之脉、阳极之脉的特征和预后。

(2) 指出热病禁刺的九种危重证候,提出证脉是否相符是针刺治疗的判断标准。

(3) 分述热病三日与七八日的脉证特征、治法和预后,论述邪热侵犯经脉的各类证候和针治方法。治疗热病的五十九穴在头面部(标)和四肢部(本),体现标本取穴法在热病治疗中的作用。

现节选论述偏枯、痱证、热病头痛、肠中热、胸胁满、汗出等病证的证治以及热病脉象特征、治法及预后的经文。

【原文】

偏枯[1],身偏不用而痛,言不变,志不乱,病在分腠[2]之间。巨针[3]取之,益其不足,损其有余,乃可复也。痱[4]之为病也,身无痛者,四肢不收,智乱不甚。其言微知[5],可治;甚则不能言,不可治也。病先起于阳,后入于阴者,先取其阳,后取其阴,浮而取之[6]。

【注释】

[1] 偏枯:指以一侧肢体不能运动为主的症状,又称半身不遂。因病久可致患侧肢体逐渐发生废用性萎缩,故名偏枯。《类经·针刺类·刺诸风》注:"偏枯者,半身不遂,风之类也。"

[2] 分腠:分肉腠理。《类经·针刺类·刺诸风》注:"若言不变,志不乱,则病不在藏而在于分肉腠理之间。"

[3] 巨针:指九针中的大针。《灵枢识》注:"巨针,大针也。取大气不出关节。大气,虚风也,巨针取之。"

[4] 痱(fèi):同"废",亦称风痱,是与偏枯同属肢体瘫痪的一种疾病。《医学纲目》曰:"痱,废也。痱即偏枯之邪气深者,痱与偏枯是二疾,以其半身无气荣运,故名偏枯。以其手足废而不收,故名痱。或偏废或气废,皆曰痱也。"

[5] 其言微知:患者语音低微,但言语中有少数仍能辨析清楚。《类经·针刺类·刺诸风》注:"智乱不甚,其言微有知者,神气未为全去,犹可治也。"

[6] 先取其阳,后取其阴,浮而取之:指针刺治疗之法。阴、阳分别指阴分、阳分,亦即深浅而言。浮而取之,指病起于阳分,针刺宜表浅。《类经·针刺类·刺诸风》注:"此治必先本也。病先起于阳分,故当先刺其表,浮而取之,而后取其阴。此下不言先起于阴者,然病始于阴,直中藏也,多不可治,故不复言之。"

【按语】

本段经文论述了偏枯和痱这两类同属瘫痪病证的症状、鉴别诊断、预后及针刺方法。偏枯主要证候为半身不遂而痛、神志清楚,病位在分腠,针刺用大针"益其不足,损其有余",预后较好。痱的主要证候为四肢不能收引、身体不痛,但有意识障碍,针刺则据病入先后而定深浅,病先起于阳者先浅刺以治其本,使外受之邪从表而出。

本段经文还指出治疗"偏枯",要"益其不足,损其有余";治疗"痱",宜"病先起于阳,后入于阴者,先取其阳,后取其阴,浮而取之",从针刺补泻和针刺深浅两方面体现了中医学辨证论治的思想,此为本篇的重点经文。

【原文】

热病三日,而气口静、人迎躁[1]者,取之诸阳[2],五十九刺,以写其热而出其汗,实其阴以补其不足者。身热甚,阴阳皆静者,勿刺也[3];其可刺者,急取之,不汗出则泄[4]。所谓勿刺者,有死征也。

热病七日八日,脉口动,喘而短[5]者,急刺之,汗且自出,浅刺手大指间[6]。热病七日八日,脉微小,病者溲血,口中干,一日半而死。脉代[7]者,一日死。热病已得汗出,而脉尚躁,喘且复热,勿刺肤,喘甚者死。热病七日八日,脉不躁,躁不散数,后三日中有汗;三日不汗,四日死。未曾汗者,勿腠刺[8]之。

【注释】

[1] 气口静、人迎躁:指气口脉象和缓、人迎脉象疾数。

[2] 诸阳:指各阳经。《类经·针刺类·诸热病死生刺法》注:"正病在三阳,而未入阴分,故当取诸阳经为五十九刺。"

[3] 阴阳皆静者,勿刺也:指气口、人迎的脉象都显得沉静,这是阳证得阴脉的现象,不可针

刺。《灵枢集注》注："如身热而阴阳之脉皆静者，此邪热甚而阴阳之正气皆虚，有死征而勿刺也。"

〔4〕不汗出则泄：《类经·针刺类·诸热病死生刺法》注："虽不汗出，则邪亦从而泄矣。"

〔5〕脉口动，喘而短：短，《甲乙经》作"弦"，本条有不同解释，可参阅诸家注释。此从《灵枢注证发微》注："其脉口之脉甚动，证则喘而短气。"指脉象动数，并有气喘、呼吸急迫之症。

〔6〕手大指间：一般指少商穴，亦有认为是前谷，如《太素·热病说》作"手指间"，注："刺手指外侧前谷之穴。"

〔7〕脉代：指代脉，多为内脏衰败之象。

〔8〕腠刺：腠理之刺，为刺法之一，用于浅刺肌表使其发汗。

【按语】

本段经文论述热病三日和热病七八日的证候特点、治法和预后。

热病三日，邪在阳分，证候以身热为主，若气口静、人迎躁，证脉相应，邪在阳分未入阴分，一般预后较好。针治宜急取诸阳经，用治疗热病的五十九穴，浅刺发汗以泄热，同时取三阴经以补其阴，即"实其阴而补其不足"。若身热甚而阴阳脉皆显沉静，是正气已衰、证脉不相应的凶险之候，预后较差。

热病七八日，病情较重，若脉动而喘，邪仍在表阳，急取井穴（少商）使之从汗而解；若邪盛正虚，脉微小或代，是邪已伤阴分，预后差；热病已得汗而脉仍躁，证脉不相符，表明阳热不从汗解，邪盛在里，预后亦差；若呈现各种死候，则不宜单用针刺治疗。

本段经文说明"脉气变化"，可判断疗效和预后。在针刺治疗时应注意证、脉的变化，治疗后证脉相应、脉气转好则疗效较佳，若治疗后证脉不符、脉气不佳则疗效较差。

【原文】

热病头痛，颞颥[1]目瘈脉痛[2]，善衄，厥热病也，取之以第三针[3]，视有余不足。寒热痔[4]。热病体重[5]，肠中热，取之以第四针[6]，于其腧及下诸指间[7]，索气于胃胳[8]，得气也。热病挟脐急痛，胸胁满，取之涌泉与阴陵泉，取以第四针，针嗌里[9]。热病而汗且出，及脉顺可汗者，取之鱼际、太渊、大都、太白，写之则热去，补之则汗出，汗出太甚，取内踝上横脉[10]以止之。

热病已得汗而脉尚躁盛，此阴脉之极[11]也，死；其得汗而脉静者，生。热病者，脉尚盛躁而不得汗者，此阳脉之极[12]也，死；脉盛躁得汗静者，生。

【注释】

〔1〕颞颥(niè rú)：眼眶外后方，当蝶骨颞面部位，俗称太阳。

〔2〕目瘈脉痛：《甲乙经》作"目脉紧"。眼区的脉抽掣而痛。《类经·针刺类·诸热病死生刺法》注："目瘈脉痛，目脉抽掣而痛也。"

〔3〕第三针：指九针中的鍉针。

〔4〕寒热痔：疑为衍文。《类经·针刺类·诸热病死生刺法》注："寒热痔三字，于上下文义不相续，似为衍文。"

〔5〕体重：肢体沉重。《类经·针刺类·诸热病死生刺法》注："脾主肌肉四肢，邪在脾，故体重。"

〔6〕第四针：指九针中的锋针。

〔7〕于其腧及下诸指间：腧，指太白、陷谷两穴；下诸指间，指各足趾缝间穴位，如内庭、厉

兑等。

[8] 胃胳：胳，《甲乙经》《太素》均作"络"。胳通"络"。胃络指足阳明经的络穴丰隆。《类经·针刺类·诸热病死生刺法》注："阳明之络曰丰隆，别走太阴，故取此可以得脾气。胳当作络。"

[9] 嗌里：指廉泉穴。《类经·针刺类·诸热病死生刺法》注："针嗌里者，以少阴太阴之脉，俱上络咽嗌，即下文所谓廉泉也。"

[10] 横脉：指三阴交。《类经·针刺类·诸热病死生刺法》注："内踝上横脉，即脾经之三阴交也。"

[11] 阴脉之极：指阴脉虚弱已极，为有阳无阴之候。

[12] 阳脉之极：指热病，脉象躁盛，但已不能出汗者，这是阳气欲绝的死证。

【按语】

本段经文提出厥热病、肠中热、热病挟脐痛、热病汗出四种热病的证候和针刺治疗。除了因病证不同而治法取穴各异外，还特别强调针具的选择也有所不同，这是辨证论治的一个具体体现。并对阴脉之极、阳脉之极的脉象和证候特点及其预后做了重点说明。

【原文】

热病不可刺者有九：一曰汗不出，大颧发赤哕者[1]死；二曰泄而腹满甚者[2]死；三曰目不明，热不已[3]者死；四曰老人婴儿热而腹满[4]者死；五曰汗不出，呕下血者[5]死；六曰舌本烂，热不已者[6]死；七曰咳而衄，汗不出，出不至足者[7]死；八曰髓热者[8]死；九曰热而痉者[9]死。腰折[10]，瘛疭[11]，齿噤龂[12]也。凡此九者，不可刺也。

【注释】

[1] 大颧发赤哕者：大颧，指颧骨部。哕，呃逆，属热病伤阴、胃气虚败之证。《类经·针刺类·诸热病死生刺法》注："汗不得出，阴无力也，大颧发赤，谓之戴阳，面戴阳者，阴不足也。哕者，邪犯阳明，胃虚甚也。本原亏极，难乎免复。"

[2] 泄而腹满甚者：泄泻而腹部胀满，为脾虚失运。《类经·针刺类·诸热病死生刺法》注："以邪伤太阴，脾气败也。"

[3] 目不明，热不已：《类经·针刺类·诸热病死生刺法》注："目不明者，脏腑之精气竭也，热不退者，表里之阴气竭也。"

[4] 老人婴儿热而腹满：《灵枢集注》注："夫老人者，外内之血气已衰，婴儿者，表里之阴阳未足，腹满者，热逆于中，不得从外内散也。"

[5] 汗不出，呕下血者：《类经·针刺类·诸热病死生刺法》注："汗不出者，阴之亏也，再或呕而下血，阴伤尤甚。"

[6] 舌本烂，热不已者：《类经·针刺类·诸热病死生刺法》注："心肝脾肾之脉皆系于舌本。舌本烂，加之热不已者，三阴俱损也。"

[7] 咳而衄，汗不出，出不至足者：《类经·针刺类·诸热病死生刺法》注："邪在肺经，动阴血也，汗不出或出不至足，尤为其阴溃竭。"

[8] 髓热者：《类经·针刺类·诸热病死生刺法》注："邪入最深，乃为髓热，肾气败竭。"

[9] 热而痉者：痉，指项背强急、口噤、四肢抽搐、角弓反张等，分虚实两型，此为实证。《类经·针刺类·诸热病死生刺法》注："此以热极生风，大伤阴血而然。"

[10] 腰折：角弓反张。《类经·针刺类·诸热病死生刺法》注："凡脊背反张曰腰折。"

[11] 瘈疭：瘈，筋脉拘急而缩；疭，筋脉缓疭而伸。瘈疭指手足伸缩交替抽动不已。

[12] 齿噤齘：指牙关不开，咬牙切齿。《类经·针刺类·诸热病死生刺法》注："牙关不开口噤，切齿曰齘。"

【按语】

本段经文论述了九类不可刺的热病证型。应该指出的是，经文所提死证是指疾病危重而言，此时正气已衰，应谨慎施治，并非不可救药，这是由于古人当时条件所限的认识。在现代针灸临床中，其中一些病证如腰折、瘈疭、噤齘之类，都可用针。

【原文】

所谓五十九刺者，两手外内侧各三，凡十二痏[1]；五指间各一，凡八痏[2]，足亦如是[3]；头入发一寸傍三分各三，凡六痏[4]；更入发三寸边五，凡十痏[5]；耳前后、口下者各一[6]，项中一[7]，凡六痏；巅上一[8]，囟会一，发际一[9]，廉泉一，风池二，天柱二。

【注释】

[1] 十二痏：指两手外侧各三穴（少泽、关冲、商阳）和两手内侧各三穴（少商、少冲、中冲）。

[2] 八痏：指两手五指间各有一穴，即后溪、中渚、三间、少府，左右共八穴。

[3] 足亦如是：指足五趾间的束骨、足临泣、陷谷、太白，左右共八穴。

[4] 六痏：指两侧之五处、承光、通天，左右共六穴。

[5] 十痏：指左右的头临泣、目窗、正营、承灵、脑空，共十穴。

[6] 耳前后、口下者各一：听会、完骨及唇下承浆。

[7] 项中一：哑门。

[8] 巅上一：百会。

[9] 发际一：神庭（前发际）和风府（后发际）。

【按语】

本段经文所述五十九穴，古人认为具有清泄邪热之功，故经文将其归入一起，合称"五十九刺"。《素问·水热穴论篇》亦提到"热病五十九穴"，但所指腧穴，除百会等头部18穴外，余皆不同。本篇的腧穴多见于四肢，而《素问·水热穴论篇》则多根据病邪所在处而设。其作用虽都是泻热，但本篇重远道穴取，以泻热之本。《素问·水热穴论篇》强调局部用穴，意为泻热之标。正如《类经·针刺类·诸热病死生刺法》所说："现本篇所言者，多在四肢，盖以泻热之本也，《素问·水热穴论篇》所言者，多随邪之所在，盖以泻热之标也。义自不同，各有取用。"

还有医家指出本篇所言五十九穴治热病，《素问·水热穴论篇》所言五十九穴治水病。如《灵枢注证发微》："按此与《素问·水热穴论篇》中五十九穴不同，要知彼之五十九穴所以刺水病，而此则刺热病，病有不同，故穴因以异。"可见治疗热病应依病的不同而取相应穴位，不必局限于上述59穴。

【原文】

气满胸中喘息，取足太阴大指之端[1]，去爪甲如薤叶[2]，寒则留之[3]，热则疾之[4]，气下乃止。心疝暴痛[5]，取足太阴、厥阴，尽刺去其血络。喉痹舌卷，口中干，烦心，心痛，臂内廉痛[6]，不可及头，取手小指次指爪甲下[7]，去端如韭叶。目中赤痛，从内眦始，取之阴蹻[8]。风痉身反折[9]，先取足太阳及腘中[10]及血络出血。

【注释】

[1] 足太阴大指之端：指隐白穴。《灵枢注证发微》注："凡气满于胸中而其息喘促者，则病在上者取之下，当刺足太阴脾经之隐白穴。"

[2] 薤叶：如薤叶样宽的距离，约一分。

[3] 寒则留之：指寒证久留针。《类经·针刺类·刺胸背腹》注："内寒者气至迟，故宜久留其针。"

[4] 热则疾之：指热证不留或少留针。《类经·针刺类·刺胸背腹》注："内热者气至速，故宜疾去针。"

[5] 心疝暴痛：是由心气寒郁积引起的一种疝病，其症为小腹部疼痛有积块。《素问·脉要精微论篇》："诊得心脉而急，病名心疝，少腹当有形也。"

[6] 喉痹舌卷……臂内廉痛：喉痹，邪犯手厥阴心包经和手少阳三焦经所产生的病证，故归之一起。《灵枢注证发微》注："喉痹明系手厥阴心包络，手少阳三焦经也，其病舌卷而短，口中作干，心烦且痛，臂之内廉亦痛，不能举之。"

[7] 手小指次指爪甲下：指关冲穴。

[8] 目中赤痛……取之阴蹻：目中赤痛，为阴蹻脉之病变。阴蹻，照海穴。《类经·针刺类·刺头项七窍病》注："阴蹻之脉属于目内眦，足少阴之照海，即阴蹻之所生也，故当刺之。"

[9] 风痉身反折：角弓反张，属膀胱经病变。《类经·针刺类·刺诸风》注："痉，强直也，身反折，反张向后也，此风证之在膀胱经者。"

[10] 腘中：委中穴。《类经·针刺类·刺诸风》注："腘中，委中也。"

【按语】

本段经文论述了喘息、心疝、喉痹、臂痛、目赤、风痉等的证候、取穴及刺法。就病因病机而言，此类病证均系邪犯有关经脉所致，如喘息中满是脾经受邪，心疝为邪留足太阴、厥阴经，喉痹则病在手厥阴、手少阳等。此类病证在取穴上，应按循经取穴的原则，取肘、膝关节以下的特定穴为主，刺法则根据邪犯深浅及病邪性质，或深或浅，或疾或留。

第十二节　厥病第二十四（节选）

【提要】

厥病是指经气上逆引起的病证，本篇主要论述因经气上逆而引起的九种头痛和六种心痛的症状、治疗和预后，但与《素问·厥论篇》略有不同，故名"厥病"。主要内容有：

(1) 论述厥头痛的各种证治和真头痛的预后。

(2) 论述厥心痛和真心痛的证治，真心痛与厥心痛的区别及真心痛的预后。

(3) 论述虫瘕、蛟蛕、耳鸣、耳聋及足髀不举的证治，以及风痹经久不愈的症状和预后。

现节选厥逆所致心痛部分的经文。

【原文】

厥心痛[1]，与背相控，善瘛[2]，如从后触其心[3]，伛偻[4]者，肾心痛[5]也，先取京骨、昆仑，发狂不已，取然谷[6]。厥心痛，腹胀胸满，心尤痛甚，胃心痛[7]也，取之大都、太白。厥心痛，痛如以锥针刺其心，心痛甚者，脾心痛[8]也，取之然谷、太溪[9]。厥心痛，色苍苍如死状，终日不得太息，肝心痛[10]也，取之行间、太冲。厥心痛，卧若徒居[11]，心痛间，动作痛益甚，色不变，肺心痛[12]也，取之鱼际、太渊。真心痛，手足清至节[13]，心痛甚，旦发夕死，夕发旦死。心痛不可刺者，中有盛聚[14]，不可取于腧。

【注释】

[1] 厥心痛：五脏气机逆乱犯心导致的心痛。《难经·六十难》："其五藏气相干，名厥心痛。"《难经集注》杨玄操注："诸经络皆属于心，若一经有病，其脉逆行，逆则乘心，乘心则心痛，故曰厥心痛，是五藏气冲逆致痛，非心家自痛也。"

[2] 善瘛：抽掣。《类经·针刺类·刺心痛并虫瘕蛟蛕》注："善瘛，拘急如风也。"

[3] 如从后触其心：好像从背后触其心脏，形容心痛特点。

[4] 伛偻：因疼痛而腰背弯曲。《类经·针刺类·刺心痛并虫瘕蛟蛕》注："伛偻，背曲不伸也。"

[5] 肾心痛：《类经·针刺类·刺心痛并虫瘕蛟蛕》注："凡疼痛如从背后触其心而伛偻者，以肾邪干心，是为肾心痛。"《灵枢集注》张志聪注："肾附于脊，肾气从背而上注于心也，心痛故伛偻而不能仰，此肾藏之气逆于心下而为痛也。"

[6] 发狂不已，取然谷：《甲乙经》作"发针立已，不已取然谷"。

[7] 胃心痛：因伴有腹胀满等胃的症状，故称胃心痛。《类经·针刺类·刺心痛并虫瘕蛟蛕》注："足阳明之经……其支者，下循腹里，凡腹胀胸满而为痛者，以胃邪干心，是为胃心痛也。"《灵枢集注》张志聪注："胃气上逆，故腹胀胸满；胃气上通于心，故心痛尤甚。"

[8] 脾心痛：《类经·针刺类·刺心痛并虫瘕蛟蛕》注："脾之支脉，注于心中。若脾不能运，而逆气攻心，其痛必甚，有如锥刺者，是为脾心痛也。"

[9] 取之然谷、太溪：《灵枢集注》张志聪注："然谷当作漏谷，太溪当作天溪，盖上古之文，不无鲁鱼之误。"

[10] 色苍苍……肝心痛：色苍苍，指面色苍青。《类经·针刺类·刺心痛并虫瘕蛟蛕》注："苍苍，肝色也；如死状，肝气逆也；终日不得太息，肝系急，气道约而不利也。是皆肝邪上逆，所谓肝心痛。"

[11] 卧若徒居：若，作"或"解。徒居，指闲居、休息。意指卧床或闲居休息。

[12] 肺心痛：肺气逆于心所致的心痛。《灵枢集注》张志聪注："夫肺主周身之气……气逆于内而不运用于形身也，动作则逆气内动，故痛，或少间，而动则益甚也。"

[13] 手足清至节：清，寒冷。节，关节。从手指冷至膝、肘关节。

[14] 盛聚：指瘀血积块之类。《类经·针刺类·刺心痛并虫瘕蛟蛕》注："谓有形之症，或积或血，停聚于中，病在藏而不在经。"

【按语】

本段经文介绍各种厥心痛和真心痛的主要症状和治法。厥心痛，由五脏气机逆乱上干于心，致心脉不通所引起。气机逆乱因于不同的经脉、脏腑而有不同的证候特点和治法,故有肾心痛、胃心痛、脾心痛、肝心痛、肺心痛数种。厥心痛的发作特点为心痛牵引背部,呈抽痛、刺痛,弯腰屈背,可伴腹胀胸满。严重时,面色苍白,不敢吁长气,休息后多能缓解,劳动或活动后加剧。治疗可循经取穴,以五输穴为主。

真心痛为邪气直犯于心,内有瘀血积块闭塞心脉,表现为手足厥冷,心痛剧烈,病势危急,后果严重,针刺治疗效果不理想。

第十三节 　杂病第二十六(全篇)

【提要】

本篇介绍了多种疾病的症状和治疗方法,对病因同而病证不同、主症同而兼症不同者,都应分经取治,体现了杂病必须辨证论治的原则。论述范围广泛,故名"杂病"。主要内容有:

(1) 论述厥气逆于足太阳、足阳明、足少阴、足太阴的不同证治。

(2) 论述喉痹、疟、齿痛、耳聋、鼻衄、腰痛、项痛、心痛等病因、兼症不同,应分经取治。

(3) 论述各型心痛及颔痛、腹满、腹痛、痿、厥、哕等杂病的症状和治疗方法。

【原文】

厥挟脊而痛者,至顶,头沉沉然[1],目䀮䀮然[2],腰脊强,取足太阳腘中血络。厥胸满,面肿,唇漯漯然[3],暴言难,甚则不能言,取足阳明。厥气走喉而不能言,手足清,大便不利,取足少阴。厥而腹向向然[4],多寒气,腹中榖榖[5],便溲难,取足太阴。

【注释】

[1] 沉沉然:沉重之意。《灵枢注证发微》注:"头则昏沉而不能举。"

[2] 目䀮䀮然:视物不清的样子。

[3] 唇漯漯(tà)然:口唇肿起,口涎不收之意。《类经·针刺类·刺厥痹》注:"肿起貌。"

[4] 向向然:腹膨而弹之有声,腹中肠鸣作响。《甲乙经》作"膨膨然"。《灵枢注证发微》注:"腹中向向然而气善走布,且多有寒气。"

[5] 榖榖(hú):流水声,指肠鸣音。《类经·针刺类·刺厥痹》注:"榖榖然,水谷不分之声也。"

【按语】

本段经文论述厥气逆于足太阳、足阳明、足少阴、足太阴的四种证治。其中太阳之气厥逆,以疼痛挟脊至头顶,头沉目昏为主症;阳明之气厥逆,则以面唇肿胀,难言或不能言,胸部满闷为主症;少阴之气厥逆,以厥气走喉不能言,手足清冷,大便不利为主症;太阴之气厥逆,多有寒气,以腹响肠鸣,大、小便不利为主症。针刺治疗宜取本经腧穴,疏调经气,以散厥逆。

【原文】

嗌干,口中热如胶[1],取足少阴。膝中痛,取犊鼻,以员利针,发而间之[2]。针大如氂,刺膝无疑。喉痹[3]不能言,取足阳明;能言,取手阳明。疟不渴,间日而作,取足阳明;渴而日作,取手阳明。齿痛,不恶清饮[4],取足阳明;恶清饮,取手阳明。聋而不痛者,取足少阳;聋而痛者,取手阳明。衄而不止,衃血流[5],取足太阳;衃血,取手太阳。不已,刺宛骨下[6],不已;刺腘中出血。

腰痛,痛上寒,取足太阳、阳明;痛上热,取足厥阴;不可以俯仰,取足少阳;中热而喘,取足少阴、腘中血络。喜怒而不欲食,言益小[7],刺足太阴;怒而多言,刺足少阳。颔痛,刺手阳明与颔之盛脉[8]出血。项痛不可俯仰,刺足太阳;不可以顾,刺手太阳也。小腹满大,上走胃,至心,淅淅[9]身时寒热,小便不利,取足厥阴。腹满,大便不利,腹大,亦上走胸嗌,喘息喝喝然[10],取足少阴。腹满食不化,腹响响然,不能大便,取足太阴。

【注释】

[1] 胶:此指口中津液黏稠而言。《灵枢注证发微》注:"口中甚热,其津液如胶之稠。"

[2] 发而间之:刺后稍隔片刻再刺。《灵枢注证发微》注:"必发其针而又间刺之,非止一次而已也。"

[3] 喉痹:病名。因痰火等所致的咽喉肿痛,阻塞不利。

[4] 清饮:冷饮。

[5] 衃(pǐ)血流:衃血,紫黑色的瘀血。《灵枢注证发微》注:"血至败恶凝聚,其色赤黑者曰衃。"此指鼻中流出凝血块。

[6] 宛骨下:《类经·针刺类·刺头项七窍病》注:"宛骨下,即手太阳之腕骨穴。"《灵枢注证发微》注:"其腕骨下,即手少阴心经之通里穴。"前者说法较妥。

[7] 言益小:小,《甲乙经》作"少",此作"说话越来越小"解释。

[8] 颔(kàn)之盛脉:颔,《中国医学大辞典》:"口旁颊前肉之空软处,当牙车之间,俗称为腮。"颔之盛脉,指腮部充盛而暴露明显的血脉。《灵枢注证发微》注:"颔之盛脉,是胃经颊车穴。"

[9] 淅淅(xī):怕冷的样子。《类经·针刺类·刺胸背腹病》注:"淅淅,寒肃貌。"

[10] 喝喝然:形容喘息的声音。

【按语】

本段经文叙述了嗌干、膝痛、喉痹等十五种杂病的证治,通过辨别不同经脉的病证进行针刺,体现出辨经论治的思想。例如,咽喉干、口中津液黏稠是肾阴虚而致,应取足少阴肾经的腧穴。喉痹是邪气阻闭于喉而肿痛之证,以能言、不能言辨所病的经脉,足阳明经脉循喉咙挟于结喉之旁,邪闭则不能言;手阳明之脉循于喉旁之次,故邪闭能言,两者针治有别。齿痛是阳明经病,以喜恶冷热饮辨所病在胃经或大肠经。足阳明胃经主悍热之气,恶热不恶寒;而手阳明大肠经主清秋之气,恶寒饮,治疗以脉论气,因气取脉。

【原文】

心痛引腰脊,欲呕,取足少阴。心痛,腹胀啬啬然[1],大便不利,取足太阴。心痛引背不得息,刺足少阴;不已,取手少阳[2]。心痛引小腹满,上下无常处,便溲难,刺足厥阴。心痛,但短气不足以息,刺手太阴。心痛,当九节[3]刺之,按已,刺按之,立已;不已,上下求之,得之立已。

颠痛,刺足阳明曲周动脉[4],见血立已;不已,按人迎于经,立已。气逆上,刺膺中陷者与下胸动脉[5]。腹痛,刺脐左右动脉[6],已刺按之,立已;不已,刺气街,已刺按之,立已。痿厥为四末束悗[7],乃疾解之,日二,不仁者,十日而知,无休,病已止。哕[8],以草刺鼻,嚏,嚏而已;无息[9]而疾迎引之,立已;大惊之,亦可已。

【注释】

[1] 啬啬(sè)然:形容肠中涩滞不通。《灵枢注证发微》注:"啬,客啬,便难犹是也。"

[2] 阳:《甲乙经》作"阴"。

[3] 九节:第九胸椎下的筋缩穴。《灵枢注证发微》注:"其痛当背第九节以刺之,乃督脉经筋缩穴之处也。"

[4] 曲周动脉:指颊车穴。《灵枢注证发微》注:"此穴在耳下曲颊端动脉,环绕一周,故曰曲周也。"

[5] 膺中陷者与下胸动脉:诸家说法不一,泛指胸膺部及下胸部腧穴。《类经·针刺类·刺胸背腹病》注:"膺中陷者,足阳明之屋翳也。下胸动脉,手太阴之中府也。"《灵枢注证发微》注:"上刺膺中陷者中,即足阳明胃经膺窗穴也,及下胸前之动脉,当是任脉经之膻中穴也。"诸说可参。

[6] 脐左右动脉:指天枢穴。《灵枢注证发微》注:"此言腹痛者,当刺足阳明胃经天枢穴。"

[7] 四末束悗:四末,四肢。束,束缚。悗,音意同"闷"。《灵枢集注》张志聪注:"此复论阳明之气不能分布于四末,而为痿厥也。痿者,手足痿弃而不为我所用;厥者,手足清冷也……朱永年曰:悗,闷也。为四末束悗者,束缚其手足,使满闷而疾解之,导其气之通达也。夫按之束之,皆导引之法,犹尺蠖之欲伸而先屈也。"

[8] 哕:呃逆。《类经·针刺类·刺诸病诸痛》注:"哕,呃逆也。"

[9] 无息:暂时闭住口鼻,不作呼吸。

【按语】

本段经文论述心痛及颓痛、气逆、腹痛、痿厥、哕五种杂病的证治。本篇心痛当与《灵枢·厥病》所论厥心痛互参。在《内经》中论及心痛大致有两大类,一类为邪直犯于心而发生的真心痛,多属危重证候,如《灵枢·厥病》所言:"真心痛,手足清至节,心痛甚,旦发夕死,夕发旦死。"另一类则为邪犯于本脏,因脏气通于心,故皆可从其经脉上乘于心而发为心痛,此类证候相对为轻,《灵枢集注》认为"此病在本脏而应于心也,四脏皆然,故无真心痛之死症",本节所论心痛即指此类而言。取穴要遵循审证求经,辨经选穴的原则,治疗方法上要注意按压与针刺的配合,对提高疗效有指导意义。

本段经文所述用导引法治疗痿厥,目前鲜见报道。本篇提出的治呃三法,方法简单实用,显然源自生活经验,对功能性呃逆仍不失其应用价值。

第十四节　周痹第二十七(全篇)

【提要】

周痹是由于邪气侵袭停留于经脉分肉之中,使气血不能正常运行,而病邪随经脉上下流动的病证。本篇以周痹为主,并提出与众痹相区别,故名"周痹"。主要内容有:

（1）提出周痹的特点是疼痛随脉上下移动，不能左右；其病位"独居分肉之间"，说明内不在脏，外不在皮，其气不能周；病因病机为"风寒湿气，客于外分肉之间，迫切而为沫，沫得寒则聚，聚则排分肉而分裂也，分裂则痛"；治疗为"痛从上下者，先刺其下以过之，后刺其上以脱之；痛从下上者，先刺其上以过之，后刺其下以脱之"。

（2）提出众痹的发病特点是起病快、时发时止、左右交替，治疗以针刺发病之处为主。

（3）提出诊治痹证的一般规律，"必先切循其下之六经，视其虚实，及大络之血结而不通，及虚而脉陷空者而调之，熨而通之，其瘛坚，转引而行之"。

【原文】

黄帝问于岐伯曰：周痹之在身也，上下移徙[1]随脉，其上下左右相应，间不容空[2]，愿闻此痛，在血脉之中邪？将[3]在分肉之间乎？何以致是？其痛之移也，间不及下针，其瘛痛[4]之时，不及定治[5]，而痛已止矣。何道使然？愿闻其故。岐伯答曰：此众痹也，非周痹也。

黄帝曰：愿闻众痹。岐伯对曰：此各在其处，更发更止，更居更起[6]，以右应左，以左应右[7]，非能周也，更发更休也。黄帝曰：善。刺之奈何？岐伯对曰：刺此者，痛虽已止，必刺其处[8]，勿令复起。

【注释】

[1] 移徙(xǐ)：移动，迁移。"移""徙"属同义复词。《广韵·支韵》："移，徙也。"指病邪在血脉中移动。

[2] 间不容空：间，间隙。此句为不留空隙之意。

[3] 将：还是。

[4] 瘛痛：瘛，通"蓄"，积聚之意。瘛痛，积聚而痛，形容疼痛集中在某一处。《灵枢识》注："盖瘛痛谓聚痛也。"

[5] 不及定治：来不及治疗，说明病证发作快、消失也快。

[6] 更发更止，更居更起：更，更迭、变更。《尔雅·释诂》："更，易也。"《太素·痹论》注："居起，动静也。"众痹可随时很快地在某部或起或止的发作。

[7] 以右应左，以左应右：应，反应，影响。症状左右先后相应，左侧会影响到右侧，右侧会影响到左侧。《灵枢集注》注："邪隘于大络，与经脉缪处也……右盛则左病也。"

[8] 其处：原有疼痛部位。《太素·痹论》注："众痹在身，所居不移。但痛有休发，故其痛虽止，必须刺其痛休之处，令不起也。"

【按语】

本段经文论述众痹的症状及治疗。本文以周痹设问，以众痹回答，意在提示这两种痹证的区别，并说明众痹的疼痛各有一定的部位，交互发作和停止，交互留居和起止，左右可以相应，但不周及全身。治疗方法是以针刺疼痛原发部位为主。即使疼痛已止，但还要刺其病处，防止邪气流窜，疼痛复作。

【原文】

帝曰：善。愿闻周痹何如？岐伯对曰：周痹者，在于血脉之中，随脉以上，随脉以下，不能左右[1]，各当其所。黄帝曰：刺之奈何？岐伯对曰：痛从上下者，先刺其下以过[2]之,后刺其上以脱[3]之;痛从下上者,先刺其上以过之,后刺其下以脱之。

　　黄帝曰:善。此痛安生? 何因而有名? 岐伯对曰:风寒湿气,客于外分肉之间,迫切而为沫[4],沫得寒则聚,聚则排分肉而分裂也,分裂则痛,痛则神归之,神归之则热[5],热则痛解,痛解则厥[6],厥则他痹[7]发,发则如是。

【注释】

　　[1] 不能左右:指周痹不像众痹那样疼痛可以左右移易。《灵枢集注》注:"周痹在于血脉之中,随脉气上下,而不能左之右而右之左也。"

　　[2] 过:解除、消除之意。《太素·痹论》作"過"。指阻过邪气。《类经·疾病类·周痹众痹之刺》注:"过者,去之之谓。"

　　[3] 脱:去掉,此作"根除"解。《类经·疾病类·周痹众痹之刺》注:"脱者,拔绝之谓。先刺以过之,去其标也;后刺以脱之,拔其本也。"

　　[4] 迫切而为沫:迫切,指压迫,挤压。沫,津液被邪所迫而产生的异物。即压迫分肉而使津液聚积而成的病理分泌物。

　　[5] 痛则神归之,神归之则热:神,心神活动。心神集中于疼痛处,心神能够驾驭人的阳气,故心神归集的地方也会使病痛处发热而散寒。《灵枢注证发微》注:"痛则心专在痛处,而神亦归之,神归即气归也,所以痛处作热。"

　　[6] 痛解则厥:厥,气血逆乱。因周痹病邪有游走性,一处的疼痛暂时缓解了,他处又产生了厥乱。

　　[7] 他痹:其他部位痹阻不通。

【按语】

　　本段经文论述周痹的病因病机、临床特点和针刺治疗。周痹为风寒湿邪侵入肌表腠理,渐入分肉,化津液为涎沫,又因寒而聚,涎沫积聚排挤于分肉之间,使肌腠分裂而出现疼痛。表现为发有定处,随脉或上或下,此起彼伏。治疗应遵循"急则治其标"的原则,根据疼痛游走情况,疼痛从上部向下部蔓延者,先刺下部后刺上部;疼痛从下部向上部蔓延者,先刺上部后刺下部。重在先祛其邪。

　　众痹、周痹是由风、寒、湿邪的侵袭而成,都有全身性疼痛。但因邪气所聚的部位深浅不同和经络之异,发病后的症状也就各不相同,周痹随脉上下移动,遍及全身,众痹游走不定、时发时止、左右相应。治疗周痹,先刺疼痛的蔓延部位,后刺疼痛的原发部位;众痹重在针刺疼痛的原发部位。《内经》对痹证的分类有按病邪性质分为风痹、湿痹、热痹,按部位又分为皮痹、肌痹、筋痹、脉痹、骨痹和五脏痹。

【原文】

　　帝曰:善。余已得其意矣。此内不在藏,而外未发于皮,独居分肉之间,真气不能周,故命曰周痹。故刺痹者,必先切循其下之六经[1],视其虚实,及大络之血结[2]而不通,及虚而脉陷空[3]者而调之,熨而通之,其瘈坚[4],转引而行之。黄帝曰:善。余已得其意矣,亦得其事也。九者,经巽[5]之理,十二经脉阴阳之病也。

【注释】

　　[1] 六经:指足六经。

[2] 血结：血脉结而不通。《灵枢集注》注："大络之血,结而不通。"

[3] 脉陷空：络脉气虚,下陷于内。《灵枢集注》注："虚而脉陷空者,络气虚而陷于内也。"

[4] 瘛(chì)坚：指筋脉拘急坚硬。瘛,筋急引缩。《素问·玉机真藏论篇》："病筋脉相引而急,病名曰瘛。"坚,坚紧,意为筋肉拘急。

[5] 经巽(xùn)：巽,顺应,顺达。《灵枢集注》注："经常巽顺之理。"

【按语】

本段经文概括说明痹证的治疗大法。先应用切循等法观察经脉和络脉的虚实状况,一般用九针治疗,但脉虚下陷者要用熨法以温通,经脉拘急者则以按摩导引为主。

第十五节 | 口问第二十八(节选)

【提要】

本篇主要论述十二种奇邪上走空窍所致十二种病证的病机和治疗,这些病证既非由外感六淫所致,又非情志内伤、饮食居处规律失常所起,均是日常生活中常见,古医经书中很少提及,是岐伯在与先师的问答中,由先师口授而得来的内容,故名"口问"。主要内容有：

(1) 概述疾病的原因,包括外感六淫、内伤七情和生活规律失常三方面。

(2) 叙述欠、哕、唏、振寒、噫、嚏、泣涕、太息、涎下、耳鸣等十二种病的证治。

现节选欠、哕、唏、振寒、噫等病证治疗的经文。

【原文】

黄帝曰：人之欠[1]者,何气使然? 岐伯答曰：卫气昼日行于阳,夜半则行于阴。阴者主夜,夜者卧。阳者主上,阴者主下[2],故阴气积于下,阳气未尽,阳引而上,阴引而下,阴阳相引,故数欠[3]。阳气尽,阴气盛,则目瞑;阴气尽而阳气盛,则寤矣。写足少阴,补足太阳[4]。

【注释】

[1] 欠：呵欠。《释名·释姿容》曰："欠,欽也。开张其口,唇欽欽然也。"《类经·疾病类·口问十二邪之刺》注："今人有神疲劳倦而为欠者,即阳不胜阴之候。"

[2] 阳者主上,阴者主下：阳有升的作用故主上,阴有降的作用故主下。《类经·疾病类·口问十二邪之刺》注："阳主升,阴主降。"

[3] 数欠：频频呵欠。《类经·疾病类·口问十二邪之刺》注："人之寤寐,由于卫气。卫气者,昼行于阳则动而为寤,夜行于阴则静而为寐。故人于欲卧未卧之际,欠必先之者,正以阳气将入阴分,阴积于下,阳犹未静,故阳欲引而升,阴欲引而降,上下相引而欠出生也。"

[4] 写足少阴,补足太阳：指泻肾经之穴,补膀胱经之穴。《灵枢集注》注："补足太阳以助阳引而上,泻足少阴以引阴气而下。"《类经·疾病类·口问十二邪之刺》注："卫气之行于阳者自足太阳始,行于阴者自足少阴始。阴盛阳衰,所以为欠。故当泻少阴之照海,阴蹻所出也;补太阳之申脉,阳蹻所出也。"

【按语】

本段经文论述欠的病因病机和针刺之法。欠,为阴阳相引所致,生理性的呵欠多见于睡前,为阴阳交接之时失调所致。病理性的呵欠主要为阳不胜阴、阴盛阳虚引起,系神疲劳倦所致。治疗上要以补阳泻阴为主,故补足太阳膀胱经,泻足少阴肾经。

【原文】

黄帝曰:人之哕者,何气使然? 岐伯曰:谷入于胃,胃气上注于肺。今有故寒气[1]与新谷气[2],俱还入于胃,新故相乱,真邪[3]相攻,气并相逆,复出于胃[4],故为哕。补手太阴,写足少阴[5]。

【注释】

[1] 故寒气:故,久、旧。指原有的寒气。但对故寒气所在部位,有不同看法。《灵枢集注》注:"如肺有故寒气,而不能输布,寒气与新谷气,俱还入胃。"认为在肺。《灵枢注证发微》注:"今有寒气之故者,在于胃中,而又有谷气之新者,以入于胃。"认为在胃。以后者之说较妥。

[2] 新谷气:新入的饮食精微。

[3] 真邪:《灵枢注证发微》注:"真气即胃气,邪气即寒气。"

[4] 气并相逆,复出于胃:故寒气和新谷气相冲激而上逆,从胃中出,上入胸膈而为哕,成为呃逆。《甲乙经》无"气并"两字。《灵枢集注》注:"胃之水谷,借肺气转输于皮毛,行于脏腑。如肺有故寒气而不能输布,寒气与新谷气俱还入于胃。新故相乱,真邪相攻,气并相逆于胃,而胃府不受,复出于胃,故为哕。"

[5] 补手太阴,写足少阴:补肺经之穴,泻肾经之穴。《类经·疾病类·口问十二邪之刺》注:"寒气自下而升逆则为哕。故当补肺于上以壮其气,泻肾于下以引其寒。盖寒从水化,哕之标在胃,哕之本在肾也。"

【按语】

本段经文论述哕的病因病机和针刺方法。哕,即呃逆,主要因胃中原有的寒邪与新的水谷之气相搏结,两气合并上逆,出胃入胸膈而成。治疗上,补手太阴肺经以壮肺胃之气,泻足少阴肾经以引寒邪外出,胃气得复,寒气得去,则呃逆自平。

【原文】

黄帝曰:人之唏[1]者,何气使然? 岐伯曰:此阴气盛而阳气虚,阴气疾而阳气徐[2],阴气盛而阳气绝,故为唏。补足太阳,写足少阴。

【注释】

[1] 唏(xī):人在悲伤时的抽泣声。《方言·第一》:"唏,痛也,凡哀而不泣曰唏。"《辞海》:"哀叹。"

[2] 阴气疾而阳气徐:阴气流行迅速,阳气活动徐缓。

【按语】

唏,是悲伤忧愁引起的病证,病机为阴盛阳衰,阴气行速,阳气行缓而致阳不附阴。《类经·疾病类·口问十二邪之刺》曰:"悲忧之气生于阴惨,故为阴盛阳虚之候。"在针刺治疗上,以补阳泻阴为主。

【原文】

黄帝曰:人之振寒者,何气使然? 岐伯曰:寒气客于皮肤,阴气盛,阳气虚,故为振寒寒栗[1],补诸阳。

【注释】

[1]振寒寒栗:振寒,畏冷发抖。栗,战栗,发抖。《类经·疾病类·口问十二邪之刺》注:"身祛寒而振慄也。"

【按语】

振寒,指由于肌表本虚,加之寒邪侵袭,而造成体表阴盛阳虚,畏冷发抖。治疗重在补益阳气,阳气复,腠理皮肤致密,阴寒消散,病可得愈。《类经·疾病类·口问十二邪之刺》提出:"补诸阳者,凡手足三阳之原、合及阳蹻等穴,皆可酌而用之。"

【原文】

黄帝曰:人之噫[1]者,何气使然? 岐伯曰:寒气客于胃,厥逆从下上散,复出于胃,故为噫[2]。补足太阴、阳明[3]。

【注释】

[1]噫:嗳气。《古今医统·嗳气》注:"《内经》名噫气,俗作嗳气,今从之,即饱食有声出是也。"

[2]复出于胃,故为噫:指厥逆之气是从胃中出来,再向上扩散,而为噫气。《灵枢集注》注:"是厥气出于胃,从脾气而上下散。"

[3]补足太阴、阳明:补脾经和胃经。《类经·疾病类·口问十二邪之刺》注:"补足太阴阳明二经,使脾胃气温,则客寒自散,而噫可除。"

【按语】

噫为寒邪侵入胃,与胃气相搏而产生厥逆之气从下上散所致。与哕相比,有浅深之别。张介宾《类经·疾病类·口问十二邪之刺》认为,哕和噫"皆以寒气在胃而然。但彼云故寒气者,以久寒在胃,言其深也,此云寒客于胃者,如客之寄,言其浅也"。治疗上,应仔细鉴别,因寒客脾胃,可补足太阴脾经和足阳明胃经,使脾胃气温,而客寒消散,噫气可平。

第十六节 | 五乱第三十四(全篇)

【提要】

本篇阐述了营卫逆行,清浊相干,气机紊乱,阴阳相悖所致的病证和治疗。列举了气乱于心、气乱于肺、气乱于肠胃、气乱于臂胫、气乱于头的临床表现和治疗方法,故以"五乱"命名。主要内容有:

(1)说明十二经脉之气和四时五行的变化相应,次序分明,经气和顺,营卫相随。

(2)经脉营卫之气受到病邪的干扰,发生逆乱,便产生五乱,"清气在阴,浊气在阳,营气顺脉,卫气逆行"。

(3)分述五乱的发病症状,提出针刺治疗用"徐入徐出"的"导气"法。

【原文】

黄帝曰:经脉十二者,别为五行,分为四时[1],何失而乱,何得而治? 岐伯曰:

五行有序,四时有分,相顺则治,相逆则乱。黄帝曰:何谓相顺[2]?岐伯曰:经脉十二者,以应十二月,十二月者,分为四时,四时者,春秋冬夏,其气各异。营卫相随[3],阴阳已和,清浊不相干,如是则顺之而治。

黄帝曰:何为逆而乱[4]?岐伯曰:清气在阴,浊气在阳[5],营气顺脉,卫气逆行[6],清浊相干[7],乱于胸中,是谓大悗[8]。故气乱于心,则烦心密嘿[9],俯首静伏;乱于肺,则俯仰喘喝[10],接手以呼[11];乱于肠胃,则为霍乱;乱于臂胫,则为四厥[12];乱于头,则为厥逆,头重眩仆。

【注释】

[1] 别为五行,分为四时:指十二经脉属络于脏腑,脏腑各合于五行而应于四时。

[2] 相顺:《甲乙经》下有"而治"两字,律以上下文,当从。

[3] 营卫相随:《太素·营卫气行》注:"营在脉中,卫在脉外,内外相顺,故曰相随,非相随行,相随和也。"

[4] 逆而乱:《甲乙经》"逆"上有"相"字,当补。

[5] 清气在阴,浊气在阳:此为清浊混淆的表现,清气应在阳反在阴,浊气在阴反为阳。《灵枢注证发微》:"清气宜升,当在于阳,反在于阴;浊气宜降,当在于阴,而反在于阳。"

[6] 营气顺脉,卫气逆行:这是营卫失调的表现,属阴的营气沿经脉行于阳分,属阳的卫气不按常规循行。《太素·营卫气行》注:"营卫气顺逆十二经而行也。卫之悍气,上至于目,循足太阳至足趾为顺行;其悍气散者,复从目,循手太阳向手指,是为逆行也,此其常也。"《灵枢·胀论》:"营气循脉,卫气逆为脉胀。"则知此处乃言疾病。

[7] 清浊相干:依上文岐黄问答之例,此下似当有"如是则逆之而乱",以应上"逆而乱"之问,疑脱简。

[8] 悗(mèn):烦闷之意。

[9] 密嘿:密,安定,安静。嘿,同"默"。密嘿,即沉默无言。

[10] 俯仰喘喝:俯仰,忽而俯伏,忽而仰卧,且喘促而喝喝有声。指气喘呼吸不利。《素问·生气通天论篇》:"烦则喘喝"。王冰注:"喝,谓大呵出声。"

[11] 接手以呼:接,《甲乙经》作"按"。指双手交接,按在胸部呼吸。

[12] 四厥:四肢厥冷,《太素·营卫气行》注:"四厥,谓四支冷,或四支热也。"

【按语】

本段经文描述了营卫失调,清浊混淆,气机失常后五种逆乱的证候。人体一切功能得以正常进行,全在气机活动的正常。一旦清浊升降失司,营卫运行失调,就可引起机体功能的紊乱,其证候与所扰乱部位的功能特点密切相关。如扰乱于心,心主神,表现为心烦不语;扰乱于肺,肺主气,则呼吸不利;扰乱于胃肠,胃肠主受纳传导,则表现为吐泻交作;扰乱于手臂足胫,则四肢厥冷。

【原文】

黄帝曰:五乱者,刺之有道乎?岐伯曰:有道以来,有道以去[1],审知其道,是谓身宝[2]。黄帝曰:善,愿闻其道。岐伯曰:气在于心者,取之手少阴、心主之输[3];气在于肺者,取之手太阴荥、足少阴输[4];气在于肠胃者,取之足太阴、阳明,不下者,取之三里;气在于头者,取之天柱、大杼,不知[5],取足太阳荥输[6];气在于臂足,取之先去血脉,后取其阳明、少阳之荥输[7]。

黄帝曰:补写奈何? 岐伯曰:徐入徐出,谓之导气[8],补写无形,谓之同精[9]。是非有余不足也,乱气之相逆也。黄帝曰:允乎哉道[10]! 明乎哉论! 请著之玉版[11],命曰治乱也。

【注释】

[1] 有道以来,有道以去:疾病的发生有一定的规律,疾病的去除也有一定的规律。《灵枢注证发微》注:"道者,脉路也。邪之来也,必有其道;则邪之去也,亦必有其道,审知其道,而善去之,斯谓养身之宝。"

[2] 身宝:养身之宝,有养生要点的意思。

[3] 手少阴、心主之输:手少阴之输,神门穴;心主之输,大陵穴。《灵枢注证发微》注:"取之手少阴心经之输穴神门,手心主即厥阴心包络经之输穴大陵。"

[4] 手太阴荥、足少阴输:手太阴之荥,鱼际穴;足少阴之输,太溪穴。《太素·营卫气行》注:"手太阴荥,肺之本输。足少阴输,乃是肾脉,以其肾脉上入于肺,上下气通,故上取太阴荥,下取足少阴输。"

[5] 不知:知,反应。即未见反应。《类经·针刺类·五乱之刺》注:"不知,不应也。"

[6] 足太阳荥输:指通谷穴、束骨穴。

[7] 阳明、少阳之荥输:指取手阳明经荥穴二间、输穴三间,手少阳经荥穴液门、输穴中诸治疗上肢的病变。取足阳明经荥穴内庭、输穴陷谷,足少阳经荥穴侠溪、输穴足临泣治疗下肢的病变。

[8] 徐入徐出,谓之导气:徐缓地进针,徐缓地出针,导引逆乱的营卫之气,使机体恢复正常。《灵枢注证发微》注:"此言治五乱者惟以导气,不与补泻有余不足者同法也。凡有余者则行泻法,不足者则行补法。今治五乱者,则其针徐入徐出,导气复故而已。"

[9] 同精:精,精深微妙。同精,导气针法和补泻针法,两者在治疗疾病这一精深微妙原理上是相同的。《吕氏春秋·大乐》:"导也者,至精也。"杨上善:"精者,补泻之妙意,使之和也。"

[10] 允乎哉道:允,公平,得当。道,方法。指得当的治疗方法。

[11] 玉版:又称玉简、玉板,既指用以刻字的玉片,亦指古代统治阶级用来叙事颂德和论述教戒的典册。《韩非子·喻老》:"周有玉版,纣令胶鬲索之。"因本篇内容重要,故认为应著在玉版上。

【按语】

本段经文论述五乱的刺治方法,五乱的发生有一定的规律,治疗上也要遵循一定的法则。取穴配方上应按"经脉所过,主治所及"循经取穴,取与病变脏腑所连属的经脉,以五输穴为主处方配穴,如气乱于心取心经的神门、心包经的大陵。在手法上提出了徐入徐出的"导气"针法。

导气针法专为五乱而设,而五乱的产生系由营卫相逆,清浊相干而生,与一般的虚实不同,故不能以补泻论,在针灸临床治疗时,可以采用轻重适度、和缓的手法操作,即"徐入徐出",也就是今天的平补平泻。文中进一步提出"补泻无形,谓之同精",意在强调导气针法,在操作上虽与补泻针法不同,但在调整机体的失衡状态,使之恢复平衡协调的作用上具有异曲同工之妙,其根本的目的都是调整机体的紊乱状态。

第十七节 | 胀论第三十五(节选)

【提要】

本篇讨论了脉胀、肤胀、五脏胀、六腑胀及其针刺治疗的方法,故以"胀论"为篇名。主要内容有:

(1)指出胀病的病因病机,大多是由寒气逆上,正邪相攻,营卫之气不能正常运行所致。

(2)提出胀病的分类,是根据被累及的脏腑所出现的兼症来划分各种类型。

(3)阐述胀病的治疗,应先用泻法祛除病邪,然后根据病变所在和证候虚实进行调治。

现节选讨论脏腑胀病及其针刺治疗的部分经文。

【原文】

黄帝曰:愿闻胀形[1]。岐伯曰:夫心胀者,烦心短气,卧不安。肺胀者,虚满而喘咳。肝胀者,胁下满而痛引小腹。脾胀者,善哕,四肢烦悗,体重不能胜衣[2],卧不安。肾胀者,腹满引背央央然[3],腰髀痛。六府胀:胃胀者,腹满,胃脘痛,鼻闻焦臭,妨于食,大便难。大肠胀者,肠鸣而痛濯濯,冬日重感于寒,则飧泄不化。小肠胀者,少腹膜胀,引腰而痛。膀胱胀者,少腹满而气癃[4]。三焦胀者,气满于皮肤中,轻轻然[5]而不坚。胆胀者,胁下痛胀,口中苦,善太息。凡此诸胀者,其道在一[6],明知逆顺,针数不失[7]。写虚补实,神去其室[8],致邪失正[9],真不可定[10],粗之所败,谓之夭命。补虚写实,神归其室,久塞其空[11],谓之良工。

【注释】

[1]胀形:胀病的证候。

[2]体重不能胜衣:形容肌胀身重,穿衣困难,并且连衣物的重量都不能承受。

[3]央央然:困倦痛苦的样子。《类经・疾病类・藏府诸胀》注:"困苦貌。"

[4]气癃:因膀胱气机闭阻所致的小便不通。《类经・疾病类・藏府诸胀》注:"气癃,膀胱气闭,小水不通也。"

[5]轻轻然:形容浮而不坚的样子。轻,《甲乙经》作"壳"。《太素・胀论》注:"实而不坚也。"

[6]其道在一:针灸治疗原则是一致的。《类经・疾病类・藏府诸胀》注:"胀有虚实,而当补当泻,其道唯一,无二歧也。"

[7]针数不失:数,技术。指采用恰当的针灸治疗技术。《灵枢集注》注:"针数不失者,随近远之一下三下也。"

[8]神去其室:神,精神气血。室,内守之处。指针治如误用虚虚实实,则导致神气离开其内守之处。

[9]致邪失正:致邪,招致邪气深入。失正,正气耗散。《太素・胀论》注:"得于邪气,失其四时正气。"

[10]真不可定:真,真气。意指真气不能安宁于内而充养全身。

[11] 久塞其空：意为平时就保养神气,使经脉肉腠充实。《灵枢集注》注:"塞其空者,外无使经脉肤腠疏空,内使脏腑之神气充足。"

【按语】

本段经文阐述脏腑胀病的证治。五脏六腑胀都有独特表现,如心胀多有烦躁、失眠等神志症状;肺胀以喘咳等气机障碍为主;肝胀则以胁部闷痛、牵引小腹为主;脾胀以肢体沉重、肌肤肿胀为主;肾胀以水泛停蓄等为主。六腑之胀亦如此,与前述五乱症一样,病候与每一脏腑的生理功能密切相关。正如《太素·胀论》注:"五藏六府胀皆放此,各从其藏府所由胀状有异耳。"

第十八节　逆顺肥瘦第三十八（节选）

【提要】

逆顺指经脉循行走向及气血的上下运行,肥瘦指形体的肥壮与瘦小。本篇重点讨论了经脉的走向规律、气血滑涩、形体肥瘦、体质壮幼等内容,并以此作为施治的依据,总的精神是强调逆顺的意义和因人而异在针刺治疗中的重要性,故以"逆顺肥瘦"为篇名。主要内容有:

(1) 论述针刺治疗必须根据人体的白黑、肥瘦、小长等来决定针刺的深浅,以及是否留针和用针刺数。

(2) 概括说明十二经的走向与气血运行的逆顺规律,提出"手之三阴从胸走手,手之三阳从手走头;足之三阳从头走足,足之三阴从足走腹"。

(3) 介绍冲脉在人体上下、前后的循行分布。

现节选根据体质状况选择针刺方法的经文。

【原文】

黄帝曰：愿闻人之白黑肥瘦小长,各有数[1]乎？岐伯曰：年质壮大[2],血气充盈,肤革[3]坚固,因加以邪,刺此者,深而留之,此肥人也。广肩腋,项肉薄[4],厚皮而黑色,唇临临然[5],其血黑以浊[6],其气涩以迟,其为人也,贪于取与[7],刺此者,深而留之,多益其数也。

黄帝曰：刺瘦人奈何？岐伯曰：瘦人者,皮薄色少,肉廉廉然[8],薄唇轻言,其血清气滑,易脱于气,易损于血,刺此者,浅而疾之。

黄帝曰：刺常人奈何？岐伯曰：视其白黑[9],各为调之,其端正敦厚者,其血气和调,刺此者,无失常数也[10]。

黄帝曰：刺壮士真骨[11]者奈何？岐伯曰：刺壮士真骨,坚肉缓节监监然[12],此人重[13]则气涩血浊,刺此者,深而留之,多益其数;劲[14]则气滑血清,刺此者,浅而疾之。

黄帝曰：刺婴儿奈何？岐伯曰：婴儿者,其肉脆,血少气弱,刺此者,以豪针,浅刺而疾发针,日再[15]可也。

黄帝曰:临深决水奈何?岐伯曰:血清气浊,疾写之,则气竭焉。黄帝曰:循掘决冲奈何?岐伯曰:血浊气涩,疾写之,则经可通也。

【注释】

[1] 数:此指针刺深浅、疾留、次数等的标准。《灵枢注证发微》注:"各有刺针之数。"

[2] 年质壮大:壮年而体格魁伟。

[3] 肤革:肌表皮肤。

[4] 广肩腋,项肉薄:指肩腋部宽阔,项部的肌肉瘦薄。《灵枢集注》注:"广肩腋者,广阔于四旁也。"

[5] 唇临临然:形容口唇肥厚下垂的样子。《类经·针刺类·肥瘦婴壮逆顺之刺》注:"临临然,下垂貌。唇厚质浊之谓。"

[6] 血黑以浊:黑,色泽较深。浊,重浊。指血色较暗,血质重浊。《灵枢集注》注:"黑者水之色,血黑以浊者,精水之重浊也。"

[7] 贪于取与:贪,此作"过于"解。取,向人索取。与,给予人。即过于向人索取或过于慷慨给人。《灵枢集注》注:"夫太过则能与,不及则贪取,贪于取与者,不得中和之道,过犹不及也。"

[8] 肉廉廉然:形容肌肉瘦薄的样子。《灵枢集注》注:"廉廉,瘦洁貌。"

[9] 白黑:皮肤色泽的白皙与粗黑。《类经·针刺类·肥瘦婴壮逆顺之刺》注:"视其白黑者,白色多清,宜同瘦人,黑色多浊,宜同肥人,而调其数也。"

[10] 无失常数也:不要违背针灸治疗的原则。《太素·刺法》注:"常,谓平和不肥瘦人。刺之依于深浅常数,不深之,不浅之也。"

[11] 真骨:坚固致密的骨骼。《类经·针刺类·肥瘦婴壮逆顺之刺》注:"壮士之骨,多坚刚。"

[12] 坚肉缓节监监然:坚肉,肌肉结实。缓节,筋骨坚强,关节舒缓。监监然,形容坚强有力。《灵枢集注》注:"监监者,卓立而不倚也。"

[13] 重:稳重不好动。

[14] 劲:轻劲有力。《类经·针刺类·肥瘦婴壮逆顺之刺》注:"劲急宜发者。"

[15] 日再:每日针刺两次。《类经·针刺类·肥瘦婴壮逆顺之刺》注:"若邪有未尽,宁日再加刺,不可深而久也。"

【按语】

本段经文强调应根据患者的年龄、肥瘦、体质强弱、皮肤色泽等,施以相应的刺法。壮年而体质魁伟者,因气血充盛,要深刺久留。胖人气行迟涩,血暗质浊,亦要深刺久留。瘦人血清气滑,可浅刺疾出。体格适中的正常人,可按正常方式针刺,其中肤白体弱者浅刺疾出,肤黑强壮者深刺久留。婴儿因肉嫩血少气弱,要用毫针浅刺不留针,宁可每日针刺两次,也不要深刺久留。

根据人体生理特点决定刺法是古人长期临床实践的总结,在《灵枢·寿夭刚柔》《灵枢·阴阳二十五人》等篇中也有相关论述,人的体质差异与疾病的发生和临床治疗有密切的关系,故因人施治有重要的临床价值。

第十九节 ｜ 血络论第三十九(全篇)

【提要】

本篇论述奇邪在络的病变,在刺血络时所发生的几种现象,并用气血盛衰理论对这些现象产生的原因做了分析,故名"血络论"。主要内容有:

(1)论述刺血络时产生的晕针、血肿、血出而射、血少色黑、血薄色淡、面青胸闷、滞针等现象的原因。

(2)说明针刺后肉著于针的道理。

【原文】

黄帝曰:愿闻其奇邪[1]而不在经者。岐伯曰:血络[2]是也。黄帝曰:刺血络而仆者,何也? 血出而射[3]者,何也? 血少黑而浊[4]者,何也? 血出清而半为汁[5]者,何也? 发针而肿者,何也? 血出若[6]多若少而面色苍苍者,何也? 发针而面色不变而烦悗者,何也? 多出血而不动摇[7]者,何也? 愿闻其故。岐伯曰:脉气盛而血虚者,刺之则脱气,脱气则仆[8]。血气俱盛而阴气多者[9],其血滑[10],刺之则射;阳气畜积,久留而不写者,其血黑以浊,故不能射。新饮而液渗于络,而未合和于血也,故血出而汁别焉;其不新饮者,身中有水[11],久则为肿[12]。阴气积于阳,其气因于络[13],故刺之血未出而气先行,故肿[14]。阴阳之气,其新相得而未和合[15],因而写之,则阴阳俱脱,表里相离,故脱色面苍苍然。刺之血出多,色不变而烦悗者,刺络而虚经[16]。虚经之属于阴者,阴脱,故烦悗。阴阳相得而合为痹[17]者,此为内溢于经,外注于络,如是者,阴阳俱有余,虽多出血而弗能虚也。

黄帝曰:相之奈何? 岐伯曰:血脉者,盛坚横以赤,上下无常处,小者如针,大者如箸,则[18]而写之万全也。故无失数矣,失数而反,各如气度。黄帝曰:针入而肉著者,何也? 岐伯曰:热气因于针则针热,热则肉著于针,故坚焉。

【注释】

[1]奇邪:指因侵袭络脉部位不定,异于寻常的病邪。《类经·针刺类·血络之刺其应有异》注:"在络不在经,行无常处,故曰奇邪。"

[2]血络:指皮肤表面的络脉和孙络。《灵枢集注》注:"血络者,外之络脉、孙脉,见于皮肤之间。血气有所留积,则失其外内出入之机。"

[3]血出而射:指出血如喷射状。

[4]血少黑而浊:《甲乙经》作"血出黑而浊"。

[5]血出清而半为汁:清,稀薄。汁,含有某种物质的液体。意指流出的血液清稀淡薄。

[6]若:或者。

[7]不动摇:意指不受影响,无不良后果。

[8] 脱气则仆：因误用泻法，使其气衰竭，患者可昏倒在地。《类经·针刺类·血络之刺其应有异》注："气虽盛而血则虚者，若泻其气，则阴阳俱脱，故为仆倒。"

[9] 血气俱盛而阴气多者：指经脉内外气血旺盛，脉中阴气多的患者。《灵枢集注》注："经脉为阴，皮肤为阳。俱盛者，经脉外内之血气俱盛也。如脉中之阴气多者，其血滑，故刺之则射。如皮肤之阳气蓄积，久留而不泻者，其血黑以浊，故不能射也。"

[10] 血滑：血行滑利充实。

[11] 身中有水：体内有水液停留。《灵枢集注》注："盖言血乃水谷之津液所化，若不新饮而出为汗者，乃身中之水也。"说明身中之水亦来源于津液。

[12] 久则为肿：水液停留日久引起的水肿。《灵枢识》注："肿，乃水肿之谓。"

[13] 其气因于络：因，从、由。意指积聚在阳分之气，从络脉而出。《灵枢集注》注："此言阳分之气血，因于大络孙络而出也。"

[14] 肿：指被刺部位的血肿。《灵枢识》注："肿乃针痕肿起之谓，与上节异义。"

[15] 其新相得而未和合：营卫气血刚刚得到调和，但未恢复常态。《类经·针刺类·血络之刺其应有异》注："言血气初调，营卫甫定也，当此之时，根本未固。"

[16] 虚经：失血过多而使经脉致虚。《类经·针刺类·血络之刺其应有异》注："取血者，刺其络也，若出血过多，必虚及于经。"

[17] 阴阳相得而合为痹：指阴分阳分邪气相结合，而形成痹证，在内泛滥于经脉，在外渗注于络脉。《灵枢集注》注："如阴阳俱有余，相合而痹闭于外内之间，虽多出血而弗能虚也。"

[18] 则：《甲乙经》作"刺"。

【按语】

本段经文论述刺血络治疗奇邪为病所出现的数种临床表现和某些意外情况。首先，是对出血的质和量的观察，有血向外喷射、出血色暗而黏稠和血出稀薄这三种情况。其次，是对刺络不当所致不良反应的描述，如误泻气，致患者昏仆倒地；误出血，造成患者面色苍白，或虽面色不变，但心中烦闷不宁；出针不当引起局部血肿等。最后，对某些虽出血多，但并未引起不良反应的患者进行了讨论。

刺络泻血是针灸临床的常用方法，使用得当，则疗效显著，对很多急、慢性疾病都有卓效。经文强调机体的状态不同、刺法不当或虚实不辨，都可引起"刺血络"后的不良反应，故针刺血络时应该注意观察患者体质，明辨阴阳虚实，选择适当针刺方法，做到手法适宜，以免发生各种意外事故。对血虚体弱者，应当慎用。此外，还论述了观察血络的方法和滞针产生的原理，这些论述对临床有一定的指导意义。

第二十节　论痛第五十三（全篇）

【提要】

本篇论述了不同体质的人对针刺、艾灸和药物的耐受不同，治疗疾病要根据不同的体质，因人制宜。因重点讨论人体对针灸的耐痛问题，故名"论痛"。主要内容有：

（1）提出"骨强、筋弱、肉缓、皮肤厚者，耐痛""坚肉薄皮者，不耐痛"。"胃厚、色黑、大骨及肥者，皆胜毒""其瘦而薄胃者，皆不胜毒"。

（2）说明疾病痊愈的难易与病证属性的寒热有密切关系。

【原文】

黄帝问于少俞曰：筋骨之强弱，肌肉之坚脆[1]，皮肤之厚薄，腠理之疏密，各不同，其于针石火焫[2]之痛何如？肠胃之厚薄坚脆亦不等，其于毒药何如？愿尽闻之。少俞曰：人之骨强筋弱肉缓皮肤厚者耐痛，其于针石之痛，火焫亦然。

黄帝曰：其耐火焫者，何以知之？少俞答曰：加以黑色而美骨[3]者，耐火焫。黄帝曰：其不耐针石之痛者，何以知之？少俞曰：坚肉薄皮者，不耐针石之痛，于火焫亦然。

黄帝曰：人之病，或同时而伤，或易已[4]，或难已，其故何如？少俞曰：同时而伤，其身多热者[5]易已，多寒者难已。

黄帝曰：人之胜毒[6]，何以知之？少俞曰：胃厚、色黑、大骨及肥者，皆胜毒，故其瘦而薄胃[7]者，皆不胜毒也。

【注释】

[1] 坚脆：坚实有力和脆弱无力。

[2] 火焫（ruò）：焫，烧的意思，这里指艾火。

[3] 美骨：指骨骼发育坚固完美。《类经·藏象类·耐痛耐毒强弱不同》注："美骨者，骨强之谓。"

[4] 易已：病容易痊愈。

[5] 身多热者：指病在肌表阳分。《灵枢注证发微》注："盖多热则邪犹在表。"

[6] 胜毒：对药物的耐受力。

[7] 瘦而薄胃：身体瘦而胃弱，指气血不足者。《类经·藏象类·耐痛耐毒强弱不同》注："其肉瘦而胃薄者，气血本属不足，安能胜毒药也。"

【按语】

本篇经文讨论了体质上的差异，可致针、灸、药耐受力各不相同，有"耐痛""胜毒""耐火焫""不耐针石"等不同的情况。耐痛是指对针刺、艾灸所致疼痛的耐受力，耐痛性的大小取决于患者的体质。一般来说，"骨强""筋弱""肉缓""皮肤厚""色黑而美骨"等体格壮者，其耐针石；而"坚肉""薄皮"，身体瘦弱者，则耐痛性较差。胜毒是指对药物的毒副作用的耐受性，凡"胃厚、色黑、大骨及肥者，皆胜毒"。强调了脾胃功能强者耐受性好，而"瘦而胃薄者"则较差。

本篇经文还指出体质不同的人，即使感受了同一种疾病，其预后也不一样，如"其身多热者易已，多寒者难已"。这是由于抵抗力不同和邪气侵犯部位不一之故。《灵枢注证发微》认为"多热则邪气在表""多寒则邪入于里"。不同的体质对针灸、药物所产生的效果及其预后转归都有不同的影响，在临床上应根据患者的体质，选择相应的治疗方法，因人制宜，辨证施治。

第二十一节　行针第六十七（全篇）

【提要】

行针有两种含义，一是指针刺治疗的全过程；二是指进针后的行针。本篇主要说明由于体质不同，针刺后的反应也就不同，以及针刺操作的正确与否与疗效的关系等有关问题，故名"行针"。主要内容有：

（1）提出针刺后可出现的六种不同反应，其原因在于人的体质不同和气血盛衰的差别。

（2）指出针刺气逆（如晕针）、数刺而病益剧者与体质无关，这是由于医疗作风的草率或技术上的错误造成的。

【原文】

黄帝问于岐伯曰：余闻九针于夫子，而行之于百姓，百姓之血气各不同形[1]，或神动[2]而气[3]先针行，或气与针相逢，或针已出气独行[4]，或数刺乃知，或发针[5]而气逆[6]，或数刺病益剧，凡此六者，各不同形，愿闻其方。

岐伯曰：重阳之人[7]，其神易动，其气易往也。黄帝曰：何谓重阳之人？岐伯曰：重阳之人，熇熇高高[8]，言语善疾，举足善高，心肺之藏气有余[9]，阳气滑盛而扬[10]，故神动而气先行。

黄帝曰：重阳之人而神不先行者，何也？岐伯曰：此人颇有阴者也。黄帝曰：何以知其颇有阴也？岐伯曰：多阳者多喜，多阴者多怒[11]，数怒者易解，故曰颇有阴，其阴阳之离合难[12]，故其神不能先行也。

黄帝曰：其气与针相逢奈何？岐伯曰：阴阳和调，而血气淖泽滑利，故针入而气出，疾而相逢也。

黄帝曰：针已出而气独行者，何气使然？岐伯曰：其阴气多而阳气少，阴气沉而阳气浮者内藏，故针已出，气乃随其后，故独行也。

黄帝曰：数刺乃知，何气使然？岐伯曰：此人之多阴而少阳，其气沉而气往难，故数刺乃知也。

黄帝曰：针入而气逆者，何气使然？岐伯曰：其气逆与其数刺病益甚者，非阴阳之气，浮沉之势[13]也。此皆粗之所败，上之所失，其形气无过焉。

【注释】

[1] 血气各不同形：指气血有多少不同而言。《灵枢集注》注："谓形中之血气，有盛有少也。"

[2] 神动：心神激动。

[3] 气：经气活动所表现的针刺感应。

[4] 气独行：一是指出针后还保持得气感应。二是指出针后开始产生针刺感应。

[5] 发针：下针。《灵枢识》注："发针即下针之谓。"

[6] 气逆：针刺后发生不良反应。

[7] 重阳之人：指体质偏于阳分者。《灵枢集注》注："重阳之人者，手足左右太少之阳及心肺之藏气有余者也。"

[8] 熇熇(hè)高高：熇熇，火势炽盛的样子。高高，形容不卑不亢的样子。《灵枢注证发微》注："熇熇而有炎上之势，高高而无卑屈之心。"高，《甲乙经》《太素》作"蒿"。

[9] 心肺之藏气有余：指心神壮盛，肺气充沛，故神气易于激动。

[10] 滑盛而扬：扬，振扬张大，传播发扬。指阳气活动滑利充盛易于发扬。

[11] 多阳者多喜，多阴者多怒：多阳者精神爽快，常有喜悦之情；"阴"性沉默者，常常多郁怒，好发脾气。《类经·针刺类·行针血气大不同》注："光明爽朗阳之德也，沉滞抑郁，阴之性也，故多阳则多喜，多阴多怒。"

[12] 阴阳之离合难：指阳中有阴，阴阳平衡失调，气血运行受影响，故针刺的敏感性较差。《灵枢注证发微》注："盖以阳中有阴，则阳为阴滞，初虽针入而阳合，又因阴滞而复相离，其神气不能易动，而先针以行也。"

[13] 非阴阳之气，浮沉之势：不是阴阳之气的盛衰浮沉所导致的。《类经·针刺类·行针血气大不同》注："乃医之所败所失，非阴阳表里形气之过也。"

【按语】

本篇经文着重讨论针刺感应与体质的关系，针刺后有四种不同的感应情况：一是针后即刻有感应，"神动而气先针行"。二是针后适时获得感应，"气与针相逢"。三是出针后始有感应，或感应一直存在，"针已出，气独行"。四是经过反复刺激后，才产生感应，"数刺得知"。这四种感应产生的机制，与人体阴阳之气的多少密切有关。偏于阳分的人(即重阳之人)，针感出现较快；阴阳之气平衡者(阴阳和调之人)，针感能适时而至；阴气偏盛，阳气衰少者(阴气多而阳气少之人)，因阳主动，阳气滑利易行，阴主静，阴气沉滞难往，故针感出现较慢或导致出针后始有针感，或数刺而知等现象。

此外，还论述了两种针后不良反应，一为"发针而气逆"，二为"数刺病益剧"。这类情况与患者的体质无关，都是医者技术的过失所造成的。

第二十二节　邪客第七十一(节选)

【提要】

本篇主要论述邪气侵入人体后，在不同部位可以产生不同病证以及各种祛邪之法，故名为"邪客"。主要内容有：

(1) 论述不眠是因内脏受邪气干扰，致使卫气行于阳，不能入于阴，阳盛而阴虚，提出用半夏秫米汤治疗。

(2) 用取类比象法，将人之身形肢节与日月星辰、山川草木相比拟，论述天人相应的观点。

(3) 提出八虚(两肘、两腋、两髀、两腘)为真气所过，血络所游之处，可以诊察五脏的疾病。

（4）根据经络的循行，叙述了手太阴肺经、手厥阴心包经从手走胸逆行之数（次序），意在说明脏腑五输穴之所在，并指出心为五脏六腑之大主，不能容邪，容邪则心伤，心伤则神去而亡的生理特点。

（5）详细论述了持针纵舍及针刺宜忌。

现节选以手太阴、心主之脉为例说明经脉循行的屈折出入，手少阴无腧的原因和持针纵舍等经文。

【原文】

黄帝问于岐伯曰：余愿闻持针之数[1]，内针之理，纵舍[2]之意，扞皮[3]开腠理，奈何？脉之屈折[4]，出入之处，焉至而出，焉至而止，焉至而徐，焉至而疾[5]，焉至而入？六府之输于身者，余愿尽闻少序[6]。别离之处，离而入阴，别而入阳[7]，此何道而从行？愿尽闻其方。岐伯曰：帝之所问，针道毕矣。

黄帝曰：愿卒闻之。岐伯曰：手太阴之脉，出于大指之端，内屈，循白肉际，至本节[8]之后太渊，留以澹[9]，外屈，上于本节下，内屈，与阴诸络会于鱼际，数脉并注[10]，其气滑利，伏行壅骨[11]之下，外屈，出于寸口而行，上至于肘内廉，入于大筋之下，内屈，上行臑阴，入腋下，内屈走肺，此顺行逆数之屈折也[12]。心主之脉，出于中指之端，内屈，循中指内廉以上，留于掌中，伏行两骨之间，外屈，出两筋之间，骨肉之际，其气滑利，上二寸，外屈，出行两筋之间，上至肘内廉，入于小筋之下，留两骨之会，上入于胸中，内络于心脉[13]。

【注释】

[1] 数：音义同"术"。此指持针之术。

[2] 纵舍：此即下文之"持针纵舍"，历代医家有不同解释。《灵枢注证发微》注："或纵针而不必持，或舍针而不复用。"《类经·针刺类·持针纵舍屈折少阴无俞》注："纵言从缓，舍言弗用也。"指缓用针和不用针。《灵枢集注》张志聪注："纵舍者，迎随也。"认为是补泻手法。

[3] 扞（gǎn）皮：指用手力伸展肌肤的纹理，随经取穴，浅刺皮层，使腠理开泄而不伤肉的一种刺法。

[4] 脉之屈折：即经脉循行的屈折迂回。

[5] 焉至而徐，焉至而疾：指经气在流注的过程中，从哪里出，到哪里止，在哪缓慢，在哪疾急，到哪里而入。

[6] 少序：《太素》作"其序"，连上读。指六腑输注于全身的次序。

[7] 离而入阴，别而入阳：指阴阳经的离合情况。阳经是怎样由腧穴分出而进入阴经，阴经是怎样由腧穴分出而进入阳经。《太素·脉行同异》注："问阴阳二脉离合之处也。"

[8] 本节：手足指（趾）和掌骨相连的关节。

[9] 留以澹：指经气汇合于太渊穴，并形成寸口脉。留，通流、溜。澹，动也。留以澹，脉气流行而有波动感。《类经·针刺类·持针纵舍屈折少阴无俞》注："澹，水摇貌。脉至太渊而动，故曰'留以澹'也。"

[10] 数脉并注：此指手太阴、手少阴、手心主诸脉，皆流注于鱼际处。

[11] 壅骨：指第一掌骨。《太素·脉行同异》注："壅骨，谓手鱼骨也。"沈彤《释骨》："手大指本

节后起骨曰䯏骨。"

[12]此顺行逆数之屈折也：即手太阴经脉由手至胸逆行屈折出入的顺序。《太素·脉行同异》注："手太阴一经之中,上下常行,名之为顺数,其屈折从手向身,故曰逆数也。"逆数,指逆行的次序。

[13]心脉：脉,《甲乙经》作"胞",即心包。

【按语】

本段经文举手太阴之脉、心主之脉为例,说明脉行的屈折情况,是回答上文"脉之屈折……焉至而入"之问,意在说明脏腑五输穴之所在,其内容详见本输篇。"本输"主要是说明十二经脉在肘、膝关节以下经气的流注情况,与本篇所举两经在循行方向上是一致的。关于经脉的循行,在《灵枢·经脉》中有详细论述,本篇所举两经,与《经脉》篇的手太阴、心主之脉的循行路线有许多不同。张介宾注："按本篇于十二经之屈折,独言手太阴、心主二经者,盖欲引证下文少阴无腧之义,故单以膈上二经为言耳。诸经屈折详义,已具经脉、本输等篇,故此不必再详也。"

《内经》有关经脉循行方面论述,还有根溜注入、标本、根结等。

【原文】

黄帝曰：手少阴之脉独无腧,何也? 岐伯曰：少阴,心脉也。心者,五藏六府之大主也[1],精神之所舍也,其藏坚固,邪弗能容[2]也。容之则心伤,心伤则神去,神去则死矣。故诸邪之在于心者,皆在于心之包络。包络者,心主之脉也,故独无腧焉[3]。黄帝曰：少阴独无腧者,不病乎? 岐伯曰：其外经病[4]而藏不病,故独取其经于掌后锐骨之端[5]。其余脉出入屈折,其行之徐疾,皆如手太阴心主之脉行也。故本腧者,皆因其气之虚实疾徐以取之,是谓因冲而泻,因衰而补,如是者,邪气得去,真气坚固,是谓因天之序。

【注释】

[1]五藏六府之大主也：大主,君王也。此指心为五脏六腑的主宰。《素问·灵兰秘典论篇》："心者,君主之官。"

[2]容：《太素》《脉经》均作"客",又据本篇名"邪客"及论邪客内容,应作"客"。下同。

[3]独无腧焉：指心经不必有治心病的腧穴。《灵枢注证发微》注："此承上文而明手少阴心经不必有治病之腧也。腧者,穴也。前本输篇止言心出于中冲云云,而不言心经者,岂心经独无治病之腧乎? 非谓心经无输穴也……故凡诸邪之在心者,皆不在心,而在于心之包络。包络者,遂得以同心主之脉,而即以心主称之也,故治病者,亦治心包之穴而已,独不取于心之者有以哉。"

[4]外经病：《灵枢注证发微》注："心经之病,在于外经,凡经脉之行于外者偶病耳。心之内脏则不容病者也。"

[5]掌后锐骨之端：此指神门穴。

【按语】

本段经文主要阐述手少阴心经无腧穴的原因,认为心为君主之官,不能受邪,故《素问·灵兰秘典论篇》说："故主明则下安,以此养生则寿,殁世不殆,以为天下则大昌。主不明则十二官危,使道闭塞而不通,形乃大伤,以此养生则殃,以为天下者,其宗大危。"心包为心之外围。凡心受邪,皆由心包代之,故心病取心包经穴治疗。《类经·针刺类·持针纵舍屈折少阴无俞》注："故凡诸邪之在心者,皆在心外之包络耳。然心为君主之官,而包络亦心所主,故称为心主。凡治病者,但治包络之腧,即所以治心也。"

在《灵枢·本输》所论述的五输穴中,心经的本输也是以心主之脉言之,可见本文与《灵枢·本输》、马王堆汉墓帛书《阴阳十一脉灸经》和《足臂十一脉灸经》属相同的学术渊源。关于心经腧穴治疗心病,在《内经》中有不同看法,《灵枢·五邪》说邪客于心时,不但有其病症,而且要调治其输,"邪在心,则病心痛,喜悲,时眩仆。视有余不足,而调治其输也"。《素问·刺热篇》曰"刺手少阴、太阳"治心热,说明《内经》对心能否受邪也有肯定和否定的不同观点。

【原文】

黄帝曰:持针纵舍奈何?岐伯曰:必先明知十二经脉之本末,皮肤之寒热[1],脉之盛衰滑涩[2]。其脉滑而盛者,病日进;虚而细者,久以持[3];大以涩者,为痛痹[4],阴阳如一[5]者,病难治。其本末尚热者,病尚在;其热已衰者,其病亦去矣。持其尺[6],察其肉之坚脆、大小、滑涩、寒温、燥湿。因视目之五色,以知五藏,而决死生。视其血脉,察其色,以知其寒热痛痹[7]。

黄帝曰:持针纵舍,余未得其意也。岐伯曰:持针之道,欲端以正,安以静[8],先知虚实,而行疾徐[9],左手执骨,右手循之,无与肉果[10],写欲端以正,补必闭肤[11],辅针导气[12],邪得淫泆[13],真气得居。

【注释】

[1] 皮肤之寒热:指皮肤之寒凉温热。《太素·刺法》注:"皮肤热即血气通,寒即脉气壅也。"

[2] 滑涩:《太素·刺法》注:"阳气盛而微热谓之滑也,多血少气微寒谓之涩脉。"

[3] 久以持:指"虚而细"是久病患者所具有的脉象。

[4] 大以涩者,为痛痹:《太素·刺法》注:"多气少血为大,多血少气为涩,故为痛痹也。"

[5] 阴阳如一:指表里俱伤,气血皆败,内外同病,脉象难辨。《类经·针刺类·持针纵舍屈折少阴无俞》注:"表里俱伤,气血皆败者,是为阴阳如一,刺之必反甚,当舍而勿针也。"

[6] 持其尺:通过诊尺肤可以观察患者肌肉的坚实或脆弱,脉象的大小、滑涩,皮肤的寒温、燥湿,判断预后。《灵枢·论疾诊尺》:"审其尺之缓急、大小、滑涩,肉之坚脆,病形定矣。"《太素·刺法》注:"持尺皮肤,决死生也。"

[7] 视其血脉,察其色,以知其寒热痛痹:观察血络所呈现的不同色泽,便能推断寒热、痛痹。《素问·皮部论篇》:"气色多青则痛,多黑则痹,黄赤则热,多白则寒,五色皆见则寒热也。"

[8] 安以静:指针刺时要专心致志,安静心神,即治神。《太素·刺法》注:"以志不乱故安静也。"

[9] 而行疾徐:此指脉气运行的疾徐。即上文提到的"焉至而徐,焉至而疾",是说针刺要知道脉气运行情况。

[10] 无与肉果:果,通"裹"。《说文·衣部》:"裹,缠也。"指针刺时不可用力过猛,以防病人感应过激,使肌肤急剧收缩,以致针被肉裹,而发生滞针、弯针等不良后果。

[11] 闭肤:即按闭针孔。

[12] 辅针导气:用辅助手法行针,以导引正气。《类经·针刺类·持针纵舍屈折少阴无俞》注:"以手辅针,导引其气。"

[13] 邪得淫泆:《甲乙经》作"邪气不得淫泆"。淫泆,浸淫蔓延的意思。指针刺后,邪气溃散。

【按语】

本段经文讨论"持针纵舍"的先决条件和具体运用。所谓"持针纵舍",虽然后人有不同的解释,但比较一致地认为是指针刺手法而言。其先决条件是必须明确诊断,即了解十二经脉循环运行的始终,并根据皮肤的寒热变化、脉象的虚实滑涩、肌肉的坚脆和燥湿,目睛五色的青黑黄赤等指征,掌握疾病的轻重、预后的吉凶等情况,正确施以补泻。具体操作时,医者必须端正态度,心神安定,根据病证虚实,施行缓急补泻手法,左手把握骨骼的位置,右手循穴进针,用力不要过猛,泻法要垂直下针,补法要按压针孔,并用辅助手法导引正气,使邪气消散,真气内守。

第二十三节　官能第七十三(节选)

【提要】

本篇是《灵枢》中全面概述针灸理论和临床的重要篇章之一。首先要明确人体的生理和疾病的阴阳、寒热、虚实,然后才能确定针刺补泻的原则,要求医者对外能掌握自然界的变化,对内能测知体内气血的活动情况。并讨论选拔针灸人才,应根据各人所长,分别传授。官者,任也,任其所能,故以"官能"名篇。主要内容有:

(1)说明针刺必须知道形与气的关系,注意左右、上下、阴阳、表里,以及各经气血的多少、运行的逆顺、出入流注交会等,以便取穴治疗。掌握五输穴的特点和阴阳五行、四时八风、五脏六腑等理论,结合面部的气色,以判断病变的性质和病位所在。

(2)说明大寒在里、阴阳俱虚和经气下陷等证候都宜用灸法。详论"补必用方,写必用圆"的针刺补泻操作手法。

(3)说明带徒的原则,必须根据个人的能力、性情、知趣等特点,分别传授不同的技术。

现节选了用针之道和面部、皮肤色泽诊断的重要意义等经文。

【原文】

用针之理,必知形气之所在,左右上下,阴阳表里,血气多少[1],行之逆顺[2],出入之合[3],谋伐有过[4]。

知解结[5],知补虚写实,上下气门[6],明通于四海[7],审其所在,寒热淋露[8],以输异处[9],审于调气,明于经隧,左右肢络[10],尽知其会。

寒与热争,能合而调之;虚与实邻,知决而通之;左右不调,把而行之[11],明于逆顺,乃知可治;阴阳不奇,故知起时[12]。审于本末,察其寒热,得邪所在,万刺不殆,知官九针[13],刺道毕矣。

【注释】

[1] 血气多少:指十二经脉的血气多少。《素问·血气形志篇》:"太阳常多血少气,少阳常少血多气,阳明常多气多血,少阴常少血多气,厥阴常多血少气,太阴常多气少血。"

[2] 行之逆顺:指十二经脉顺行和逆行的走向。如足三阴经从足走腹为顺,足三阳经从头走足为顺,反之则属逆。《类经·针刺类·九针推论》注:"阴气从足上行,至头而下行循臂;阳气从手上行,至头而下行至足。故阳病者,上行极而下,阴病者,下行极而上,反者皆谓之逆。"

[3] 出入之合:脉气由里达外为出,由表至里为入。合,会合之处。《灵枢注证发微》注:"自表

而之里为入,自里而之表为出。"

[4] 谋伐有过:伐,讨伐,在此为攻治之意。过,过失,在此为病邪之意。《灵枢注证发微》注:"即其犯病而为有过者,则谋伐之。"

[5] 解结:疏通郁结,调达经气。结,经气为邪所阻,结聚不通。《灵枢·刺节真邪》:"一经上实下虚而不通者,此必有横络盛加于大经,令之不通,视而写之,此所谓解结也。"

[6] 上下气门:指周身经穴。《灵枢注证发微》注:"脉之上下于气门,即气穴也。"

[7] 四海:指髓海、血海、气海、水谷之海。

[8] 淋露:也作"淋沥",指久病。《灵枢识》注:"盖淋露与淋沥同义,谓如淋下露滴,病经久不止。"《外台秘要》认为淋沥作"劳倦""困极"解,谓:"劳极之病,吴楚之地谓之淋沥。"

[9] 以输异处:输,输注。异处,不同的部位。指病邪侵袭人体后,可随气血运行输注于人体不同的部位。《灵枢注证发微》注:"以其腧穴,必皆异处,当审于调其脉气之往来。"

[10] 左右肢络:肢,同"支"。指左右散在的支别络脉。《类经·针刺类·九针推论》注:"经隧支别及各经脉会之义。"

[11] 把而行之:把握病邪之所在,施以缪刺之法。《类经·针刺类·九针推论》注:"邪客大络者,左注右,右注左,把而行之,即缪刺也。"《太素·知官能》:"把,持也。人身左右脉不调者,可持左右寸口人迎,诊而行之,了知气之逆顺,乃可疗之。"

[12] 阴阳不奇,故知起时:奇,同"倚"。起,好转。即阴阳调和不偏倚,则知病有恢复之时。《类经·针刺类·九针推论》注:"奇,不遇也,不奇则和矣,故知起时。"

[13] 知官九针:官,任也。意指熟知九针之所宜。

【按语】

本段经文阐述用针之道。指出针刺治疗疾病,必须掌握经脉的走行和气血多少,知病之阴阳、表里、寒热、虚实,探究病邪之所在,掌握九针的不同性能,正确运用补虚泻实、决壅通滞的手法,这样才能做到据病选针,因证施治,令虚实得调,阴阳得平。

【原文】

各处色部[1],五藏六府,察其所痛,左右上下[2],知其寒温,何经所在,审皮肤之寒温滑涩[3],知其所苦,膈有上下,知其气所在[4]。

【注释】

[1] 各处色部:色,面部的五色。部,指脏腑病变反映于面部的相应处。《灵枢·五色》:"五色之见也,各出其色部。"

[2] 左右上下:面部左右、上下所显现的颜色。《灵枢·五色》:"黄赤为风,青黑为痛,白为寒……五色各见其部,察其浮沉,以知浅深……视色上下以知病处也。"

[3] 皮肤之寒温滑涩:触诊皮肤的不同感觉,反映不同病证。《类经·针刺类·九针推论》注:"寒者多阴,温者多阳,滑者多实,涩者多虚。"

[4] 膈有上下,知其气所在:气,指病气。《灵枢注证发微》注:"膈有上下……必知其病气之所在。"人体之气主要集于膈上、膈下,《类经·针刺类·九针推论》注:"膈之上,膻中也,为上气海,心肺所居。膈之下,脾肝肾所居,丹田为下气海也。"

【按语】

本段经文主要讨论面部望色和皮肤触诊在针灸治疗中的价值,通过明察五色的异常,了解病变在何脏何腑,结合皮肤寒温、涩滑变化的触知,进一步掌握病证的阴阳虚实。

第二十四节 刺节真邪第七十五（节选）

【提要】

本篇论述刺法中的"五节"（振埃、发蒙、去爪、彻衣、解惑），说明了针刺五邪（持痈、容大、狭小、寒、热）的作用和方法,还重点讨论了真气和邪气的关系,故名"刺节真邪"。主要内容有:

(1) 论述刺五节针法的取穴及其作用,具体说明刺五节的病候和治疗选穴。

(2) 介绍刺五邪的含义和方法,说明铍针、锋针、员利针、镵针的适应病证。

(3) 详述了真气的来源与功能,对正气、邪气与疾病的关系进行了分析,列举正不胜邪,经脉受病,可产生的疼痛、痈、骨疽、肉疽等病证的致病原因。此外,还介绍了解结刺法的适应证与施治原则。

现节选其中解结刺法的部分经文。

【原文】

用针者,必先察其经络之实虚,切而循之,按而弹之[1],视其应动者,乃后取之而下之[2]。六经[3]调者,谓之不病,虽病,谓之自已也[4]。一经上实下虚而不通者,此必有横络盛加于大经[5],令之不通,视而写之,此所谓解结[6]也。

【注释】

[1] 按而弹之：指用手指轻轻按压或弹动经脉。

[2] 视其应者,乃后取之而下之：应动,指经络之气应手而动。用针治病时,先用手循经切按弹动经脉,感到应指而动的部位,然后取针刺入穴内。《类经·针刺类·五邪之刺》注："视其气之应手而动者,其微其甚,则虚实可知,然后用法取之,而气自下矣。"

[3] 六经：指手足三阴三阳六经。

[4] 自已(yǐ)也：已,停止,完毕。指患者虽感觉身体某处不适,但只要六经气血调和则说明病情很轻,凭借自身的调节功能而可自愈。《类经·针刺类·五邪之刺》注："经脉调者,虽病亦微,故必自已。"

[5] 横络盛加于大经：横络,指络脉。大经,指十二正经。指壅盛的络脉加于正经之上。

[6] 解结：解,解除,消除。结,结聚也。《太素·知官能》注："结谓病脉坚紧。"意指解除结聚而使经气流畅。

【按语】

本段经文指出解结法的适应证与施治原则。针刺治病,主要在于调节气机,用针治病先要察经络的虚实,通过循切弹动经脉,感到应指而动的部位,然后取针刺入穴内。经文还具体论述了解结方法。这一方法在《内经》中曾多处提到,这里主要指当某一经脉出现上实下虚不通的情况,必定是横行的支络有邪气壅盛,并且干扰了正经气血而形成壅滞不通,表现为充盈的血络横加于经脉上,治疗时找出疾病的所在,施行泻法,这就是所说的解结法。

第二章 《素问》选

导学

本章节选了《素问》中关于针灸基本原则和临床运用的相关原文,通过学习应掌握针刺防治疾病的五项原则、"因天时而调血气"的针刺原则、针刺补泻法的操作要领、针刺补泻法的最佳使用时机、五脏热病的针刺治疗、腰痛的针刺治疗、针刺深浅原则、针刺补泻和守气原则、缪刺的含义和操作要领;熟悉针刺治神的基本要求、"写必用方"和"补必用员"的补泻原则、真邪离合的诊断方法及治疗原则、五脏热病的对症取穴和局部取穴、腰痛的经脉辨证、胆瘅的针刺治疗、脏腑的功能特点、针刺禁忌、针刺开阖补泻的要领、风病的针灸治疗、寒热病的灸治方法、治疗水病以及热病的腧穴、四季刺法以及巨刺与缪刺的异同;了解刺血泻邪的作用、五脏热病的症状和发展规律、胆瘅的病因症状、针刺深浅不当的严重后果、刺伤五脏的危害、判断人体常态和病态的要领以及水病的病机。

第一节 宝命全形论篇第二十五(节选)

【提要】

本篇论述天地之间,万物悉备,莫贵于人,而人体的保命全形与天地的变化密切相关。作为一个医生应处处注意这种气血虚实与天地阴阳变化的关系,故名为"宝命全形论"。主要内容有:

(1)论述人与自然的关系,强调人体的生命变化受自然规律的制约,即所谓"人以天地之气生,四时之法成",防治疾病就必须做到"应四时""知万物""知十二节之理"。

(2)论述防治疾病的五项基本原则,必须灵活运用"治神""养身""知毒药""制砭石""知府藏血气之诊"五项法则,同时"法天则地,随应而动",才能有效地防治疾病。

(3)强调"治神"在针刺中的重要意义,论述了"治神"的基本要领,强调必须正确诊断、严格把握针刺禁忌证、掌握经气运行规律、正确施行针刺手法等原则。

现节选针刺防治疾病的五项原则和针刺治神的重要性、基本要求等经文。

【原文】

故针有悬布[1]天下者五,黔首共余食[2],莫知之也。一曰治神[3],二曰知养身[4],三曰知毒药为真[5],四曰制砭石小大,五曰知府藏血气之诊。五法俱立,各有所先。今末世^[6]之刺也,虚者实之,满者泄之,此皆众工所共知也。若夫法天则地,随应而动,和之者若响,随之者若影,道无鬼神,独来独往。

【注释】

[1] 悬布:悬,吊挂。布,宣告。

[2] 黔首共余食:黔首,战国及秦代对国民的称谓。《说文》:"黔,黎也。秦谓民为黔首,谓黑色也。"张景岳注:"黔首,黎民也。共,皆也。余食,犹食之弃余,皆不相顾也。"

[3] 治神:治,治理,调理。神,一指患者的精神状态,二指医生精神专一,以达针刺治病而调治患者的神志。《类经·针刺类·宝命全形必先治神五虚勿近五实勿远》注:"医必以神,乃见无形,病必以神,血气乃行,故针以治神为首务。"《素问》吴崑注:"专一精神,心无他务,所谓神无营于众物是也。"

[4] 知养身:掌握养生的道理。《类经·针刺类·宝命全形必先治神五虚勿近五实勿远》注:"不知养身,置针于无用之地,针家不可不知,如《灵枢·终始》云:新刺勿内,已刺勿醉,已刺勿劳,已刺勿饱,已刺勿饥,已刺勿渴之类皆是也。"

[5] 知毒药为真:真,有正之意,即正确。正确掌握药物的性味、功效。《素问集注》注:"毒药所以攻邪者也,如知之不真,用之不当,则反伤其正气矣。"

[6] 末世:近世、近代。

【按语】

本段经文论述针刺防治疾病的五项原则,并说明顺应自然规律的重要性。防治疾病时必须根据实际情况灵活运用治神、养身、毒药、砭石、诊腑脏血气的基本原则,并在此基础上结合自然规律调整治疗原则可达到如响应声、如影随形的神奇疗效。临证时医者必须精神高度集中,仔细观察、分析患者的各种证候表现,才能对疾病做出正确诊断,然后充分发挥针刺、药物的作用,内外兼治,全面调理脏腑、经络的功能,达到"宝命全形"的目的。

【原文】

帝曰:愿闻其道。岐伯曰:凡刺之真,必先治神,五藏已定,九候^[1]已备,后乃存针。众脉不见,众凶弗闻^[2],外内相得,无以形先,可玩往来^[3],乃施于人。人有虚实,五虚勿近,五实勿远^[4],至其当发,间不容瞚^[5]。手动若务,针耀而匀^[6],静意视义^[7],观适之变,是谓冥冥^[8],莫知其形,见其乌乌,见其稷稷^[9],从见其飞,不知其谁^[10]。伏如横弩,起如发机。

帝曰:何如而虚?何如而实?岐伯曰:刺虚者须其实,刺实者须其虚,经气已至,慎守勿失,深浅在志^[11],远近若一^[12],如临深渊,手如握虎,神无营于众物^[13]。

【注释】

[1] 九候:三部九候的脉象。

[2] 众脉不见,众凶弗闻:众脉不见,《素问》吴崑注:"无真脏死脉。"凶,古通"讻",如聚讼之声,含有咎义,可引申为"讻证"。众凶,《素问》吴崑注:"五脏败绝。"即注意是否有真脏脉、五脏败绝的现象出现。

[3] 可玩往来:玩,熟练。王冰:"言精熟也。"往来,指经脉气血运行往来情况。

[4] 五虚勿近,五实勿远:根据《素问·玉机真藏论篇》"脉盛、皮热、腹胀、前后不通、闷瞀,此

谓五实。脉细、皮寒、气少、泄利前后、饮食不入,此谓五虚。"张景岳认为:"虚病不利于针,故五虚勿近。实邪最所当用,故五实勿远。"意指对于五虚不可草率治疗,对于五实不可轻易放弃治疗。

[5]间不容瞚:瞚,同"瞬",一眨眼。指准确地把握针刺时机而不可有丝毫的延误。《素问》吴崑注:"瞚,瞬也。言施针有时,不可以瞬息误也。"《太素·知针石》注:"至其气至机发,不容眴目也,容于眴目即失机,不得虚实之中。"

[6]针耀而匀:指针具应洁净,针刺手法应均匀一致。王冰注:"谓针形光净而上下匀平。"

[7]静意视义:义,通"仪",仪容。指医者专心致志,仔细观察患者的面部神色变化。

[8]冥冥:幽隐,无影无形之意。形容经气运行变化的玄妙。《类经·针刺类·宝命全形必先治神五虚勿近五实勿远》:"冥冥,幽隐也。莫知其形,言血气之变不形于外,惟明者能察有于无,既所谓观其冥冥焉。"

[9]见其乌乌,见其稷稷:言气之往来。气至之时,如鸟集合一样;气盛之时,如稷一样繁茂。《类经·针刺类·宝命全形必先治神五虚勿近五实勿远》注:"乌乌,言气至如鸟之集也,稷稷,言气盛如稷之繁也。"

[10]从见其飞,不知其谁:《太素·知针石》"知"作"见","谁"作"杂"。形容气之来,如见鸟的起飞,不见其杂。

[11]深浅在志:深浅,指针刺深浅。强调医者应根据情况选择正确的针刺深浅。

[12]远近若一:强调针刺时得气是最基本的要求。《素问》吴崑注:"穴在四肢者为远,穴在腹背者为近,取气一也。"

[13]神无营于众物:营,惑乱之意。指针刺时精神专注,不为其他事物所干扰。

【按语】

本段经文论述针刺的要领和补泻的原则,进一步强调"治神"的重要性,提出"凡刺之真,必先治神"。针刺如要取得疗效,必须诊断正确,掌握病证虚实、脉证及形气的内外关系,并严格掌握针刺的时机,应用熟练的手法,做到"至其当发,间不容瞚"。文中还强调了医生应精神集中,专心致志,谨候经气的得失,才能达到治神的目的。同时,从诊断、禁忌证、适应证、针刺手法、经气运行规律和针刺补泻、守气等方面论述了"治神"的要领。

此段经文论述的"治神"思想与《灵枢·九针十二原》的"守神"思想是一致的,成为后世针刺操作的基本原则之一。《标幽赋》所说"凡刺者,使本神朝而后入;既刺也,使本神定而气随。神不朝而勿刺,神已定而可施",是《内经》治神原则的体现。

第二节　八正神明论篇第二十六(节选)

【提要】

本篇介绍了天地八正等自然变化对人体气血阴阳的影响,强调顺应八正之气调理人体气血可取得神奇的疗效,故名为"八正神明论"。主要内容有:

(1)论述人体气血阴阳与天地四时八正的相应关系,从正反两方面强调"因天时而调血气"针刺原则的重要意义,只有"天寒无刺,天温无疑,月生无写,月满无补,月郭空无治",才能"得时而调之",若违背了以上原则必将导致"藏虚""重实""乱经"的严重后果。

(2)论述"两虚相感"的发病机制和"上工救其萌芽"的早期诊治意义。由于人体气血的变化与自然界的变化密切相关,故当自然界阴阳变化之时,必须注重调摄,防止疾病的发生,即所谓"八正之虚邪,而避之勿犯也"。人体正气亏虚感受外邪的初期,常症状轻微,即所谓"不形于外",上工根据"日之寒温,月之虚盛,四时气之浮沉",结合"三部九候之气,尽调不败而救之",而达到"救其萌芽"的效果。

(3)论述针刺"写必用方""补必用员"的补泻原则。强调泻法当在"气方盛""月方满""日方温""身方定"时使用,补法当以正气运行通畅有力为目的。

现节选有关"因天时而调血气"针刺原则和"写必用方""补必用员"补泻原则的经文。

【原文】

黄帝问曰:用针之服[1],必有法则焉,今何法何则? 岐伯对曰:法天则地,合以天光[2]。帝曰:愿卒闻之。岐伯曰:凡刺之法,必候日月星辰,四时八正[3]之气,气定[4]乃刺之。是故天温日明,则人血淖液[5]而卫气浮,故血易写,气易行;天寒日阴,则人血凝泣而卫气沉。月始生,则血气始精[6],卫气始行;月郭满[7],则血气实,肌肉坚;月郭空,则肌肉减,经络虚,卫气去[8],形独居。是以因天时而调血气也。是以天寒无刺,天温无疑,月生无写,月满无补,月郭空无治,是谓得时而调之。因天之序,盛虚之时,移光定位,正立而待之[9]。故曰:月生而写,是谓藏虚;月满而补,血气扬溢[10],络有留血,命曰重实;月郭空而治,是谓乱经。阴阳相错,真邪不别,沉以留止,外虚内乱,淫邪乃起[11]。

【注释】

[1]服:《黄帝内经素问》注:"服,事也。"此指针刺操作。

[2]合以天光:指顺应日月星辰的运行变化规律。天光,指日月星辰。《类经·针刺类·八正神明泻方补员》注:"天之明在日月,是谓天光。"

[3]八正:指四立(立春、立夏、立秋、立冬)、二分(春分、秋分)、二至(夏至、冬至)。《素问注证发微》注:"八正者,八节之正气也。四立二分二至曰八正。"此外,还有天地八正之说,《素问直解》:"八正,天地八方之正位也。天之八正,日月星辰也。地之八正,四方四隅也。"

[4]气定:根据四时八正之气而行刺法。《黄帝内经素问》注:"谓八节之风气静定,乃可以刺经脉,调虚实也。"

[5]淖液:即"淖泽",濡润之意。

[6]血气始精:气血运行通畅,《类经·针刺类·八正神明泻方补员》注:"精,正也,流利也。"

[7]月郭满:郭,通"廓"。月郭,月的轮廓。《汉书·尹赏传》颜注:"郭,谓四周之内也。"月郭满,即月亮正圆。《太素·天忌》注:"脉中血气及肉,皆随月坚盛也。"

[8]卫气去:即卫气不足。《太素·天忌》注:"经脉之内,阳气随月皆虚,经脉之外,卫之阳气亦随月虚,故称为去,非无卫气也。"

[9]移光定位,正立而待之:是古天文学家用圭表测量日影的长短,以定时序的方法。《素问经注节解》注:"光,日光也。日随时而移,气随日而至,春夏日行南陆,秋冬日转北陆,春夏之日长,秋冬之日短。位,气之所在也……言用针者,当随日之长短,而定其气之所在,肃容静气,以持针而

刺之。"

[10] 扬溢：扬，《素问·移精变气论篇》王冰注作"盈"。扬溢，充满盈盛之意。

[11] 淫邪乃起：病邪乘虚而入则发病。

【按语】

本段经文强调了自然界日月变化对人体气血的影响。气候温暖天气晴朗时，人体气血运行通畅，卫气输布于人体体表；气候寒冷天气阴沉时，人体气血运行滞涩，卫气内敛于人体内。月初之时，人体气血开始生发；月中之时，人体气血旺盛；月末之时，人体气血虚衰。因此在针刺时，要顺应这一规律，做到"天寒无刺，天温无疑，月生无写，月满无补，月郭空无治"，以免损正、留邪，加重病情。

关于本段经文强调的顺应"天时"而调理气血的原则，在《内经》的其他篇章亦有论述，如《灵枢·岁露论》指出："人与天地相参也，与日月相应也。故月满则海水西盛，人血气积，肌肉充，皮肤致，毛发坚，腠理郄，烟垢著，当是之时，虽遇贼风，其入浅不深。至其月郭空，则海水东盛，人气血虚，其卫气去，形独居，肌肉减，皮肤纵，腠理开，毛发残，膲理薄，烟垢落，当是之时，遇贼风则其入深，其病人也卒暴。"《素问·刺腰痛篇》《素问·缪刺论篇》则明确指出要根据月相决定针刺次数，即所谓"以月生死为痏数"。本文提出月相对针灸治疗的影响，值得进一步深入研究。

【原文】

帝曰：余闻补写，未得其意。岐伯曰：写必用方[1]。方者，以气方盛也，以月方满也，以日方温也，以身方定也，以息方吸而内针，乃复候其方吸而转针，乃复候其方呼而徐引针[2]，故曰写必用方，其气而行焉。补必用员，员者行也，行者移也[3]，刺必中其荣[4]，复以吸排针[5]也。故员与方，非针[6]也。故养神者，必知形之肥瘦，荣卫血气之盛衰。血气者，人之神[7]，不可不谨养。

【注释】

[1] 写必用方：说明泻法必须在气盛之时才能使用。《类经·针刺类·八正神明泻方补员》注："方，正也，当其正盛正满之谓也。"

[2] 引针：即拔出针。

[3] 补必用员，员者行也，行者移也：员，就是行气。补法必使气行，并且要使气移至病所。《类经·针刺类·八正神明泻方补员》注："员，员活也。行者行其气，移者导其滞，凡正气不足，则营卫不行，血气留滞，故必用员以行之补之。"《素问集注》注："员活其气之周行于外内也。"强调补法使气通行。

[4] 荣：荣，通"荥"，指重要的经穴。

[5] 排针：出针。《类经·针刺类·八正神明泻方补员》："排，除也，即候吸引针之谓。"

[6] 非针：上文所说的"员""方"并不是指针的形状，而是指补泻的作用。《类经·针刺类·八正神明泻方补员》注："非针之形，言针之用。"

[7] 血气者，人之神：气血是神的基础。《类经·针刺类·八正神明泻方补员》注："形者，神之体，神者形之用，无神则形不可活，无形则神无以生。故形之肥瘦，营卫血气之盛衰，皆人神之所赖也。"《素问集注》注："血气者，五藏之神气也，能知形肥瘦，气之盛衰，则针不妄用，而补得其养。"

【按语】

本段经文论述了"写必用方""补必用员"的针刺补泻法则，强调针刺泻法应在正气充盛时使用，在吸气时进针,呼气时出针;针刺补法要促使气行,在吸气时出针。为针刺补泻奠定了基础。

《灵枢·官能》也以方、员论补泻,"写必用员,切而转之,其气乃行,疾而徐出,邪气乃出,伸而迎之,遥(摇)大其穴,气出乃疾。补必用方,外引其皮,令当其门,左引其枢,右推其肤,微旋而徐推之,必端以正,安以静,坚心无解(懈),欲微以留,气下而疾出之,推其皮,盖其外门,真气乃存"。本篇所述与《灵枢·官能》提出的"写必用员""补必用方"相反,本篇强调针刺对气血的调节作用,《灵枢·官能》指针刺的具体方法。

第三节 离合真邪论篇第二十七(节选)

【提要】

本篇介绍了邪气侵犯人体后与正气相离、相合的不同证候及治疗原则、补泻方法,强调根据三部九候脉象特点早期诊断并及时采用针刺治疗的重要性,故名为"离合真邪论"。主要内容有:

(1)指出在正邪相离时,根据三部九候脉象特点早期诊断,及时治疗。邪气侵犯人体的初期,真邪未合,未有定处,脉象特点为"时大时小",应"早遏其路",及早治疗以防止邪气进一步加重和传变。

(2)论述针刺补泻法的操作要领,强调进出针配合呼吸。提出使用泻法的最佳时机和刺血泻邪的作用。

(3)论述正邪相合后的证候和治疗,根据三部九候脉象结合天地四时阴阳,判断病位、病性,以正确实施治疗,强调"要能治病,必先识病"。

现节选有关邪气侵犯人体后正邪相离、相合的证候、治疗法则和针刺补泻法使用时机的经文。

【原文】

余愿闻邪气之在经也,其病人何如? 取之奈何? 岐伯对曰:夫圣人之起度数[1],必应于天地,故天有宿度[2],地有经水[3],人有经脉。天地温和,则经水安静;天寒地冻,则经水凝泣;天暑地热,则经水沸溢;卒风暴起,则经水波涌而陇起[4]。夫邪之入于脉也,寒则血凝泣,暑则气淖泽,虚邪因而入客,亦如经水之得风也,经之动脉,其至也亦时陇起,其行于脉中循循然[5],其至寸口中手也,时大时小,大则邪至,小则平,其行无常处,在阴与阳,不可为度,从而察之,三部九候,卒然逢之,早遏其路。

【注释】

[1]度数:法则。《太素·真邪补泻》注:"起于人身法度,以应天地也。"

[2]宿度:古代天文学按星座的位置划周天为三百六十五度。《黄帝内经素问》注:"宿,谓二十八宿。度,谓天之三百六十五度也。"在东西南北四方的主要星座为七曜星,东方为角、亢、氐、房、心、尾、箕;北方为斗、牛、女、虚、危、室、壁;西方为奎、娄、胃、昴、毕、觜、参;南方为井、鬼、柳、星、张、翼、轸。此二十八宿为天体运行环周之处,天体又分为三百六十五度,古人以此来测量日月星辰的运行。

[3] 经水：指自然界的河流。《素问》吴崑注："谓泾渭湖沔江淮汝漯漳济河海也，以其内合经脉，故名经水。"

[4] 陇起：陇，同"垄""垅"。形容经水波涌腾起犹如丘垅。《说文》："垅，丘垅也。"

[5] 循循然：循着经脉之次序而行。《黄帝内经素问》王冰注："顺动貌。言随顺经脉之动息，因循呼吸之往来，但形状或异耳。"

【按语】

本段经文以自然现象比喻邪气侵犯人体对经脉气血的影响，强调在正邪未合时，根据三部九候脉象特点，早期诊断，及时治疗。自然界中的外邪侵袭人体所致疾病，因不同的邪气而对人体气血造成不同的影响，即所谓"寒则血凝泣，暑则气淖泽"。在病邪侵犯人体的初期，因正邪未合，其脉象特点为"时大时小，大则邪至，小则平，其行无常处"，应"早遏其路"。

【原文】

吸则内针，无令气忤[1]；静以久留，无令邪布；吸则转针，以得气为故；候呼引针[2]，呼尽乃去；大气皆出，故命曰写。

帝曰：不足者补之，奈何？岐伯曰：必先扪而循之[3]，切而散之[4]，推而按之[5]，弹而怒之[6]，抓而下之[7]，通而取之[8]，外引其门，以闭其神[9]。呼尽内针，静以久留，以气至为故，如待所贵，不知日暮[10]，其气以至，适而自护[11]，候吸引针，气不得出，各在其处，推阖其门[12]，令神气存，大气留止，故命曰补。

【注释】

[1] 无令气忤（wǔ）：忤，违逆也。《类经·针刺类·经脉应天地呼吸分补泻》注："言呼吸补泻之法也，吸则内针，泻其实也。盖吸则气至盛，迎而夺之，其气可泄，所谓刺实者，刺其来也。去其逆气，故令无忤。"

[2] 引针：引，退却。引针即退针。

[3] 扪而循之：循着穴位抚摸皮肤，使皮肤舒缓，《黄帝内经素问》王冰注："扪循，谓手摸……扪而循之，欲气舒缓。"

[4] 切而散之：用指头撮捺穴位使经气布散。《黄帝内经素问》王冰注："切，谓指按也……切而散之，使经脉宣散。"

[5] 推而按之：用手指揉按肌肤。《类经·针刺类·经脉应天地呼吸分补泻》注："再以指揉按其肌肤，欲针道之流利也。"

[6] 弹而怒之：以手指弹动穴位，使患者注意力集中，气能随至。《类经·针刺类·经脉应天地呼吸分补泻》注："以指弹其穴，欲其意有所注则气必随之，故脉络䐜满如怒起也。"

[7] 抓而下之：用指甲切压穴位，并在切压处进针。《类经·针刺类·经脉应天地呼吸分补泻》注："抓、爪同。以左手爪甲掐其正穴，而右手方下针也。"

[8] 通而取之：等脉气流通后，而取出其针。《类经·针刺类·经脉应天地呼吸分补泻》注："下针之后，必候气通，以取其疾。"

[9] 外引其门，以闭其神：引，收引。门，孔穴。神，经气。指出针后，按闭针孔，不使经气外泄。《太素·真邪补泻》注："疾出针已，引皮闭门，使神气不出。神气，正气。"

[10] 如待所贵，不知日暮：候气如待贵客，不惜时间。《类经·针刺类·经脉应天地呼吸分补泻》注："静以久留，以候气至，如待贵人，毋厌毋忽也。"

[11] 适而自护:经气已至,守气勿失。《黄帝内经素问》注:"适,调适也。护,慎守也。言气已平调,则当慎守,勿令改变,使疾更生也。"

[12] 推阖其门:指出针后按闭针孔。

【按语】

本段经文论述针刺补泻与呼吸配合的关系。泻法的操作应做到"吸则内针""候呼引针,呼尽乃去",使大气皆去;补法要"呼尽内针""候吸引针",并"推阖其门"及时按压针孔使正气内存。还要配合辅助手法,针刺前先扪循、切散、推按、弹怒、抓下,留针时要"如待所贵",静候气至。

本段经文论述的呼吸补泻要领成为后世遵循的呼吸补泻法则,如明代刘瑾《神应经》、徐凤《针灸大全》等均收集了呼吸补泻的方法。

【原文】

帝曰:候气[1]奈何?岐伯曰:夫邪去络入于经也,舍于血脉之中,其寒温未相得[2],如涌波之起也,时来时去,故不常在。故曰方其来也,必按而止之,止而取之[3],无逢其冲而写之[4]。真气者,经气也,经气太虚,故曰其来不可逢[5],此之谓也。故曰候邪不审,大气已过[6],写之则真气脱,脱则不复,邪气复至,而病益蓄,故曰其往不可追[7],此之谓也。不可挂以发者,待邪之至时而发针写矣,若先若后者,血气已尽,其病不可下,故曰知其可取如发机,不知其取如扣椎,故曰知机道者不可挂以发,不知机者扣之不发,此之谓也。

帝曰:补写[8]奈何?岐伯曰:此攻邪也,疾出以去盛血,而复其真气,此邪新客,溶溶未有定处也,推之则前,引之则止,逆而刺之,温血[9]也,刺出其血,其病立已。

【注释】

[1] 候气:此指候察邪气。《类经·针刺类·候气察三部九候》注:"此欲候其邪气也,非针下气至之谓。"

[2] 其寒温未相得:寒温之邪未与正气相合。《太素·真邪补泻》注:"邪之寒温,未与正气相得。"

[3] 止而取之:当邪气方来时,必须按而止之,阻止它的发展。《素问注证发微》注:"方其来也,按而止之,止而泻之,早遏其路,则大邪之气,无能为矣。"

[4] 无逢其冲而写之:不要在邪气最盛的时候用泻法。《素问直解》注:"邪气冲突,宜避其锐。"

[5] 其来不可逢:邪气来势凶猛时不要用泻法。

[6] 大气已过:大气,系大邪气,指大邪之气已去也。《素问集注》注:"大气,风邪之气也。候邪而不详审其至,使邪气已过其处,而后泻之,则反伤其真气矣。"

[7] 其往不可追:邪气已去不要用泻法。

[8] 补写:《黄帝内经素问校注》认为应作"取血",下文为刺血攻邪内容,当理解为"取血"。

[9] 温血:有邪气的血。《太素·真邪补泻》注:"温,热也。邪之新入,未有定处,有热血,刺去痛愈。"《素问》吴崑注:"温血,毒血也。"

【按语】

本段经文论述使用泻法的最佳时机和刺血泻邪的应用方法。泻法应在邪气"方其来"时使用,疗效最好,"若先若后"则疗效不佳甚至损伤正气。若错过邪气入侵的初期而等到邪气侵袭渐久甚至邪气正盛,此时邪盛则正虚,使用泻法恐更伤正气,而加重病情;若邪气已去再使用泻法则导致正气受损,故在邪气初犯人体时使用泻法是最佳时机。

本段经文"其来不可逢"与"无逢其冲而泻之"的含义相同,均指不要等到邪气正盛时才用泻法,原因在于邪盛则正虚,泻法将对正气造成严重伤害,以此强调邪气初犯时使用泻法效果更好。此处"其来不可逢"是指泻法而言。《灵枢·小针解》的"其来不可逢者,气盛不可补也",是指邪气盛时不可用补法,以免闭邪不出。以上两处"其来不可逢"一言泻,一言补,文若相反,各有深义,应注意区别,不可混淆。

刺血法作为攻邪的有效方法,在"邪新客"时使用,有"其病立已"的效果。这一理论被金元医家张从正进一步发挥,认为泻血除热功效最捷,将刺血法归入汗法,发展了《内经》的刺血理论。

【原文】

帝曰:善。然真邪以合,波陇不起,候之奈何? 岐伯曰:审扪循三部九候之盛虚而调之,察其左右上下相失及相减者[1],审其病藏以期之[2]。不知三部者,阴阳不别,天地不分,地以候地,天以候天,人以候人[3],调之中府,以定三部[4]。故曰刺不知三部九候病脉之处,虽有大过且至,工不能禁也。诛罚无过,命曰大惑,反乱大经,真不可复,用实为虚,以邪为真,用针无义,反为气贼,夺人正气,以从为逆,荣卫散乱,真气已失,邪独内著,绝人长命,予人天殃,不知三部九候,故不能久长。因不知合之四时五行,因加相胜[5],释邪攻正,绝人长命。邪之新客来也,未有定处,推之则前,引之则止,逢而写之,其病立已。

【注释】

[1] 察其左右上下相失及相减者:对三部九候脉象进行左右、上下对比,以审察有无不相称或减弱的情况。《类经·针刺类·候气察三部九候》注:"相失者,如七诊之类,失其常体,不相应也。相减者,形气虚脱也。""七诊"在《素问·三部九候论篇》中有说明:"察九候独小者病,独大者病,独疾者病,独迟者病,独热者病,独寒者病,独陷下者病。"

[2] 审其病藏以期之:审察病变所在的脏腑,确定针刺治疗。《黄帝内经素问》注:"气之在阴,则候其气在于阴分而刺之,气之在阳,则候其气在阳分而刺之,是谓逢时。"

[3] 地以候地,天以候天,人以候人:上部之脉以候上焦之病,中部之脉以候中焦之病,下部之脉以候下焦之病。《太素·真邪补泻》注:"足厥阴天,足少阴地,足太阴人,以候肝、肾、脾胃三种地也。手太阴天,手阳明地,手少阴人,以候肺、胸、心三种人也。两额动脉之天,两颊动脉之地,耳前动脉之人,以候头角、口齿、耳目三种天也。"

[4] 调之中府,以定三部:根据三部九候脉象确定五脏之气。《太素·真邪补泻》注:"中府,五藏也,欲调五藏之气,取定天地人三部九候也。"《类经·针刺类·候气察三部九候》注:"中府,藏气也,凡三部九候脉证,皆以藏气为主……故调之中府,可以定三部。"亦有观点认为"中府"指胃腑。《素问》吴崑注:"中府,胃也,土主中宫,故曰中府。调之中府者,言三部九候皆以冲和胃气调息之。"

[5] 不知合之四时五行,因加相胜:未掌握四时五行因加相生的道理。《太素·真邪补泻》注:"愚医不知年加之禁。"《素问集注》:"六气之加临,五运之相胜。"

【按语】

本段经文强调当邪气进一步入侵而与正气相合,此时应采用上下、左右对比的诊察方法,根据三部九候脉象的主病部位准确判断病位所在,又根据脉象虚实情况判断病性,进而辨证施治,同时结合四时、五行相胜情况,避免犯虚虚实实之戒,强调三部九候脉诊是邪正相合时的重要诊察方法。同时,再一次强调邪气入侵初期及时治疗的重要意义,即"邪之新客""逢而写之,其病立已"。

第四节　刺热篇第三十二(节选)

【提要】

本篇是《素问》论述热病的重要篇章,包括取穴、护理等内容,为使针法运用恰当,又详述了五脏热病的症状、诊断、预后等,突出"治病必先识病"。因内容围绕热病的针刺治疗,故名"刺热"。主要内容有:

(1)论述五脏热病的症状、发展、预后和针刺治疗的方法,强调早期采用刺血治疗,选穴以表里经配穴为原则。

(2)论述热病的面部色诊,可以从外知内,若善为运用,就能做到早期诊断、早期治疗,而"治未病"具有积极预防的意义。还指出要"饮寒水""寒衣""居寒处",有利于热病向愈的护理方法。

(3)指出要根据热病的先发症状取穴针刺,以脏腑辨证结合经脉辨证取用相关经穴针刺治疗,如"五十九刺"、脊椎诸穴。

现节选五脏热病的症状、发展规律和针刺治疗的经文。

【原文】

肝热病者,小便先黄,腹痛多卧,身热[1]。热争[2]则狂言及惊[3],胁满痛,手足躁,不得安卧[4];庚辛甚,甲乙大汗,气逆则庚辛死[5]。刺足厥阴少阳[6]。其逆则头痛员员[7],脉引冲头也。

心热病者,先不乐,数日乃热。热争则卒心痛,烦闷善呕[8],头痛面赤,无汗[9];壬癸甚,丙丁大汗,气逆则壬癸死。刺手少阴、太阳。

脾热病者,先头重,颊痛,烦心,颜青[10],欲呕,身热。热争则腰痛,不可俛仰[11],腹满泄,两颌痛[12];甲乙甚,戊己大汗,气逆则甲乙死。刺足太阴、阳明。

肺热病者,先淅然厥,起毫毛[13],恶风寒,舌上黄[14],身热。热争则喘咳,痛走胸膺背,不得大息,头痛不堪[15],汗出而寒[16];丙丁甚,庚辛大汗,气逆则丙丁死。刺手太阴、阳明,出血如大豆,立已[17]。

肾热病者,先腰痛胻酸,苦渴数饮[18],身热。热争则项痛而强,胻寒且酸,足下热,不欲言,其逆则项痛员员澹澹然[19];戊己甚,壬癸大汗,气逆则戊己死。刺足少阴、太阳。诸汗者,至其所胜日汗出也[20]。

【注释】

[1] 小便先黄,腹痛多卧,身热:小便先黄,当为"先小便黄"。《素问识》注:"据下文四藏之例,'先'字者在'小便'上。"《素问释义》注:"少腹,肝部。少腹热,故便黄。木克脾故腹痛。肝胆同气,胆热,故好眠。相火升泻,故一身尽热。"《素问》吴崑注:"肝脉抵少腹,故腹痛。肝主筋,筋瘘故多卧。"

[2] 热争：即热邪与正气相争。《素问》吴崑注："热盛则与藏气相薄，邪正分争。"

[3] 狂言及惊：肝主惊骇，肝气乱则狂言及惊。《类经·疾病类·五藏热病刺法》注："气争于肝，则肝气乱，故狂言而惊，肝病主惊骇也。"

[4] 手足躁，不得安卧：手足躁动不宁，无法安睡。《太素·五藏热病》注："肝脉出足上连手厥阴，今热故手足躁也。"

[5] 气逆则庚辛死：肝气溃乱者在庚辛日病情加重而死。《素问经注节解》注："气逆非喘逆，谓病甚而气溃乱也。"

[6] 刺足厥阴少阳：应刺足厥阴肝经和足少阳胆经腧穴。《素问释义》注："一藏一府，表里气通，故有俱者，有不俱病者，当视其经脉刺之，泄其经脉，使藏府之邪外出。"

[7] 其逆则头痛员员：员员，眩晕之意。《素问集注》注："员员，周转也。此言肝藏之热发于外，而与形热相应。热盛而上逆于头，故头痛而员转也。"

[8] 热争则卒心痛，烦闷善呕：邪热与正气相争突然出现心痛、烦闷、呕恶。《类经·疾病类·五藏热病刺法》注："热与心气分争，故卒然心痛而烦闷，心火上炎，故善呕。"

[9] 头痛面赤，无汗：心之热病，当邪正相争时，出现头痛，面部赤、无汗。《类经·疾病类·五藏热病刺法》注："头者精明之府，手少阴之脉上出于面，故头痛面赤。汗为心液，心热则液亡，故无汗。"

[10] 头重，频痛，烦心，颜青：脾之热病，先有头重、面频痛、心烦、额部发青的表现。《太素·五藏热病》注："胃府之阳明脉，循发际至额颅，故头重频痛。"

[11] 热争则腰痛，不可俛仰：俛，通"俯"。《类经·疾病类·五藏热病刺法》注："腰者肾之府，热争于脾，则土邪乘肾，必注于腰，故腰痛不可俛仰。"

[12] 腹满泄，两颔痛：脾之热病，邪正相争时，出现腹中胀满泄泻、两颔疼痛。《素问释义》注："脾阳不升，浊阴填塞，故或满或泄。阳明脉循颊后下廉，出大迎，故两颔痛。"

[13] 淅然厥，起毫毛：肺发生热病，先感体表淅然畏寒，毫毛竖起。《素问直解》注："淅然，如水洒身之意。"《素问集注》注："皮毛者，肺之合，藏气热于内，故淅然寒栗于外而恶风寒，盖热盛于寒也。"《太素》注："淅然"下无"厥"字。

[14] 舌上黄：指肺病发热，出现舌上发黄，身体发热。《黄帝内经素问》注："肺之脉，起于中焦，下络大肠，还循胃口。今肺热入胃，胃热上升，故舌上黄而身热。"

[15] 头痛不堪：头痛得厉害。《素问集注》注："手阳明之脉，上循于头，故头痛不堪。"

[16] 汗出而寒：肺之热病，邪正相争时，出现汗出怕冷。《类经·疾病类·五藏热病刺法》注："热邪在肺，则皮毛不敛，故汗出而寒。"

[17] 出血如大豆，立已：疑为错简。《素问直解》将其移于下文肾热病刺足少阴太阳之下。《素问识》曰："余藏热病，不言出血，独于肺热病而言之，实为可疑。"

[18] 腰痛胻酸，苦渴数饮：胻同"胻"，《尔雅·释亲》："胻，胫也。"腰痛和小腿发酸，口渴想喝水。《素问直解》注："腰乃肾府，故肾热病者，先腰痛。肾主骨，故胻酸。肾为水藏，不能上济其火，故苦渴，数饮水。"

[19] 澹澹然：澹，同"淡"，淡淡，水波摇动的样子。指头晕目眩、摇晃不定。

[20] 至其所胜日汗出也：即五脏各自当旺之时，正气胜则却邪，当汗出而愈。《黄帝内经素问》注："气王日为所胜，王则胜邪，故各当其王日汗。"

【按语】

本段经文论述五脏热病的症状、预后和针刺治疗方法。五脏热病的发展可分为"先病""热争"

"大汗、气逆"三个阶段，即邪热首先入侵经络，然后循经侵袭五脏，最后正胜邪退则大汗向愈，或邪胜气逆而死亡。至于五脏热病的预后是向愈还是气逆，可根据五行生克规律进行推测，若日干与病脏五行相同则为本脏旺日，预后好；若日干克病脏则病重，即"自得其位而起"，"至其所不胜而甚"。

五脏热病的治疗应在疾病初期即采用刺血疗法，取穴以病变五脏所属经脉为主，采用表里经配穴法，临床可取表里经的井、荥穴针刺治疗。本段经文有关五脏热病的论述对后世温热学派的形成和发展有较大影响。

【原文】

诸治热病，以饮之寒水，乃刺之；必寒衣之，居止寒处，身寒而止也[1]。热病先胸胁痛，手足躁，刺足少阳，补足太阴[2]，病甚者为五十九刺[3]。热病始手臂痛者，刺手阳明、太阴，而汗出止[4]。热病始于头首者，刺项太阳而汗出止[5]。热病起于足胫者，刺足阳明而汗出止[6]。热病先身重，骨痛，耳聋，好瞑，刺足少阴，病甚为五十九刺。热病先眩冒而热，胸胁满，刺足少阴、少阳[7]。

【注释】

[1] 以饮之寒水，乃刺之……身寒而止也：要患者饮清凉饮料，穿衣单薄，身居凉处，经针治热易退。《类经·针刺类·五藏热病刺法》注："先欲寒水而后刺，欲其阴气自内达表而泄热于外也，故必寒水寒处，皆欲其避温就凉耳。"

[2] 刺足少阳，补足太阴：泻少阳以退热，补太阴以济阴。《素问集注》注："刺足少阳以泻阳分之热，补足太阴以御外入之邪，盖邪在少阳，三阳为尽，太阴当受邪也。"

[3] 病甚者为五十九刺：即指治热病的五十九穴。《素问·水热穴论篇》："头上五行行五者，以越诸阳之热逆也。大杼、膺俞、缺盆、背俞，此八者，以写胸中之热也。气街、三里、巨虚上下廉，此八者，以写胃中之热也。云门、髃骨、委中、髓空，此八者，以写四肢之热也。五藏俞傍五，此十者，以写五藏之热也。凡此五十九穴者，皆热之左右也。"另据《灵枢·热病》亦有治热病的五十九穴，与《素问·水热穴论篇》所指的腧穴不同，可互参。

[4] 刺手阳明、太阴，而汗出止：热病开始时手臂痛者，是病在上而发于阳，刺手阳明、太阴二经的腧穴，得汗出而热止。《太素·五藏热病》："手阳明行于手表，太阴行在手里，故手臂痛，刺此阴阳表里二脉取汗也。"

[5] 刺项太阳而汗出止：热病症状起于头者，刺足太阳经腧穴，得汗出而热止。《素问集注》注："始于头首者，太阳之为病也。刺项者，刺风池、风府也。太阳为诸阳主气，其脉连于风府，故刺之而汗出乃止。"

[6] 刺足阳明而汗出止：热病起于足胫者，可刺足阳明经腧穴，得汗出而热止。《素问直解》注："足阳明之脉，循经下足，故热病始于足胫者，当刺阳明，而汗出止。"《类经·针刺类·五藏热病刺法》注："按《寒热病》篇曰：足阳明可汗出，当是内庭、陷谷二穴。"

[7] 刺足少阴、少阳：热病先头晕眩冒而后发热，胸胁胀闷者，是病发于少阳，将传于里，刺足少阴及足少阳经腧穴，使邪从枢转而外出。《素问》吴崑注："目前黑谓之眩，目如蒙谓之冒，少阴肾主骨，骨之精为瞳子，少阴热故令眩冒。又少阳之脉起于目锐眦，循胁里，故热病先眩冒而热，胸胁满者取足少阴、少阳而刺之。"

【按语】

本段经文论述热病的护理方法及热病始发不同部位的循经取穴法。在热病的护理上，提出要先喝清凉饮料,再行针刺,并要求患者穿衣单薄,住在凉爽的地方,以促使热退身凉而病愈,这与现代高热病冷敷有相似之处。在治疗上,根据热病的不同表现,提出对先出现胸胁痛、先手臂痛、先发于头部、先发于足胫部、先体重、先头目眩晕等不同情况分经选穴治疗,如果病重时可用"五十九刺"进行治疗。

【原文】

热病气穴:三椎下间主胸中热,四椎下间主鬲中热[1],五椎下间主肝热,六椎下间主脾热,七椎下间主肾热。荣在骶也[2],项上三椎陷者中也[3]。颊下逆颧为大瘕[4],下牙车为腹满[5],颧后为胁痛[6],颊上者鬲上也[7]。

【注释】

[1] 鬲中热:指膈中的热病,《甲乙经》作"胃中热"。《素问集注》注:"胸中鬲上,乃心肺之宫城。主胸中热者,泻肺热也,鬲中热者,泻心热也。"

[2] 荣在骶也:骶,脊骨尽处,有长强穴。荣分热应取骶部之长强穴。《类经·疾病类·五藏热病刺法》注:"荣,阴气也。骶,尾骶也。即脊脉之长强穴。盖即取阳邪于上,仍当补阴于下,故曰荣在骶也。"

[3] 项上三椎陷者中也:此指取脊柱腧穴的方法。《类经·疾病类·五藏热病刺法》注:"此取脊椎之大法也。项上三椎者,乃项骨三节,非脊椎也,三椎之下陷者中,方是第一节,穴名大椎,由此而下数之,则诸椎循次可得也。"

[4] 颊下逆颧为大瘕:面赤由颊部逆于颧部为大瘕泄证。《素问集注》注:"颊下为颐,如颊下之色,上逆于颧,是肾热乘肝,当为大瘕泄。"大瘕,指瘕泄,为泄泻之一,也有指为病块者。《素问经注节解》注:"瘕,气块也。"

[5] 下牙车为腹满:牙车即颊车,下颊车指赤色下行至颊车。《素问集注》注:"如下于牙车,是肾热乘胃,当主腹满。"

[6] 颧后为胁痛:指赤色逆行于颧骨之后,主胁痛。《素问集注》注:"逆于颧后,是热邪乘胆,当为胁痛。"

[7] 颊上者鬲上也:指赤色见于颊上,主心肺热。《素问集注》注:"如逆于颊上者,是在鬲上心肺之分也。"

【按语】

本段经文论述在督脉所过的椎间取穴治疗热病,并列举诊断胸腹疾病的色诊法,察面色辨胸胁疾病。文中部分内容历代注家有不同注释,但在脊柱局部取穴,对治疗内脏疾病确有一定的疗效。

第五节　刺腰痛篇第四十一(全篇)

【提要】

本篇讨论腰痛的证候特点和针刺治疗方法,指出十二经脉和奇经八脉有了病变都能使人腰痛,提出用循经取穴、刺络放血法治疗腰痛,采用"以月生死为痏数"和"左取右,右取左"的针刺法则,故名"刺腰痛"。主要内容有:

(1)论述三阴经、三阳经、奇经八脉病变而发生腰痛的症状特点、分类、按经选穴针刺治疗方法。

(2)据各经循行部位,论述各经腰痛的症状。

【原文】

足太阳脉令人腰痛,引项脊尻背如重状[1];刺其郄中[2]太阳正经出血,春无见血[3]。少阳令人腰痛,如以针刺其皮中,循循然不可以俯仰,不可以顾[4],刺少阳成骨[5]之端出血,成骨在膝外廉之骨独起者,夏无见血[6]。阳明令人腰痛,不可以顾,顾如有见者,善悲,刺阳明于胻前[7]三痏,上下和之出血,秋无见血[8]。

足少阴令人腰痛,痛引脊内廉,刺少阴于内踝上[9]二痏,春无见血,出血太多,不可复也。厥阴之脉,令人腰痛,腰中如张弓弩弦[10],刺厥阴之脉,在腨踵鱼腹之外[11],循之累累然[12],乃刺之,其病令人善言,默默然不慧[13],刺之三痏。

解脉[14]令人腰痛,痛引肩,目䀮䀮然[15],时遗溲,刺解脉,在膝筋肉分间郄外廉[16]之横脉出血,血变而止。解脉令人腰痛如引带,常如折腰状,善恐,刺解脉,在郄中结络如黍米,刺之血射以黑,见赤血而已。

同阴之脉[17]令人腰痛,痛如小锤居其中,怫然肿,刺同阴之脉,在外踝上绝骨之端,为三痏。

阳维之脉令人腰痛,痛上怫然肿,刺阳维之脉,脉与太阳合腨下间,去地一尺所。

衡络之脉[18]令人腰痛,不可以俯仰,仰则恐仆,得之举重伤腰,衡络绝,恶血归之,刺之在郄阳筋之间,上郄数寸衡居,为二痏出血。

会阴之脉[19]令人腰痛,痛上漯漯然汗出[20],汗干令人欲饮,饮已欲走,刺直阳之脉[21]上三痏,在蹻上郄下五寸横居[22],视其盛者出血。

飞阳之脉[23]令人腰痛,痛上怫怫然[24],甚则悲以恐,刺飞阳之脉,在内踝上五寸[25],少阴之前,与阴维之会。

昌阳之脉[26]令人腰痛,痛引膺,目䀮䀮然,甚则反折[27],舌卷不能言,刺内筋[28]为二痏,在内踝上大筋前,太阴后上踝二寸所。

散脉[29]令人腰痛而热,热甚生烦,腰下如有横木居其中,甚则遗溲,刺散脉,在膝前骨肉分间,络外廉束脉,为三痏。

肉里之脉[30]令人腰痛,不可以咳,咳则筋缩急,刺肉里之脉为二痏,在太阳之外,少阳绝骨之后。

【注释】

[1]引项脊尻(kāo)背如重状:尻,《尔雅》:"尻,臀也。"如重状,沉重感。《黄帝内经素问》注:"如重状,乃负重物之沉重感。"

[2] 郄中：委中。《黄帝内经素问》注："郄中，委中也。在膝后屈处腘中央约文中动脉，足太阳脉之所入也。"

[3] 春无见血：春天不要刺血。《黄帝内经素问》注："太阳合肾，肾王于冬，水衰于春，故春无见血也。"

[4] 不可以顾：无法回顾，形容转侧不利。《说文·页部》："顾，还视也。"

[5] 成骨：骱骨，即胫骨。《类经·针刺类·刺腰痛》注："膝外侧之高骨独起者，乃骱骨之上端，所以成立其身，故曰成骨。"

[6] 夏无见血：夏天不要刺血。《黄帝内经素问》注："少阳合肝，肝王于春，木衰于夏，故无见血也。"

[7] 骱前：胫骨前缘，此处指足三里穴。《类经·针刺类·刺腰痛》注："骱前三痏，即三里也。"

[8] 秋无见血：秋天不要刺血。《黄帝内经素问》注："阳明合脾，脾王长夏，土衰于秋，故秋无见血。"

[9] 内踝上：指足少阴经的复溜。

[10] 腰中如张弓弩弦：指腰部强直拘急。《黄帝内经素问》注："如张弦者，言强急之甚。"《素问》吴崑注："厥阴之脉，抵少腹，属肝，肝主筋，肝病则筋急，故令腰中如张弓弩弦。"

[11] 在腨踵鱼腹之外：腨，腿肚。踵，足跟。鱼腹，小腿肚形如鱼腹。指足厥阴肝经的蠡沟穴。

[12] 循之累累然：触摸起来犹如串珠，即血络瘀阻之象。《黄帝内经素问》注："循其分肉，有血络累累然，乃刺出之。"

[13] 其病令人善言，默默然不慧：据《太素》以及全元起本均无"善"字。"善言"与"默默然"语义矛盾，当从《太素》。不慧，言语不爽朗。另据《素问识》，此句及以下"刺之三痏"均为衍文。

[14] 解脉：足太阳膀胱经的散行脉。《黄帝内经素问》注："解脉，散行脉也，言不合而别行也。此足太阳之经……两脉如绳之解股，故名解脉也。"

[15] 晥晥然：视物不明貌。《玉篇·目部》："晥，目不明。"

[16] 膝筋肉分间郄外廉：指委中穴外侧的委阳穴。

[17] 同阴之脉：足少阳络脉。《黄帝内经素问》注："足少阳之别络也，并少阳经上行，去足外踝上同身寸之五寸，乃别走厥阴，并经下络足跗，故曰同阴脉也。"

[18] 衡络之脉：带脉。《素问集注》："衡，横也。带脉横络于腰间，故曰横络之脉。"

[19] 会阴之脉：会阴本是穴名，在前后二阴之间。会阴之脉，张志聪："任脉起于会阴，与督脉交会，分而上行，故曰会阴之脉。"

[20] 漯漯（tà）然汗出：汗出多。

[21] 直阳之脉：指督脉。《素问集注》："督脉总督一身之阳，贯脊直上，故曰直阳。"

[22] 蹻上郄下五寸横居：指承筋穴。蹻，为阳蹻，指申脉穴。郄，指委中穴。《类经·针刺类·刺腰痛》注："蹻为阳蹻，即申脉也。郄，即委中也。此脉上之穴，在蹻之上，郄之下，相去约五寸，而横居其中，则承筋穴也。"

[23] 飞阳之脉：足太阳络脉。《灵枢·经脉》："足太阳之别，名曰飞阳，去踝七寸，别走少阴。"

[24] 痛上怫怫然：指痛处的筋络怒胀发肿。

[25] 内踝上五寸：足少阴筑宾穴，为阴维之郄。

[26] 昌阳之脉：足少阴肾经。昌阳为肾经复溜穴别名。《针灸甲乙经》："复溜者，金也，一名伏白，一名昌阳。"

[27] 反折：腰向后弯而不能向前曲。

[28] 内筋：筋之内，即跟腱前。

[29] 散脉：足太阴络脉。《黄帝内经素问》注："散脉，足太阴之别也，散行而上，故以名焉。"

[30] 肉里之脉：足少阳经。《黄帝内经素问》注："肉里之脉，少阳所生，则阳维之脉气所发也。"

【按语】

本段经文着重论述了腰痛的经脉辨证，强调循经取穴，采用刺血法进行治疗，对后世腰痛的治疗有一定影响。如《四总穴歌》"腰背委中求"和《针灸聚英·杂病歌》"腰背痛楚委中头，更兼一穴是复溜"等均继承了《内经》腰痛刺治的思想。

关于本段经文提出的某些经络名称，现已不用，历代医家观点亦有不同。如衡络之脉，除张志聪所指带脉外，王冰认为指足太阳经在腰部的横行支脉；会阴之脉除高士宗所指任、督两脉外，王冰、姚止庵认为应指足太阳经会合于后阴部的经脉；飞阳之脉除指足太阳络脉外，王冰认为指阴维脉，丹波元简认为指足厥阴络脉；昌阳之脉除指足少阴肾经外，王冰、高士宗认为当是阴蹻脉；散脉除指足太阴络脉外，杨上善指为足厥阴、少阳脉，张志聪认为应是冲脉；肉里之脉杨上善认为是足少阳经。虽然对于具体经脉的确定有争议，但本篇所强调的根据经脉理论进行腰痛辨证刺治的思想仍然具有重要的临床指导意义，值得进一步研究。

【原文】

腰痛侠脊而痛至头几几然[1]，目䀮䀮欲僵仆，刺足太阳郄中出血。腰痛上寒，刺足太阳、阳明；上热，刺足厥阴；不可以俯仰，刺足少阳；中热而喘，刺足少阴，刺郄中出血。腰痛上寒不可顾，刺足阳明；上热，刺足太阴；中热而喘，刺足少阴。大便难，刺足少阴。少腹满，刺足厥阴。如折不可以俯仰，不可举，刺足太阳。引脊内廉，刺足少阴。腰痛引少腹控䏚[2]，不可以仰，刺腰尻交者，两髁胂[3]上。以月生死为痏数[4]，发针立已，左取右，右取左。

【注释】

[1] 几几(shū)然：形容项背牵强不舒。

[2] 控䏚(miǎo)：控，牵引。䏚，季胁下空软处。

[3] 髁胂(shèn)：髁，音义同"骻"，大腿骨。胂，夹脊肉。《素问集注》注："胂即两髁上陇起肉也。"

[4] 以月死生为痏数：依月亮的圆缺变化计算针刺的次数。

【按语】

本段经文论述腰痛的辨证及刺法，腰痛不仅肾虚可致，而且经脉气血的病变亦可引起腰痛。本段经文还对腰痛及其兼证进行了辨证，提出调节不同经脉的取穴方法，补充了腰痛的辨证与治疗。

第六节 奇病论篇第四十七（节选）

【提要】

"奇病"是指异常的或特殊少见的病证，本篇介绍了异于寻常的疾病，故名为"奇病论"。主要内容有：

（1）论述妊娠九月而瘖、息积、伏梁、疹筋、头痛、脾瘅、胆瘅、癃疾、癫疾、肾风等奇病的原因、症状、治法和预后。

（2）强调要恰当应用针刺治疗方法，应补则补，应泻则泻，"无损不足，益有余"，防止造成不良后果。提出治疗息积不可使用艾灸和针刺治疗，必须用导引法治疗，以疏通气血，并结合药物全面治疗。

（3）指出"数食甘美而多肥"，会使人生消渴病，此类患者应禁食糖类食物和米饭的临床护理原则；还说明先天性的癫痫与母体怀孕期间的精神刺激和周围环境有关。

现节选胆瘅病因、症状和刺法的经文。

【原文】

帝曰：有病口苦，取阳陵泉，口苦者，病名为何？何以得之？岐伯曰：病名曰胆瘅[1]。夫肝者，中之将也，取决于胆[2]，咽为之使[3]。此人者，数谋虑不决，故胆虚，气上溢，而口为之苦[4]，治之以胆募、俞。

【注释】

[1] 胆瘅：即胆热证。《黄帝内经素问》王冰注："亦谓热也，胆汁味苦，故口苦。"《素问注证发微》注："此病乃胆气之热也。"瘅，亦作疸，系黄疸。与此有别。

[2] 夫肝者，中之将也，取决于胆：指肝在五脏之中，为将军之官，肝的功能取决于胆。《类经·疾病类·脾瘅胆瘅》注："肝者将军之官，谋虑出焉。胆者中正之官，决断出焉。夫谋虑在肝，无胆不断，故肝为中之将，而取决于胆也。"

[3] 咽为之使：使，支配。指咽受肝的支配。《类经·疾病类·脾瘅胆瘅》注："足少阳之脉挟咽，足厥阴之脉循喉咙之后，上入颃颡，是肝胆之脉皆会于咽，故咽为之使。"

[4] 胆虚，气上溢，而口为之苦：患胆瘅的患者，多数谋虑而不能决断，以致胆失却正常的功能，胆汁向上溢，而口中苦。《素问释义》注："胆郁不决，相火上炎，胆气随溢。"《甲乙经》作"胆气上溢"。

【按语】

本段经文论述胆瘅的病因、症状和治疗方法。胆瘅系胆气郁结，气郁化热而致胆热熏蒸，胆汁上溢而致口苦。临床治疗当针刺胆之募穴、俞穴，以泻胆热。俞穴在背部，募穴在胸腹，此为募俞配穴法。

第七节　刺要论篇第五十（全篇）

【提要】

针刺有重要的法则，如果不按照法则治病，非但不能取得疗效，反而会有极大的危险性。本篇讨论针刺的重要法则，故名"刺要论"。其主要内容有：

（1）强调针刺治疗，首先要明确疾病的浅深表里，然后做出适宜的处理方法，提出"针刺之要，各至其理,无过其道"。

（2）指出若盲目误刺,非但不会减轻病势,反而会影响五脏对气候的适应能力,致使到一定季节就会产生出种种病证,甚至筋骨受伤,不能行动。

【原文】

黄帝问曰:愿闻刺要。岐伯对曰:病有浮沉[1],刺有浅深,各至其理,无过其道[2]。过之则内伤,不及则生外壅[3],壅则邪从之。浅深不得,反为大贼,内动五藏[4],后生大病。

故曰病有在毫毛腠理者,有在皮肤者,有在肌肉者,有在脉者,有在筋者,有在骨者,有在髓者。是故刺毫毛腠理无伤皮,皮伤则内动肺,肺动则秋病温疟[5],泝泝然寒栗[6]。刺皮无伤肉,肉伤则内动脾,脾动则七十二日四季之月[7],病腹胀烦,不嗜食。刺肉无伤脉,脉伤则内动心,心动则夏病心痛[8]。刺脉无伤筋,筋伤则内动肝,肝动则春病热而筋弛[9]。刺筋无伤骨,骨伤则内动肾,肾动则冬病胀腰痛[10]。刺骨无伤髓,髓伤则销铄胻酸,体解㑊然不去矣[11]。

【注释】

[1] 浮沉:指疾病的表里。

[2] 各至其理,无过其道:指针刺的深度应当适度,既不能过深,又不能过浅。《类经·针刺类·刺禁》注:"应浅不浅,应深不深,皆过其道也。"

[3] 不及则生外壅:即病深刺浅,反而发生壅滞。《类经·针刺类·刺禁》注:"失于浅则致气于外,故为壅肿而邪反从之。"

[4] 反为大贼,内动五藏:大贼,指危害极大。由于针刺深浅不当,反而造成极大危害,内伤五脏。《黄帝内经素问》注:"贼,谓私害。动,谓动乱。然不及则外壅,过之则内伤,既且外壅内伤,是为大病之阶渐尔,故曰后生大病也。"

[5] 温疟:指外受雨露,内停水湿而致的恶寒发热不甚,一身尽痛,四肢沉重,脘闷呕恶为主要表现的病证。《素问·疟论篇》:"此先伤于风,而后伤于寒,故先热而后寒也,亦以时作,名曰温疟。"王冰注:"以其先热,故谓之温。"

[6] 泝(sù)泝然寒栗:泝泝,《甲乙经》作"渐然"。指恶寒貌。

[7] 脾动则七十二日四季之月:"动"作"伤"字解。七十二日,《素问》吴崐注:"脾土寄王四季,每季之末,各得十八日,共成七十二日。"指脾伤之后,在这七十二天中要发生腹胀、不思饮食等症。

[8] 心动则夏病心痛:刺肉误伤于脉,则内动于心,心气旺于夏,故夏至而心痛。《类经·针刺类·刺禁》注:"脉在肉中,为心之合,脉伤则内动于心,心王于夏,外气伤,故夏为心痛。"

[9] 肝动则春病热而筋弛:刺脉误伤于经筋,筋与肝合,故内动于肝,至春则发生热病和筋脉弛缓。《类经·针刺类·刺禁》注:"筋合肝而王于春,筋伤则肝气动,故于春阳发生之时,当病热证,热则筋缓,故为弛纵。"

[10] 肾动则冬病胀腰痛:指刺筋误伤骨,骨与肾合,故内动于肾,肾的功能受到影响,而出现腹胀、腰痛。《素问》吴崐注:"肾合骨而王于冬,骨伤动肾,则冬月无以封藏而病胀与腰痛矣。"

[11] 髓伤则销铄胻酸,体解㑊然不去矣:髓伤则日渐消减枯涸,小腿发酸,身体倦怠无力。《类经·针刺类·刺禁》注:"髓为骨之充,精之属,最深者也。精髓受伤,故为干枯,销铄、胻酸等

病。解㑊者,倦怠困弱之名,阴之虚也。阴虚则气虚,气虚则不能举动,是谓不去也。"

【按语】

本段经文讨论针刺毫毛腠理、皮肤、肌肉、脉、筋、骨髓的深浅刺法及过刺的危害,提出"各至其理,无过其道"的针刺原则。就是针刺的深浅要根据疾病的表里和所在的病所,既不可太过,又不可不及,恰到病处为宜,使精气得复,邪气得去。如刺之太过或不及,则不能达到调节经脉气血,扶正祛邪的目的,反而会带来极大的针害,如本文所说"过之则内伤,不及则生外壅,壅则邪从之,浅深不得,反为大贼,内动五藏,后生大病"的严重后果。

本篇经文中针刺深浅的原则是针刺具体操作的要求,是临床获得针感、施行补泻、发挥针刺效应、提高针刺疗效、防止针刺意外发生的重要原则。

第八节 刺齐论篇第五十一(全篇)

【提要】

齐,限定的意思,本篇论述针刺的深浅必须有一定的限度,不然就是违反刺法,故名为"刺齐论"。主要内容有:

(1)介绍刺皮无伤肉、刺肉无伤脉等针刺的要点,说明针刺的深度太过和不及同样会损伤其他部位。

(2)提出"针刺深浅,各有限度",否则就会违背针刺的法度,造成严重的后果。

【原文】

黄帝问曰:愿闻刺浅深之分[1]。岐伯对曰:刺骨者无伤筋,刺筋者无伤肉,刺肉者无伤脉,刺脉者无伤皮;刺皮者无伤肉,刺肉者无伤筋,刺筋者无伤骨[2]。

帝曰:余未知其所谓,愿闻其解。岐伯曰:刺骨无伤筋者,针至筋而去,不及骨也。刺筋无伤肉者,至肉而去,不及筋也。刺肉无伤脉者,至脉而去,不及肉也。刺脉无伤皮者,至皮而去,不及脉也[3]。所谓刺皮无伤肉者,病在皮中,针入皮中,无伤肉也。刺肉无伤筋者,过肉中筋也。刺筋无伤骨者,过筋中骨也。此之谓反也[4]。

【注释】

[1] 刺浅深之分:分,可作"部位"解。《黄帝内经素问》注:"谓皮肉筋脉骨之分位也。"

[2] 刺骨者无伤筋……刺筋者无伤骨:此言皮脉肉筋骨各有深浅不同部位,刺深不宜浅,刺浅不宜深。《素问集注》注:"前四句言宜深者勿浅,后三句言宜浅者勿深,所谓各至其理,无过其道。"

[3] 刺骨无伤筋者……不及脉也:此四句说明刺深不宜浅,针未至病所,不但病未去,反伤正常组织。《素问集注》注:"此申明刺宜深者,勿浅而去也。刺骨无伤筋者,言其病在骨,刺当及骨,若针至筋而去,不及于骨,则反伤筋之气,而骨病不除,是刺骨反伤其筋矣。盖皮肉筋骨,各有所主之气,故必当至其处,而候其主病之气焉。卢良侯曰:脉在肉中,肉有溪谷,脉有脉道,理路各别者也。所谓至脉而去,不及肉者,谓刺在皮肤脉络之间,不及里之筋骨,非针从脉而再入于肉也。是以

略去刺脉无伤肉句者。"

[4] 所谓刺皮无伤肉者……此之谓反也：此三句说明刺浅而勿深，针太过亦损伤正气。《黄帝内经素问》注："此则诚过分太深也。"新校正云："按全元起云：刺如此者是谓伤，此皆过，过必损其血气，是谓逆也，邪必因而入也。"《类经·针刺类·针禁》注："刺皮过深而中肉者，伤其脾气。刺肉过深而中筋者，伐其肝气。刺筋过深而中骨者，伤其肾气。此上三节，言不当深而深者之害，是皆所谓反也。"

【按语】

本段经文继上篇继续讨论针刺的深浅规律，强调针刺深浅的限度和分部。本篇与《刺要论》都是讨论针刺深浅，其基本思想是一致的，但《刺要论》主要讨论针刺深浅的原则，并强调针刺不当而带来的危害。本篇反复强调掌握针刺深浅的标准，应深刺者勿浅刺，刺之不及，则不能气至病所，调经气而祛邪；反之，应浅刺者不宜深，刺之太过，反伤正气，易遭邪气内侵。因此，针刺的深浅标准，必须根据皮、脉、肉、筋、骨的病变，适到病所。

第九节 ｜ 刺禁论篇第五十二（全篇）

【提要】

本篇主要讨论了针刺禁忌问题，列举了误刺脏腑、经脉等而引起的不良后果，警示医者应小心谨慎，谨遵法则刺治，故名为"刺禁"。主要内容有：

（1）指出禁刺的部位和误刺的后果，轻者致盲、聋、跛、肿、瘖、遗溺，重者致死亡。

（2）提出暴饮暴食、大饥大渴、过度疲劳、情绪剧烈波动等情况下，不可针刺。

【原文】

黄帝问曰：愿闻禁数[1]。岐伯对曰：藏有要害，不可不察，肝生于左[2]，肺藏于右[3]，心部于表[4]，肾治于里[5]，脾为之使[6]，胃为之市[7]，鬲肓之上，中有父母[8]，七节之傍，中有小心[9]。从之有福，逆之有咎[10]。

【注释】

[1] 禁数：禁刺的部位。

[2] 肝生于左：指肝气生发于左。《太素·知针石》注："肝为少阳，阳长之始，故曰生。"

[3] 肺藏于右：指肺气肃降于右。左右指阴阳升降的道路。肝主生阳，故生于左；肺主阴降，故藏于右。《黄帝内经素问》注："肺象金，王于秋，秋阴收杀，故藏于右也。"《素问直解》注："人身面南，左东右西，肝主春生之气，位居东方，故生于左。肺主秋收之气，位于西方，故肺藏于右。"

[4] 心部于表：指心阳布于体表。《素问集注》注："部，分也。心为阳藏而主火，火性炎散，故心气分布于表。"

[5] 肾治于里：指肾气主治于里。《素问集注》注："肾为阴藏而主水，水性寒凝，故肾气主治于里。"

[6] 脾为之使：指脾主运化。《素问直解》注："脾主旺于四季，主运行水谷，以溉五藏，故为

之使。"

[7]胃为之市：即胃为水谷之海，主受纳水谷，故为市。《太素·知针石》注："胃为脾府也。胃贮五谷，授气于脾，以资四藏，故为市也。"

[8]鬲肓之上，中有父母：即横膈之上有心肺。《类经·针刺类·刺害》注："鬲，鬲膜也。肓，心之下，鬲之上也。鬲肓之上，心肺所居。心为阳中之阳，肺为阳中之阴，心主血，肺主气，营卫于身，故称父母。"

[9]七节之傍，中有小心：有两种解释：一种认为七节是上七节，七节之傍当为膈俞之间，属心包络为小心。《素问注证发微》注："心在五椎之下，故背之中行有神道，开一寸五分为心俞，又开一寸五分为神堂，皆主于心藏神之义。然心之下有心包络，其形有黄脂裹心者，属手厥阴经，自五椎之下而推之，则包络当垂至第七节而正，故曰七节之旁，中有小心。盖心为君主，为大心，而包络为臣，为小心也。"另一种认为从下而上七节，中有小心，当为命门。如《类经·针刺类·刺害》注："人之脊骨共二十一节，自上而下当十四节之间，自下而上是为第七节。其两傍者，乃肾俞穴，其中则命门外俞也。人生以阳气为本，阳在上者，谓之君火，君火在心，阳在下者谓之相火，相火在命门，皆真阳之所在也，故曰七节之傍中有小心。"似以前一种解释为宜，因《内经》中无右肾为命门之说，此说出于《难经》。

[10]从之有福，逆之有咎：咎，灾祸或过失。指遵循脏腑的规律进行针刺则有效，违背脏腑的规律则导致灾祸。《素问集注》注："从之者，顺其藏气之所出，神转而不回者也；逆之者，逆其藏气回还，而有回则不转之咎矣。针刺伤其藏气，则有死亡之大患焉。"

【按语】

本段经文指出针刺时不可误伤脏腑，提出"藏有要害，不可不察"的刺禁要点。脏腑是生命活动的重要器官，运用针刺治病时必须避开要害之处，防止误伤脏腑而发生危险。

【原文】

刺中心，一日死，其动为噫[1]。刺中肝，五日死，其动为语[2]。刺中肾，六日死，其动为嚏。刺中肺，三日死，其动为咳。刺中脾，十日死，其动为吞[3]。刺中胆，一日半死，其动为呕。

【注释】

[1]其动为噫：动，变动，此谓病变。噫，嗳气。即误刺心而发生心的病变为噫。《素问集注》注："动者，伤其藏真而变动也。心在气为噫，噫则心气绝矣。"

[2]其动为语：即误刺肝而发生肝的病变为多语。《类经·针刺类·刺害》注："语，谓无故妄言也。肝在气为语，语见则肝气绝矣。"

[3]其动为吞：即误刺脾而发生脾的病变为频频吞咽。《素问集注》注："吞，吞咽也。盖脾主涎，脾气绝而不能灌溉于四旁，故变动为吞也。"

【按语】

本段经文论述了不掌握针刺禁忌而刺伤五脏所出现的本脏将绝症状，并预计死亡的日期，说明脏腑在机体生命活动中起着最重要的作用，一旦刺伤将危及生命，医者应当高度重视。

【原文】

刺跗上[1]，中大脉，血出不止，死。刺面，中溜脉[2]，不幸为盲。刺头，中脑户，入脑立死。刺舌下，中脉太过，血出不止者为瘖。刺足下布络[3]，中脉，血不出为肿。刺郄[4]中大脉,令人仆脱色。刺气街,中脉,血不出,为肿鼠仆[5]。刺脊间,中髓为伛[6]。刺乳上,中乳房,为肿根蚀[7]。刺缺盆中内陷,气泄,令人喘咳逆。刺手鱼腹内陷[8],为肿。

【注释】

[1] 跗上:足背。

[2] 溜脉:指与目相流通之脉。《素问注证发微》注:"溜脉者,凡脉与目流通者是也。"

[3] 布络:散络,四散分布的络脉。

[4] 郄:指腘窝中的郄穴,即委中穴。

[5] 鼠仆:比喻血肿如伏鼠之状。仆,《千金要方》《圣济总录》作"䐃"。鼠䐃,指腹股沟部位。《类经·针刺类·刺害》注:"仆,当作䐃,刺气街者,不中穴而旁中其脉,若血不出,当为肿于鼠䐃也。"

[6] 伛:背曲,驼背。

[7] 根蚀:指乳内溃烂化脓。

[8] 内陷:针刺过深。

【按语】

本段经文说明误刺伤及人体头面、颈项、脊背、四肢的血管出血造成晕针、血肿、致盲等而给患者带来的危害,以及运动障碍、喘逆等其他针刺危害,应引以为戒。

【原文】

无刺大醉,令人气乱[1],无刺大怒,令人气逆。无刺大劳人,无刺新饱人,无刺大饥人,无刺大渴人,无刺大惊人。

刺阴股,中大脉,血出不止,死。刺客主人内陷,中脉,为内漏为聋[2]。刺膝髌,出液为跛。刺臂太阴脉,出血多,立死[3]。刺足少阴脉,重虚出血,为舌难以言[4]。

刺膺中陷,中肺,为喘逆仰息[5]。刺肘中内陷,气归之,为不屈伸[6]。刺阴股下三寸内陷,令人遗溺[7]。刺腋下胁间内陷,令人咳[8]。刺少腹,中膀胱,溺出,令人少腹满。刺腨肠内陷,为肿。刺匡上陷骨中脉,为漏为盲[9]。刺关节中液出,不得屈伸。

【注释】

[1] 令人气乱:令人气血紊乱。

[2] 刺客主人……为内漏为聋:客主人,即上关穴,《黄帝内经素问》注:"客主人,穴名也,今名上关,在耳上廉起骨,开口有空,手少阳、足阳明脉交会于中。陷脉,言刺太深也,刺太深则交脉破决,故为耳内之漏。脉内漏则气不营,故聋。"

[3] 刺臂太阴脉,出血多,立死:刺臂上手太阴经,误伤血脉,出血过多,就会死亡。《类经·针刺类·刺害》注:"臂太阴,肺脉也。肺主气以行营卫,血出多而营卫绝,气散则死矣。"

[4] 刺足少阴脉,重虚出血,为舌难以言:刺足少阴经脉,使肾气更虚而出血,发为舌运动不便,难以说话的症状。《素问直解》注:"足少阴脉,肾脉也。肾主藏精,刺足少阴脉出血,精血皆虚,故曰重虚,重虚出血,犹言出血而重虚也。少阴之脉循喉咙挟舌本,精血皆虚,故为舌难以言。"

[5] 刺膺中陷，中肺，为喘逆仰息：膺，指胸大肌。《类经·针刺类·刺害》注："肺近膺中而误中之，则肺气上泄，故为喘为逆，仰首而息也。"

[6] 刺肘中内陷，气归之，为不屈伸：刺肘弯太深，气便结聚于局部，致手臂不能屈伸。《黄帝内经太素》注："肘中，谓肘曲折之中，尺泽穴中也。刺过陷脉，恶气归之，气固关节，故不屈伸也。"《类经·针刺类·刺害》注："肘中者，手太阴之尺泽，厥阴之曲泽皆是也。"

[7] 刺阴股下三寸内陷，令人遗溺：刺大腿内侧下3寸的部位太深，使人小便失禁。《类经·针刺类·刺害》注："阴股之脉，足三阴也，皆上聚于阴器，惟少阴之在骨间者，有经无穴。其在气冲在下三寸者，足厥阴之五里也，主治肠中热满不得溺。若刺深内陷，令人遗溺不禁，当是此穴。然厥阴之阴包，阳明之箕门，皆治遗溺，若刺之太深，则溺反不止矣。"

[8] 刺腋下胁间内陷，令人咳：刺腋下两胁之间太深了，使人咳嗽。《黄帝内经素问》注："腋下，肺脉也。肺之脉，从肺系，横出腋下。真心藏脉，直行者，从心系却上腋下。刺陷脉，则心肺俱动，故咳也。"

[9] 刺匡上陷骨中脉，为漏为盲：刺眼眶骨上而伤及脉络，就流泪不止，甚至失明。《类经·针刺类·刺害》注："匡，眼匡也。目者宗脉之所聚，刺匡上而深陷骨间，中其目系之脉，则流泪不止而为漏，视无所见而为盲也。"《素问直解》："匡上，目匡之上，眉间也。陷骨，丝竹空穴，眉后陷骨也。"

【按语】

本段经文论述针刺的禁忌，是针刺时应该十分注意的问题。所提出深刺某些腧穴和特定部位的各种后遗症、不良后果以及几种不同情况下的禁刺等，对于指导临床实践意义重大，如果不遵循这些禁忌而妄行针刺，就会造成不良后果和医疗事故。临症时，必须掌握禁刺要点，结合人体解剖生理知识，严格遵守操作规程，防止意外事故的发生。

本段经文还提出大醉、大怒、大劳、大饱、大饥、大渴、大惊七种情况不宜即刻针刺，需待人体气血调和以后再针刺，这些论述对临床有重要指导意义。

第十节　刺志论篇第五十三（全篇）

【提要】

本篇论述了辨别虚实的要领和针刺补泻的方法，这些都是要求医者牢记在心的，故名为"刺志论"。主要内容有：

（1）提出掌握"虚实之要"的关键，在于观察和分析形与气、谷与气、脉与血、气与寒热等的外在表现是否相应，"相应者为常，不相应者为反"。并分析造成这些反常现象的病因病机。

（2）指出针刺补泻的方法，实证应"左手开针空也"，虚证当"左手闭针空也"。补法针感是"气实者，热也"，泻法针感是"气虚者，寒也"。

【原文】

黄帝问曰：愿闻虚实之要。岐伯对曰：气实形实，气虚形虚，此其常也，反此者病[1]。谷盛气盛，谷虚气虚，此其常也，反此者病[2]。脉实血实，脉虚血虚，此其常也,反此者病[3]。

帝曰:如何而反?岐伯曰:气盛身寒,气虚身热,此谓反也[4]。谷入多而气少,此谓反也[5]。谷不入而气多,此谓反也[6]。脉盛血少,此谓反也。脉小血多,此谓反也[7]。

气盛身寒,得之伤寒。气虚身热,得之伤暑[8]。谷入多而气少者,得之有所脱血,湿居下也[9]。谷入少而气多者,邪在胃及与肺也[10]。脉小血多者,饮中热也。脉大血少者,脉有风气,水浆不入,此之谓也[11]。

【注释】

[1] 气实形实……反此者病:此指气实而形体就充实,气虚而形体也就虚弱,这是正常现象,否则就是病态。《素问注证发微》注:“气者,人身之气也;形者,人之形体也。气实则形实,气虚则形虚,此其相称者为常,而相反则为病矣。然此气之虚实,必于脉而验之,但不可即谓气为脉也,观下文有血脉对举者可知。”

[2] 谷盛气盛……反此者病:谷,指饮食水谷。食量大则气盛,食量小则气虚,与此相反就成病态。《类经·疾病类·虚实之反者病》注:“人受气于谷,谷入于胃,以传于肺,五藏六府,皆以受气,此气生于谷也,是谓谷气。故谷气盛衰,候当相应,不应则为病矣。”

[3] 脉实血实……反此者病:脉大而有力则血充盈,脉细小无力则血不足,与此相反就是病态。《素问集注》注:“脉者,血之府,故虚实之宜相应也。”《类经·疾病类·虚实之反者病》注:“脉之盛衰者,所以候气血之虚实也。故脉之与血,相应者为常,不相应者反而病也。”

[4] 气盛身寒,气虚身热,此谓反也:指气盛而身体反感寒冷,气虚而身体感到发热,这都是反常现象。《黄帝内经素问》注:“气虚为阳气不足,阳气不足当身寒,反身热者,脉气当盛,脉不盛而身热,证不相符,故谓反也。”

[5] 谷入多而气少,此谓反也:饮食虽多而正气不足的是反常现象。《黄帝内经素问》注:“胃之所出者,谷气而布于经脉也,谷入于胃,脉道乃散,今谷入多而气少者,是胃气不散,故谓反也。”

[6] 谷不入而气多,此谓反也:饮食不进而气反盛也是反常现象。《黄帝内经素问校注语释》注:“‘不入’误,应作‘入少’,核下文‘谷入少而气多’句可证。盖入少气多,是已谓反,如谷不入,似无此理。”可参。

[7] 脉盛血少……此谓反也:脉搏盛而血少,以及脉搏小而血多都是反常现象。《素问》吴崑注:“脉盛血少则无阴,脉少血多则无阳。”《素问识》注:“按血之多少,盖察面而知之。”即面色红赤者为血多,面色㿠白为血少。

[8] 气盛身寒……得之伤暑:此论寒暑伤人的不同,寒邪困束,故气盛而身寒;暑邪伤气,故气虚而身热。《素问集注》注:“此申明形气虚实之相反者,为邪气所伤也。气盛身寒者,邪气实也。气虚身热者,形气虚也。寒伤形,故气盛身寒。暑伤气,故气虚身热。”

[9] 湿居下也:脾病不能为胃行其津液,则水谷不能生化精微,而湿气聚居下部。《类经·疾病类·虚实之反者病》注:“谷入多者,胃热善于消谷也。脱血者,亡其阴也。湿居下者,脾肾之不足,亦阴虚也。阴虚则无气,故谷虽入多而气则少也。”

[10] 谷入少而气多者,邪在胃及与肺也:饮食很少而气反有余,是邪气在胃和肺。《类经·疾病类·虚实之反者病》注:“邪在胃,则不能食,故入谷少;邪在肺,则息喘满,故气多。”

[11] 脉大血少者……此之谓也:脉大而血少,是由于感受风气、水浆不入所致。《类经·疾病

类·虚实之反者病》注："风为阳邪,居于脉中,故脉大水浆不入,则中焦无以生化,故血少。"

【按语】

本段经文论述人体的常态、病态,应该从形与气、谷与气、血与脉等相称与否来辨别。以相称为常态,不相称为病态。并论述了虚实形成的原因与伤寒、伤暑、脱血、饮食等因素有关。这里的"虚""实"是对机体内与外两种状态的比较,不要混同于病证的正虚、邪实的病机变化。

【原文】

夫实者,气入也;虚者,气出也[1]。气实者,热也;气虚者,寒也[2]。入实者,左手开针空也;入虚者,左手闭针空也[3]。

【注释】

[1] 夫实者……气出也:实是由于邪气侵入人体,虚是由于正气外泄。《类经·疾病类·虚实之反者病》注:"此下言虚实寒热之因,用针补泻之法也。气入者充满于内,所以为实。气出者漏泄于外,所以为虚。"

[2] 气实者……寒也:气实就会有热,气虚则恶寒。《素问注证发微》注:"邪实者,其体必热;气虚者,其体必寒。"指正邪而言。《黄帝内经素问》注:"阳盛而阴内拒,故热;阴盛而阳外微,故寒。"指阴阳,皆通。

[3] 入实者……左手闭针空也:此指针刺补泻手法。《黄帝内经素问》注:"言用针之补泻也。右手持针,左手捻穴,故实者左手开针空以泻之,虚者左手闭针空以补之也。"《类经·疾病类·虚实之反者病》注:"开则邪气去,故实者可泻;闭则神气存,故虚者可补也。"

【按语】

本段经文提出治疗虚实的开阖补泻法。泻法要"开针孔",补法要"闭针孔",也就是以针后按与不按压针孔区分补泻,意在出邪气、存正气。在《素问·调经论篇》中有:"泻实者,气盛乃内针,针与气俱内,以开其门,如利气户;针与气俱出,精气不伤,邪气乃下,外门不闭,以出其疾,摇大其道,如利其路。"

第十一节 针解篇第五十四(节选)

【提要】

本篇从人与自然的关系来说明用针治病有一定的法则,并按疾病的程度不同确定九种针的用法。在用针之时,医者与患者都要思想集中,对于针刺手法尤为重要。由于本篇都是解释用针的道理,故名"针解"。主要内容有:

(1)阐述针刺补虚泻实的具体方法,提出针刺补泻的原则应与经气开阖相合,认为"寒温气"多少是诊断虚实的标准,也是针刺补泻产生效应的依据。

(2)提出针刺深浅的基本原则是病浅刺浅、病深刺深,并从针刺效应的角度提出留针时间的标准。针刺时,要求医者思想集中,聚精会神,同时也要求患者配合医生,进行针刺治疗。

(3)以天地、阴阳和人体相应的原理说明九针各有不同的作用,"一针皮,二针肉,三针脉,四针筋,五针骨,六针调阴阳,七针益精,八针除风,九针通九窍,除三百六十五节气"。

现节选有关针刺补泻方法和注意事项的部分经文。

【原文】

黄帝问曰:愿闻九针之解,虚实之道。岐伯对曰:刺虚则实之者,针下热也[1],气实乃热也;满而泄之者,针下寒也[2],气虚乃寒也。菀陈则除之者,出恶血也[3]。邪盛则虚之者,出针勿按[4]。徐而疾则实者,徐出针而疾按之[5]。疾而徐则虚者,疾出针而徐按之[6]。言实与虚者,寒温气多少也[7]。若无若有者,疾不可知也[8]。察后与先者,知病先后也[9]。为虚与实者,工勿失其法。若得若失者,离其法也[10]。虚实之要,九针最妙者,为其各有所宜也[11]。补写之时者,与气开阖相合也[12]。九针之名,各不同形者,针穷其所当补写也[13]。

【注释】

[1] 刺虚则实之者,针下热也:治虚证用补法,针后要有热的感觉。《太素·知针石》注:"刺寒虚者,得针下热,则为实和也。"

[2] 满而泄之者,针下寒也:实证用泻法,针后有寒的感觉。《太素·知针石》注:"刺热实者,得针下寒,则为虚和也。"《类经·针刺类·用针虚实补泻》注:"针下寒者,自热而寒也,寒则邪气去,而实者虚矣,故为泻。"

[3] 菀陈则除之者,出恶血也:血分有郁积已久的邪气,应当放出恶血。《黄帝内经素问》注:"菀,积也。陈,久也。除,去也。言络脉之中血积而久者,针刺而除去之也。"

[4] 邪盛则虚之者,出针勿按:指泻法。《素问注证发微》注:"邪盛则虚之者,言诸经邪气之盛者,皆泻其邪,出针之时,勿按其穴,令邪气之发泄也。"

[5] 徐而疾则实者,徐出针而疾按之:指虚证用补法。《素问集注》注:"徐而疾则实者,谓针已得气,乃徐出之。针即出穴,则疾按之。使邪实可泄而虚,此泻实之法也。"

[6] 疾而徐则虚者,疾出针而徐按之:指实证用泻法。《素问集注》注:"疾而徐则虚者,言邪气已至,乃疾出之。针既出穴,则徐按之,使邪实可泄而虚,此泻实之法也。"

[7] 言实与虚者,寒温气多少也:虚与实,指气至之时针下凉感和热感。《素问集注》注:"言实与虚,谓针下寒而气少者为虚,邪气已去也。针下热而气多者为实,正气已复也。"

[8] 若无若有者,疾不可知也:指针下气至的感觉,似有似无,其往来疾速,不易掌握。《素问》吴崑注:"言针下气至若有若无,气至疾速,难以知也。"

[9] 察后与先者,知病先后也:先后,指标本而言。即审查疾病的先后过程,在于认识疾病的标本。《类经·针刺类·用针虚实补泻》注:"病有标本,先者为本,后者为标。"

[10] 若得若失者,离其法也:如不能掌握虚实症状,就不能正确施用补泻,而失其正治之法。《太素·知针石》注:"失其正法,故得失难定也。"

[11] 为其各有所宜也:指九针的应用各有其适应证。《素问》吴崑注:"泻阳气者,宜镵针;泻分气者,宜员针;致脉气者,宜锃针;发痼疾者,宜锋针;取大脓者,宜铍针;取暴气者,宜员利针;取痛痹者,宜毫针;取远痹者,宜长针;泻机关者,宜大针,此其各有所宜也。"

[12] 与气开阖相合也:即补泻时间要与气的开阖相合。《类经·针刺类·用针虚实补泻》注:"气至应时谓之开,已过未至谓之阖。补泻之时者,凡诸经脉气昼夜周行五十度,各有所至之时……故《卫气行》篇曰谨候其气之所在而刺之,是谓逢时,此所谓补泻之时也。"

[13] 针穷其所当补写也：指九针各有其不同形态，发挥其当补当泻的作用。《素问集注》注："九针之名，有镵圆锃锋之殊分，九针之形，有大小长短之不等，各尽其所当补泻之用而制之也。"

【按语】

本段经文论述了针刺补泻的原则，即针刺补泻应与气的开阖相结合，经气至为开，经气去为阖，谨候经气所在，而行补泻，达到调节经气的目的，以泻法要达到针下寒、补法要达到针下热为要求。

在手法操作上，补法应多留针而出针疾按针孔，泻法要少留针而出针不按针孔。这对后世刺法的发展有重大的影响，如烧山火、透天凉针法，即在针下热、针下寒的基础上发展而来，并提出徐疾开阖补泻法。此段经文对疾徐的解释在字面上与《灵枢·小针解》有所不同，但其意义是一致的，应相互参照。

【原文】

刺实须其虚者，留针阴气隆至，乃去针也[1]；刺虚须其实者，阳气隆至，针下热，乃去针也[2]。经气已至，慎守勿失者，勿变更也[3]。深浅在志者，知病之内外也[4]。近远如一者，深浅其候等也[5]。如临深渊者，不敢堕也[6]。手如握虎者，欲其壮也[7]。神无营于众物[8]者，静志观病人，无左右视也。义无邪下者[9]，欲端以正也。必正其神者，欲瞻病人目，制其神，令气易行也[10]。

【注释】

[1] 阴气隆至，乃去针也：指泻法下针后应留针，以候阴气盛来，针下有凉感，然后出针。《素问集注》张志聪注："留针所以候气也，阴气隆至，针下寒，阳气已退，实者虚矣。"

[2] 针下热，乃去针也：指刺虚证需用补法，应候阳气盛来，针下有热感，然后出针。《素问集注》张志聪注："阳气隆至，针下热也，元气已复，虚者实矣。俱当候其气至，而后乃可去针。"

[3] 经气已至……勿变更也：已得气，应慎守候，不要轻易改变手法。《黄帝内经素问》注："变，谓变易。更，谓改更，皆变法也。言得气至，必宜慎守，无变其法，反招损也。"

[4] 深浅在志者，知病之内外也：掌握深刺浅刺，要根据病之在内、在外。《素问》吴崐注："病在内，深刺之，病在外，浅刺之，知病之内外，则刺之浅深，皆在志矣。"

[5] 近远如一者，深浅其候等也：即无论深刺、浅刺，候气之法是一样的。《类经·针刺类·用针虚实补泻》注："深者取气远，浅者取气近，远近虽有不同，以得气为准则为一也。"

[6] 如临深渊者，不敢堕也：即谨慎慎小心、精神集中之意。《黄帝内经素问》注："言候气补泻，如临深渊，不敢堕慢，失补泻之法也。"

[7] 手如握虎者，欲其壮也：持针要像握虎一样坚实有力。《类经·针刺类·用针虚实补泻》注："持针如握虎，欲其坚而有力也。"

[8] 神无营于众物：神，指精神。无营于众物，即精神集中，不要被周围事物分散注意力。《素问集注》注："行针之道，贵在守神，静志以观病人，以候其气。"

[9] 义无邪下者：义，通"意"。《素问注证发微》注："邪，同斜。"《素问》吴崐注："下，下针也。"《黄帝内经素问》注："正指直刺，针无左右。"即指针要端正，下针要直。

[10] 欲瞻病人目，制其神，令气易行也：注意患者眼神，不要旁视，控制患者的精神活动，使经气易行。《素问注证发微》注："欲瞻病人之目，制其神气，使之专一，令病人之气易行也。"

【按语】

本段经文论述针刺主要在于守机守神,要求医者掌握经气来临的时机而进行补泻,特别强调谨慎守气,掌握针刺浅深,持针坚实有力,"手如握虎"而正直,并且要专心致志,思想集中认真仔细观察患者的精神状态,有重要的临床意义。

第十二节 骨空论篇第六十(节选)

【提要】

骨空,即骨节之交会处,为腧穴之所在。本篇论述风病、水病和经脉病等的针灸取穴部位,以及任、督脉的循行部位和腧穴。人体周身骨节间均有孔穴,而腧穴多在骨孔之处,故篇名"骨空论"。内容主要有:

(1)论述风邪为病的不同表现,提出根据病情选取不同腧穴治疗,如外感风邪,出现"振寒,汗出头痛,身重恶寒",可选风府以调其阴阳;"大风汗出",可灸谚语;"憎风"刺攒竹。还论述了治疗落枕、腰痛、鼠瘘的穴位及治法。

(2)叙述了任、督、冲脉的循行、病候,记载任脉为病,"男子内结七疝,女子带下瘕聚";冲脉为病,"逆气里急";督脉为病,"脊强反折"。

(3)论述咳喘和膝痛的证治介绍了寒热、犬咬、伤食的灸治方法。并说明灸治无效时,当结合其他方法治疗。也归纳了治疗水病的57穴。

现节选针刺取穴和灸法治疗寒热病的经文。

【原文】

黄帝问曰:余闻风者百病之始也,以针治之奈何? 岐伯对曰:风从外入,令人振寒,汗出,头痛,身重,恶寒,治在风府,调其阴阳。不足则补,有余则写。

大风颈项痛[1],刺风府,风府在上椎[2]。大风汗出[3],灸谚语,谚语在背下侠脊傍三寸所,厌之令病者呼谚语,谚语应手[4]。

从风憎风,刺眉头[5]。失枕,在肩上横骨间[6],折使榆臂,齐肘正,灸脊中[7]。䏚络季胁引少腹而痛胀[8],刺谚语。腰痛不可以转摇,急引阴卵,刺八髎与痛上,八髎在腰尻分间[9]。鼠瘘寒热[10],还刺寒府,寒府在附膝外解营[11]。取膝上外者使之拜,取足心者使之跪[12]。

【注释】

[1]大风颈项痛:大风,即风邪较甚者。《素问集注》张志聪注:"夫风伤卫,卫气一日一夜大会于风府,是以大风之邪,随卫气而直入于风府者,致使其头项痛也。"

[2]上椎:即风府穴在颈椎上。《素问》吴崑注:"言在项骨第一节上椎也。"

[3]大风汗出:指感受大风而汗出。《素问集注》注:"汗为阴液,大风汗出者,阳气伤而邪陷于经脉之下,故当灸之。"

[4]厌之令病者呼谚语,谚语应手:指取谚语穴的方法,是用手指按压谚语穴部位,让患者呼

"谚语",则手下有震动感觉。《类经·针刺类·刺诸风》注："厌之,以指按其穴也。乃令病人呼谚语之声,则应手而动,故即以为名。"

[5] 从风憎风,刺眉头:从,因也。憎风,即恶风。指因被风邪所伤而致的恶风,刺攒竹穴。《黄帝内经素问》王冰注："谓攒竹穴也。"

[6] 失枕,在肩上横骨间:失枕,即落枕。肩上横骨间,诸家认识不一。《素问》吴崑注："失枕者,风在颈项,颈痛不利,不能就枕也。肩上横骨者中,当是巨骨穴。"《类经·针刺类·刺头项七窍病》注："刺在肩上横骨间,当是后肩骨上,手太阳之肩外俞也,或为足少阳之肩井穴,亦主颈项之痛。"皆可参。

[7] 折使榆臂,齐肘正,灸脊中:榆,《太素》作"揄"。《类经·针刺类·刺头项七窍病》注："榆,当作揄,引也。谓使病者引臂,下齐肘端以度脊中,乃其当灸之处,盖即督脉之阳关穴也。"

[8] 眇络季胁引少腹而痛胀:即从软胁牵引少腹而痛。《素问直解》注："肋梢曰眇,眇络,肋梢之络也。季胁,胁之尽处也。眇络季胁,经脉不和,枢转不利,致引少腹而痛胀。"

[9] 八髎在腰尻分间:八髎穴在腰尻间孔隙中,即骶后孔处。

[10] 鼠瘘寒热:《类经·针刺类·刺痈疽》注："鼠瘘,瘰疬也。"寒热,指症状。《诸病源候论·鼠瘘》:"鼠瘘者,由饮食不择,虫蛆毒变化入于府藏,稽留脉内不出,使人寒热,其根在肺,生于颈腋之间。"

[11] 寒府在附膝外解营:解,指骨缝。营,窟也。解营,即骨缝中间之穴。《类经·针刺类·刺痈疽》注："寒府在附膝外解营,谓在膝下外辅骨之骨解间也。凡寒气自下而上者,必聚于膝,是以膝膑最寒,故名寒府……当是足少阳经之阳关穴。盖鼠瘘在颈腋之间,由肝胆病变所致,故当取此以治之。"

[12] 取膝上外者使之拜,取足心者使之跪:指取委中和涌泉的取穴体位。《素问集注》张志聪注："拜,揖也。取膝上外解之委中者,使之拜,则膝挺而后直,其穴易取也。跪则足折,而涌泉之穴宛在于足心之横纹间矣。"

【按语】

本段经文论述风病的刺灸取穴法。风邪侵入人体轻重不同而用穴各异,如风邪从外侵入,使人洒洒恶寒,汗出头痛,体酸重怕冷,可取风府以调和气血,祛风散寒;若感受风邪而有汗出,可灸谚语穴,并提出该穴及委中、涌泉的取穴方法。还论述了治疗落枕、腰痛、鼠瘘的穴位及治法,可作为临床参考。

【原文】

水俞五十七穴者,尻上五行,行五;伏菟上两行,行五;左右各一行,行五;踝上各一行,行六穴[1]。髓空[2]在脑后三分,在颅际锐骨之下,一在断基下[3],一在项后中复骨下[4],一在脊骨上空,在风府上[5]。脊骨下空,在尻骨下空[6]。数髓空在面侠鼻[7],或骨空在口下当两肩[8];两髆骨空,在髆中之阳[9]。臂骨空在臂阳,去踝四寸,两骨空之间[10]。股骨上空在股阳,出上膝四寸[11];骱骨空在辅骨之上端[12]。股际骨空在毛中动脉下[13]。尻骨空在髀骨之后,相去四寸[14]。扁骨有渗理凑,无髓孔,易髓无空[15]。

【注释】

[1] 水俞五十七穴者……行六穴:《黄帝内经素问》王冰注："所在刺灸分壮,具《水热穴论》中,

此皆是骨空,故《气穴篇》内与此重言尔。"

[2]髓空:风府穴。

[3]一在龂基下:龂基,指下齿缝处。《类经·经络类·骨空》注:"唇内上齿缝中曰龂交;则下齿缝中当为龂基。龂基下者,乃颐下正中骨蹯也。"

[4]一在项后中复骨下:即一孔在项后伏骨下面。项后正中,在大椎上面,风府平面,相当于哑门。《类经·经络类·骨空》注:"即大椎上骨节空也。'复'当作'伏',盖项骨三节不甚显,故云伏骨下也。"

[5]一在脊骨上空,在风府上:即有一穴在脊骨上孔的风府上面,为脑户。《类经·经络类·骨空》注:"风府上,脑户也,督脉穴。"

[6]脊骨下空,在尻骨下空:指长强。《类经·经络类·骨空》注:"脊骨骨末为尻骨,尻骨下空,长强也,督脉穴。"

[7]数髓空在面侠鼻:指承泣、巨髎、颧髎等穴。《类经·经络类·骨空》注:"数,数处也。在面者,如足阳明之承泣、巨髎,手太阳之颧髎,足太阳之睛明,手少阳之丝竹空,足少阳之瞳子髎、听会。侠鼻者,如手阳明之迎香等处。皆在面之骨空也。"

[8]或(yù)骨空在口下当两肩:或骨,指下颌骨。沈彤《释骨》:"'或',即'域'之本字,云'或骨'者,以其骨在口颊下,象邦域之回蔽。"或骨空在口下当两肩,《素问》吴崑注:"当两肩大迎处也。"

[9]在髆(bó)中之阳:髆,同"膊",肩膊外侧。《素问》吴崑注:"髆,肩髆也。髆阳,髆之外也。"《类经·经络类·骨空》注:"中之阳,肩中之上髃也。即手阳明肩髃之穴。"

[10]去踝四寸,两骨空之间:去踝,指离腕关节上4寸,当为三阳络。《类经·经络类·骨空》注:"去踝四寸两骨之间,手少阳通间之次也,亦名三阳络。"

[11]出上膝四寸:股骨上的骨孔,在股骨的外侧膝上4寸处。《类经·经络类·骨空》注:"出上膝四寸,当是阳明伏兔、阴市之间。"

[12]骺骨空在辅骨之上端:骺骨的骨孔,在辅骨的上端,指犊鼻穴。《类经·经络类·骨空》注:"骺,足胫骨也。骺骨之上为辅骨。辅骨之上端,即足阳明犊鼻之次。"

[13]股际骨空在毛中动脉下:即股际间骨孔在阴毛中动脉下,当为曲骨穴。《类经·经络类·骨空》注:"毛中动下,谓曲骨两旁股际,足太阴冲门动脉之下也。"《素问注证发微》注:"其股际亦有空,在毛中动脉之下,疑是任脉经曲骨穴。"可参。

[14]尻骨空在髀骨之后,相去四寸:指八髎穴。《黄帝内经素问》王冰注:"是谓尻骨八髎穴也。"

[15]扁骨有渗理凑,无髓孔,易髓无空:扁骨应包括通身的扁骨,扁骨有血脉渗灌的纵理,没有髓孔,一般亦无穴位。《黄帝内经素问》王冰注:"扁骨,谓尻间扁庆骨也。其骨上有渗灌文理归凑之,无别髓孔也。""易,亦也。骨有孔则髓有孔,骨若无孔,髓亦无孔也。"

【按语】

本段经文论述了57个治疗水病的穴位,但原文未提出具体穴名,只对髓空、长强等少数穴做了定位和定名,后世注家做了注释。认为人体扁骨有渗灌血脉的纹理而无髓空,符合实际情况。古人虽然认为这57个穴是治疗水病的,但目前临床在这些水穴基础上选择了一些治水穴位,以上原文对了解腧穴的起始和发展很有裨益。

【原文】

灸寒热之法,先灸项大椎,以年为壮数[1];次灸橛骨[2],以年为壮数,视背俞陷者灸之[3]，举臂肩上陷者[4]灸之，两季胁之间[5]灸之，外踝上绝骨之端[6]灸之，足小指次指间[7]灸之，腨下陷脉[8]灸之，外踝后[9]灸之，缺盆骨上切之坚痛如筋者[10]灸之，膺中陷骨间[11]灸之，掌束骨下[12]灸之，脐下关元三寸[13]灸之，毛际动脉[14]灸之，膝下三寸分间[15]灸之，足阳明跗上动脉[16]灸之，巅上一[17]灸之。犬所啮[18]之处灸之三壮，即以犬伤病法灸之[19]，凡当灸二十九处[20]。伤食灸之[21]，不已者，必视其经之过于阳者，数刺其俞而药之[22]。

【注释】

[1] 以年为壮数：指根据年龄大小决定施灸的壮数，又称随年壮。沈括《梦溪笔谈·技艺》："医用艾一灼，谓之一壮，以壮人为法。其言若干壮，壮人当依此数，老幼羸弱，量力减之。"

[2] 橛骨：即尾骶骨。《黄帝内经素问》王冰注："尾穷谓之橛骨。"即尾骶骨，当长强穴处。

[3] 背俞陷者灸之：指灸对寒热病，选取有凹陷的背俞穴。《类经·针刺类·灸寒热》注："背俞，皆足太阳经穴。陷下之处，即经气之不足者，故当灸之。"

[4] 举臂肩上陷者：指肩髃穴。《类经·针刺类·灸寒热》注："肩髃也，手阳明经穴。"

[5] 两季胁之间：指京门穴。《黄帝内经素问》王冰注："京门穴，肾募也，在髂骨与腰中季胁本侠脊，刺可入同身寸之三分，留七呼，若灸之者可三壮。"

[6] 外踝上绝骨之端：指阳辅穴。《类经·针刺类·灸寒热》注："足少阳阳辅穴也。"

[7] 足小指次指间：指侠溪穴。《类经·针刺类·灸寒热》注："足少阳侠溪穴也。"

[8] 腨下陷脉：指承山穴。《类经·针刺类·灸寒热》注："足太阳承山穴也。"

[9] 外踝后：指昆仑穴。《类经·针刺类·灸寒热》注："足太阳昆仑穴也。"

[10] 缺盆骨上切之坚痛如筋者：锁骨上的有压痛的结节。《素问》吴崑注："此非谓穴，乃肉间结核也。"

[11] 膺中陷骨间：指天突穴。《类经·针刺类·灸寒热》注："任脉之天突穴也。"

[12] 掌束骨下：指阳池穴。《黄帝内经素问》王冰注："阳池穴也。在手表腕上陷者中，手少阳脉之所过也。"

[13] 脐下关元三寸：指脐下 3 寸处的关元穴。《类经·针刺类·灸寒热》注："任脉之关元穴在脐下三寸。"

[14] 毛际动脉：指阴毛两旁有动脉跳动处，即气冲穴。《黄帝内经素问》王冰注："以动脉应手为处，即气街穴也。"

[15] 膝下三寸分间：指足三里穴。《黄帝内经素问》王冰注："三里穴也，在膝下同身寸之三寸，胻骨外廉两筋肉分间，足阳明脉之所入也。"

[16] 足阳明跗上动脉：即冲阳穴。《黄帝内经素问》王冰注："冲阳穴也，在足跗上同身寸之五寸骨间动脉，足阳明脉之所过也。"

[17] 巅上一：指百会穴。《类经·针刺类·灸寒热》注："督脉之百会穴也。"

[18] 犬所啮：啮，咬也。即犬咬伤的部位。

[19] 即以犬伤病法灸之：指在犬咬处灸 3 壮。《黄帝内经素问》王冰注："犬伤而发寒热者，即以犬伤法三壮灸之。"

[20] 二十九处：即大椎一，橛骨一，背俞二，举肩上陷二，两胁之间二，绝骨二，小指次指二，腨下陷脉二，外踝二，缺盆二，膺中一，掌骨二，关元一，毛际动脉二，膝下三寸二，跗上二，巅上一。《类

经·针刺类·灸寒热》注:"自犬啮之上,共计二十九处。犬伤无定处,故不在数内。"

[21] 伤食灸之:伤食发寒热者用灸法。《类经·针刺类·灸寒热》注:"伤食而发寒热者,如上法求阳明经穴灸之。"

[22] 数刺其俞而药之:即多次刺其腧穴,同时配合服药。《素问》吴崐注:"刺以泻其阳,药以和其阴。"

【按语】

本段经文专论艾灸调节气血、疏通经脉、治疗寒热病的作用,并详述所用腧穴的定位。值得重视的是提出犬咬伤和伤食所采用的灸法,还提出了针刺数次无效而配合药物治疗的原则。

第十三节 水热穴论篇第六十一(节选)

【提要】

本篇介绍了治水病的五十七穴和治热病的五十九穴,并论述了其治疗水病、热病的道理,故名"水热穴论"。主要内容有:

(1) 论述肾、肺两脏在水病形成中的作用。腹水的发生是由于肾的气化失常,关门不利,水湿积聚。风水的形成是用力汗出的时候,遇到风邪,肺卫受损,汗孔骤闭,余汗未尽,向外不能泄于皮肤,滞留在六腑,舍于皮肤,形成浮肿。提出治疗水病的57个穴位的部位及其与脏气的关系。

(2) 说明针刺的深浅为什么必须结合四时的原理。四时寒温不同,经气深浅有别,故针刺方法也要相应调整,认为春天针刺要取络脉分肉,夏天取盛经分腠,秋天取经俞,冬天取井荥。

(3) 指出治疗热病的59个腧穴的部位及其适应证。头部25穴,能泄越诸阳经上逆的热邪,胸部8穴可以泻除胸中的热邪,下肢8穴可以泻除胃中的热邪,其余8穴可以泻除四肢的热邪,五脏俞旁的5个穴(左右共10穴)可以泻除五脏的热邪。

现节选有关针刺治疗水病的原理、四时不同刺法的道理、治疗热病59穴等内容的经文。

【原文】

帝曰:水俞五十七处[1]者,是何主也? 岐伯曰:肾俞[2]五十七穴,积阴之所聚也,水所从出入也[3]。尻上五行、行五者,此肾俞[4]。故水病下为胕肿大腹,上为喘呼、不得卧者,标本俱病[5]。故肺为喘呼,肾为水肿,肺为逆不得卧,分为相输俱受者[6],水气之所留也。伏菟上各二行、行五者[7],此肾之街也[8],三阴之所交结于脚也[9]。踝上各一行、行六者[10],此肾脉之下行也,名曰太冲[11]。凡五十七穴者,皆藏之阴络,水之所客也[12]。

【注释】

[1] 水俞五十七处:指治疗水病的57穴。"处"作"穴"解。与下文"肾俞五十七穴"异文同义。

[2] 肾俞:指治疗水病的俞穴,非指肾俞一穴。

[3] 积阴之所聚也,水所从出入也:指水俞57穴为阴气积聚之处,也是水所出入之处。《素问直解》注:"肾俞五十七穴,其穴从尻至足,在身半以下,地气所主,故曰积阴之所聚也。积阴所聚,水

气从之,故水之所从以出入也。"

[4] 尻上五行、行五者,此肾俞:从尻骨向上,共分 5 行,每行有 5 个穴位。《类经·针刺类·肾主水水俞五十七穴》注:"尻上五行者,中行督脉也。傍四行,足太阳膀胱经脉也。行五者,中行五穴:长强、腰俞、命门、悬枢、脊中也。次二行各五穴:白环俞、中膂内俞、膀胱俞、小肠俞、大肠俞也。又次二行各五穴:秩边、胞肓、志室、肓门、胃仓也。五行共二十五穴,皆在下焦而主水,故皆曰肾俞。"

[5] 标本俱病:肾主水司气化,肺为水之上源,故肾为本,肺为标。水病上见喘粗病在肺,下见胕肿大腹病在肾,故为标本俱病。《太素·气穴》注:"标为肺也,本为肾也,肺为喘呼,肾为水肿,二藏共为水病,故俱病也。"

[6] 相输俱受者:相输,即肺、肾两脏相互输应。俱受,指同时受病。《类经·针刺类·肾主水水俞五十七穴》注:"言水能分行诸气,相为输应而俱受病者,正以水气同类,水病则气应,气病则水应,留而不行,俱为病也。"

[7] 伏菟上各二行、行五者:在伏兔以上,每侧各 2 行,每行有 5 个穴位。《类经·针刺类·肾主水水俞五十七穴》注:"伏兔之上即腹部也,腹部之脉,任居中行,左右各二,侠脐旁两行者,足少阴并冲脉气所发,行各五穴,则横骨、大赫、气穴、四满、中注是也。次外二行者,足阳明经所行,行各五穴,则气冲、归来、水道、大巨、外陵是也。左右共二十穴。"

[8] 肾之街也:指上述穴位是肾气通行的道路。《素问》吴崑注:"街,往来道也。"

[9] 三阴之所交结于脚也:即足三阴经脉交于小腿下的三阴交。《说文·肉部》:"脚,胫也。"

[10] 踝上各一行、行六者:内踝上各有 1 行,每行有 6 个穴。《类经·针刺类·肾主水水俞五十七穴》注:"踝上各一行,独指足少阴肾而言。行六穴,则大钟、照海、复溜、交信、筑宾、阴谷是也。"

[11] 此肾脉之下行也,名曰太冲:此非指太冲穴,言肾脉并冲脉下行,合而盛大,故曰太冲。即肾脉与冲脉相合之处。《类经·针刺类·肾主水水俞五十七穴》注:"肾之大络,并冲脉下行于足,合而盛大,故曰太冲。"

[12] 皆藏之阴络,水之所客也:以上 57 个穴位都是脏的阴络,也是水液停留的地方。《素问》吴崑注:"藏,肾藏。络,支络。"《素问集注》张志聪注:"凡此五十七穴,皆水藏之阴络,水之所客也。客者,谓留舍于脉络之间,非入于脉中也。"

【按语】

本段经文论述水病的机制及治疗水病的 57 个腧穴,此内容在《素问·气穴论篇》《素问·骨空论篇》《灵枢·四时气》三篇中也有论述。《内经》中反复提出,说明这是古人总结实践经验所得,有待于进一步研究。

关于 57 穴名称,诸家注释不一。据王冰、张景岳注:为背部督脉的长强、腰俞、命门、悬枢、脊中 5 穴;次二行各 5 穴,为白环俞、中膂内俞、膀胱俞、小肠俞、大肠俞及秩边、胞肓、志室、肓门、胃仓左右 20 穴;腹部为足少阴经的横骨、大赫、气穴、四满、中注及足阳明经的气冲、归来、水道、大巨、外陵左右共 20 穴;下肢部为足少阴经的大钟、照海、复溜、交信、筑宾、阴谷左右 12 穴,共为 57 穴。

本段经文指出治水病的 57 穴,亦称"肾俞"为水之所客,说明肾在治疗水肿病中的重要作用。肾为水脏,内藏元气,总司人体的气化,气行则水行。并指出肺与水病的形成也有密切关系,故后世有"肺为水之上源"之说。因此,肾肺俱病对于水肿病的形成以及调治肾肺治疗水病的理论,一直在指导临床实践,并不断得到验证。

【原文】

帝曰:春取络脉分肉,何也?岐伯曰:春者木始治,肝气始生,肝气急,其风疾,经脉常深,其气少,不能深入[1],故取络脉分肉间。

帝曰:夏取盛经分腠,何也?岐伯曰:夏者火始治,心气始长,脉瘦气弱[2],阳气留溢[3],热熏分腠,内至于经,故取盛经分腠,绝肤而病去者[4],邪居浅也。所谓盛经者,阳脉也。

帝曰:秋取经俞[5],何也?岐伯曰:秋者金始治,肺将收杀[6],金将胜火[7],阳气在合,阴气初胜,湿气及体[8],阴气未盛,未能深入,故取俞以写阴邪,取合以虚阳邪,阳气始衰,故取于合[9]。

帝曰:冬取井荥,何也?岐伯曰:冬者水始治,肾方闭[10],阳气衰少,阴气坚盛,巨阳伏沉[11],阳脉乃去,故取井以下阴逆,取荥以实阳气[12]。故曰冬取井荥,春不鼽衄,此之谓也。

【注释】

[1] 其气少,不能深入:指春天少阳之气初生,阳气尚微,故宜浅刺。《素问集注》张志聪注:"其经脉之气,随冬令伏藏,久深而始出,其在经之气尚少,故不能深入而取之经。"

[2] 脉瘦气弱:此指夏季为心火主治,心气开始生长,所以脉瘦气弱。《素问注证发微》注:"藏气始长,其脉尚瘦,其气尚弱,因为心气始长,所以脉未盛。"

[3] 阳气留溢:留,《太素》《甲乙经》作"流",为同音假借。留溢,充盛之意。《类经·针刺类·四时之刺》注:"夏令阳浮于外。"

[4] 取盛经分腠,绝肤而病去者:谓夏季针刺时不宜太深,透过皮肤即可。《素问经注节解》注:"夏热气浮,邪居阳分,用针不必太深。绝肤谓绝其皮肤而病邪已去也。"

[5] 经俞:指各经的经、输穴。《类经·针刺类·四时之刺》注:"经俞者,诸经之经穴、俞穴也。俞应夏,经应长夏,皆阳分之穴。"

[6] 肺将收杀:秋天是金当令,肺金与秋令收杀之气相应,金旺克火。《素问直解》注:"收,收敛。杀,肃杀。"

[7] 金将胜火:秋季为金旺火衰之时,故称"金将胜火"。《黄帝内经素问》王冰注:"金王火衰,故云金将胜火。"

[8] 湿气及体:谓初秋寒湿之气胜,易侵犯人体。《类经·针刺类·四时之刺》注:"阳气初衰,阴气初胜,故寒湿之气及体。"

[9] 故取于合:合,指合穴。《类经·针刺类·四时之刺》注:"阴气未深,犹在阳分,故取经俞以泻阴邪。阳气始衰,邪将收敛,故取合穴以虚阳邪也。"《素问经注节解》注:"肺以太渊为俞,以尺泽为合。"

[10] 肾方闭:冬天是水当令,肺金肾气开始闭藏,阳气衰少,阴气坚盛。《素问经注节解》注:"方闭谓初冬也,阳衰阴盛,冬至之后,一阳始生。"

[11] 巨阳伏沉:巨阳,即太阳,即太阳之气潜藏于里。

[12] 取井以下阴逆,取荥以实阳气:取井穴抑制阴气之太过,取荥穴充实阳气之不足。《素问经注节解》注:"冬阴寒逆,抑之使下,冬阳气微,实之为贵。"《素问集注》张志聪注:"夫井,木也。木生于水,故取井木以下阴气,勿使其发生而上逆也。荥,火也,故取荥穴以实阳气,乃助其伏藏也。"

【按语】

本段经文主要阐述四时不同刺法的原理。根据不同季节针刺不同腧穴,体现了因时制宜,天人相应的学术观点。由于五脏之气应四时,四时阴阳有盛衰,五脏之气亦有相应的变化,气血阴阳亦有趋向于表里之异,故有"春取络脉分肉""夏取盛经分腠""秋取经俞""冬取井荥"的不同刺法,以调和气血,适到病所为宜。

四时的深浅不同刺法,在《素问·诊要经终论篇》《素问·四时刺逆从论篇》《灵枢·本输》《灵枢·终始》《灵枢·寒热病》《灵枢·四时气》《灵枢·顺气一日分为四时》等篇均有论述,所论基本一致,唯有以经脉、络脉定深浅,或以皮肤、分肉、骨髓分浅深,或以井、荥、输、经、合定四时的不同,可以互参。

【原文】

帝曰:夫子言治热病五十九俞,余论其意,未能领别其处,愿闻其处,因闻其意。岐伯曰:头上五行、行五者,以越诸阳之热逆也[1]。大杼、膺俞[2]、缺盆、背俞[3],此八者,以写胸中之热也[4]。气街、三里、巨虚上下廉,此八者,以写胃中之热也[5]。云门、髃骨[6]、委中、髓空[7],此八者,以写四支之热也[8]。五藏俞傍五,此十者,以写五藏之热也[9]。凡此五十九穴者,皆热之左右[10]也。帝曰:人伤于寒而传为热何也?岐伯曰:夫寒盛则生热也[11]。

【注释】

[1] 头上五行、行五者,以越诸阳之热逆也:头上5行,每行有5个穴,可以治疗上部的疾病。《类经·针刺类·热病五十九俞》注:"头上五行者,督脉在中,傍四行,足太阳经也。中行五穴:上星、囟会、前顶、百会、后顶也。次两傍二行各五穴:五处、承光、通天、络却、玉枕也。又次两傍二行各五穴:临泣、目窗、正营、承灵、脑空也。五行共二十五穴,俱在巅顶之上,故可散越诸阳热气之逆于上者。"

[2] 膺俞:指中府穴。《类经·针刺类·热病五十九俞》注:"膺俞,中府也。"《甲乙经》:"中府,肺募也,一名膺中俞。"

[3] 背俞:指风门穴。《素问集注》张志聪注:"背俞即风门穴。"

[4] 以写胸中之热也:大杼、膺俞、缺盆、背俞可治疗胸中之热。《太素·气穴》注:"此八穴前后近胸,故泻胸中热也。"

[5] 以写胃中之热也:气街、三里、上巨虚、下巨虚可治胃热。《类经·针刺类·热病五十九俞》注:"此八者,俱足阳明经穴,故可泻胃中之热。"

[6] 髃骨:即肩髃穴。《黄帝内经素问》王冰注:"验今《中诰孔穴图经》无髃骨穴,有肩髃穴,穴在肩端两骨间,手阳明蹻脉之会。"

[7] 髓空:指腰俞。《黄帝内经素问》王冰注:"按今《中诰孔穴图经》云:腰俞穴,一名髓空,在脊中第二十一椎节下,主汗不出,足清不仁,督脉气所发也。"

[8] 以写四支之热也:四支,即四肢。《太素·气穴》注:"云门近肩,髃骨在肩,并向手臂也;委中在腘,髓空在腰,一名腰输,皆主于脚,故泻四支之热也。"

[9] 五藏俞傍五,此十者,以写五藏之热也:每个脏俞旁,各有1个穴位,左右共10个。《类经·针刺类·热病五十九俞》注:"五藏俞傍五穴,肺俞之傍魄户也;心俞之傍神堂也;肝俞之傍魂门也;脾俞之傍意舍也;肾俞之傍志室也。皆足太阳经穴。凡五藏之系,咸附于背,故此十者,可泻五

藏之热。"

　　[10]皆热之左右：以上59穴，不论它在左在右，都是治疗热病的穴位。《素问·阴阳应象大论篇》："左右者，阴阳之道路也。"《素问经注节解》注："左右犹言道路。"即热之所经过，刺之可泻热。

　　[11]寒盛则生热也：外感寒邪独盛于外，阳气郁闭于内，不得发越，逐渐转化为热。《类经·针刺类·热病五十九俞》注："寒邪外束，则阳气内郁，故传而为热，所以寒盛则生热也。"

【按语】

　　本段经文阐述治疗热病的59穴及其治疗范围。取穴原则，或以局部取穴，或以循经取穴，但总以疏导气血、泻热祛邪为关键。

　　热病59穴亦见于《灵枢·热病》篇，所取穴位不一。《灵枢·热病》篇59穴以取四肢为主，盖以泻热之本。本篇则多随邪之所在，盖以泻热之标，各有不同意义。两篇相同者仅18穴。张介宾认为，"皆热俞也，均不可废，凡刺热者，当总本二篇议，各随其宜而取用之，庶乎尽刺热之善矣。"

第十四节　缪刺论篇第六十三（节选）

【提要】

　　病在经脉，刺其经穴称经刺（又称巨刺）；病在络，刺其皮络是谓缪刺。本篇主要论述缪刺病在络脉所采取的缪刺方法，故以称"缪刺论"。主要内容有：

　　(1)论述外邪侵入人体是由浅入深，逐层深入，即从皮毛开始，然后侵入孙脉、络脉、经脉，最后到脏腑。而奇病的产生是由于病邪没有侵入经脉，即从皮毛开始，侵入孙络后，滞留不行，闭塞不通，流溢于大络而发生奇病。奇病，指病邪在一侧的络脉，或在左或在右。

　　(2)论述了邪客于足少阴之络、手少阳之络、足厥阴之络、足太阳之络、手阳明之络等的病候和缪刺方法。

　　(3)说明巨刺和缪刺的区别在于病位不同，缪刺和巨刺都是左刺右、右刺左。但缪刺是刺络，病邪在络脉，病位较浅；巨刺是刺经，因"邪客于经"。

　　现节选有关缪刺的原理、缪刺与巨刺区别的部分经文。

【原文】

　　黄帝问曰：余闻缪刺[1]，未得其意，何谓缪刺？岐伯对曰：夫邪之客于形也，必先舍于皮毛；留而不去，入舍于孙脉；留而不去，入舍于络脉；留而不去，入舍于经脉；内连五藏，散于肠胃，阴阳俱感，五藏乃伤。此邪之从皮毛而入，极于五藏之次也[2]。如此，则治其经焉[3]。今邪客于皮毛，入舍于孙络，留而不去，闭塞不通，不得入于经，流溢于大络，而生奇病[4]也。夫邪客大络者，左注右，右注左，上下左右，与经相干[5]，而布于四末，其气无常处，不入于经俞，命曰缪刺。

　　帝曰：愿闻缪刺，以左取右，以右取左，奈何？其与巨刺何以别之？岐伯曰：邪客于经，左盛则右病，右盛则左病，亦有移易[6]者，左痛未已而右脉先病，如此者，必巨刺之。必中其经，非络脉也。故络病者，其痛与经脉缪处，故命曰缪刺[7]。

【注释】

[1] 缪刺：《辞海》："缪通谬，错误。"如纰缪。在此有交错之意。《素问识》注："盖左病刺右，右病刺左，交错其处，故曰缪刺。"即在络脉之病，在左刺右，在右刺左，交错而针。

[2] 极于五藏之次也：极，至也，达到之意。次，次序、层次。指邪气从表入侵，逐渐深入，最后侵犯五脏的次序。

[3] 治其经焉：指邪气从皮毛侵入，渐及五脏这种情况，应当泻其经穴，属于正刺法。《类经·针刺类·缪刺巨刺》注："治经者，十二经穴之正刺也，尚非缪刺之谓。"

[4] 奇病：奇，作"只"或"独"解。《太平御览》卷七百五十引《风俗通》："奇，只也。"奇病在此指病只在一侧的络脉。《素问集注》注："奇病者，谓病气在左，而证见于右；病气在右，而证见于左。"

[5] 与经相干：干，干扰、干涉之意。《素问注证发微》注："其邪客大络，左注于右，右注于左，上下左右，与经相干，其实不得入于经，而止布于四末。"

[6] 移易：同义复词。《广韵》："移，易也。"移易有改变之意。

[7] 其痛与经脉缪处，故命曰缪刺：即络病的疼痛与经病的疼痛部位不同。《素问直解》注："缪处，异处也。谓经脉之痛，深而在里，络脉之痛，支而横居，病在于络，左右纰缪，故命曰缪刺。"

【按语】

本段经文主要论述外邪侵袭人体的传变规律及缪刺的原理。外邪侵袭人体的一般规律是"先舍于皮毛"，再依次入舍于孙脉、络脉、经脉、五脏。这种情况要"治其经"，用巨刺法。邪气如果不得入于经，"流溢于大络，而生奇病"，表现为"左注右，右注左，上下左右，与经相干，而布于四末，其气无常处，不入于经俞"，即采用缪刺法进行针刺。

缪刺法是根据经脉有左右相交相会，左注右、右注左的原理，而采取左病刺右、右病刺左，以调节气血，疏导络脉的针刺方法。缪刺法与巨刺法虽都是左病治右、右病治左，但缪刺是调治络脉的浅刺法，即"有痛而经不病者，缪刺之"。缪刺法的治疗效果较好，特别适用于痿证、偏枯等病证，值得深入探讨。

【原文】

凡刺之数，先视其经脉，切而从之[1]，审其虚实而调之，不调者经刺之[2]，有痛而经不病者缪刺之[3]，因视其皮部有血络者尽取之，此缪刺之数也。

【注释】

[1] 切而从之：从，《甲乙经》作"循"，《说文·从部》："从，随行也。"即循摩之意，切其脉而循摩之。

[2] 不调者经刺之：指经血不调者，根据经脉而刺治，即巨刺。《太素·量缪刺》注："不调者，偏有虚实也。偏有虚实者，可从经穴调其气也。"《类经·针刺类·缪刺巨刺》注："调者，如汤液导引之类皆是也，调之而不调，然后刺其经脉，是谓经刺，亦曰巨刺。"

[3] 有痛而经不病者缪刺之：病痛不涉及经脉者，用缪刺法治疗。《类经·针刺类·缪刺巨刺》注："有痛而经不病者，病在大络也，故当缪刺之。"《太素·量缪刺》注："循经候之，不见有病，仍有痛者，此病有异处，故左痛刺右等，名曰缪刺。"

【按语】

本段经文提出诊疗的方法是先审经脉，据其虚实而调之，不调者当用巨刺；对病痛不在经者用缪刺。缪刺的方法是"视其皮部有血络者尽取之"。

第三章 《难经》选

导学

本章选辑六十二难至八十一难有关腧穴及针法的论述,介绍了五输穴、俞穴和募穴等特定穴;详细论证了针刺的补泻运用,如补母泻子法、迎随补泻法、刺井泻荥法、泻火补水法的具体操作,以及补泻手法误用后的不良后果。学习本章应掌握五输穴、原穴、俞穴、募穴的临床应用及错误使用针刺补泻导致的危害;熟悉补泻的原则及补母泻子法的应用;了解《难经》的针灸学术思想及各种针刺补泻法。

第一节 六十二难至六十八难

【提要】

本节选辑六十二难至六十八难,对井、荥、输、原、经、合各类特定穴做了重点阐述,不但将井、荥各穴的含义、脉气出入的关系、所属脏腑予以区别,而且对其阴阳属性、主治等做了详细介绍,还阐述了俞、募穴的治疗作用,为后世运用五输穴、原穴、俞穴、募穴奠定了理论基础。本节主要内容有:

(1)论述脏腑井、荥穴数目的不同。五脏的重要腧穴有五,即井、荥、输、经、合,六腑的重要腧穴有六,即井、荥、输、原、经、合。并说明六腑多置一原穴的缘由,以及与三焦之气的关系。

(2)论述井、荥、输、经、合五输穴的含义、主治及阴阳五行属性。以阴经的井穴属木和阳经的井穴属金为例,说明井、荥、输、经、合的阴阳刚柔、五行配属规律。

(3)论述井穴、合穴的含义及井穴为始的原理。经气的运行由井穴开始,至合穴后即入内,并用春、冬来做比喻,按时令的顺序,说明经气循行于五输穴的情况,以取类比象的方法说明井穴是五输穴之始。

(4)论述十二经原穴与三焦之气的关系。说明十二经原穴的名称以及脏腑有病取用原穴的原理。

(5)论述五脏俞穴和募穴的阴阳属性、部位、意义和治疗作用。脏腑的募穴在胸腹部、属阴,五脏的俞穴在背腰部、属阳;阴病行阳,阳病行阴,是说明病气有行阴行阳之别,故刺募穴可治疗腑病,刺俞穴可治疗脏病。

【原文】

六十二难曰:藏井荥有五[1],府独有六者,何谓也?然:府者,阳也。三焦行于诸阳[2]，故置一俞，名曰原[3]，府有六者，亦与三焦共一气也[4]。

【注释】

[1]藏井荣有五：指五脏有井、荥、输、经、合五输穴。《难经本义》："藏之井荣有五，谓井荣俞经合也。"

[2]三焦行于诸阳：指三焦之气行于诸阳经。《难经汇注笺正》注："三焦行于诸阳者，乃指人身上中下三部之阳气而言，非手少阳之三焦一经，故曰行于诸阳。否则，三焦经亦诸阳之一，何可浑漠言之，竟谓三焦能行于诸阳。六十六难又谓三焦之所行，气之所留止。又谓三焦为原气之别使，主通行三气，则且明示以上中下三部之气，其非手少阳之三焦，尤为不言而喻。"

[3]故置一俞，名曰原：俞，指穴位。原，指原穴。《难经集注》杨玄操注："原者，元也。元气者，三焦之气也。其气尊大，故不应五行，所以六府有六俞，亦以应六合于乾道也。"

[4]亦与三焦共一气也：指六阳经的井、荥、输、原、经、合穴，也与三焦元气相通。《难经正义》注："三焦为阳气之根，六府属阳，其气皆三焦所出，故曰共一气也。"

【按语】

本难论述脏腑井荣的区别及六腑多置一原穴的缘由。十二经在肘、膝关节以下，各有五个重要腧穴，即井、荥、输、经、合，称为五输穴。但六腑除五输穴外，还有一个原穴，故六腑有六个重要的腧穴，即井、荥、输、原、经、合。据《灵枢·九针十二原》记载肺、心、肝、脾、肾的原穴分别是太渊、大陵、太冲、太白、太溪，《灵枢·本输》记载这些腧穴也是五脏的输穴，可见五脏的输穴与原穴为一穴。《难经》说是"以输代原"，而《灵枢·本输》记载六腑的输穴、原穴为两穴。

为什么六腑多置一原穴，《灵枢·本输》说"所过为原"，由于阳经的脉气比较长，故在"输"穴之后，另设一"原"穴。本难说："府者阳也，三焦行于诸阳。"即三焦为气之所终始，阳气之根，气化所在，六腑也有气化作用，三焦之气通于六腑，共成一气，故六腑多置一原穴。这些论述丰富了原穴理论，扩大了原穴的临床应用范围。

《灵枢·九针十二原》和《灵枢·本输》记载了原穴的名称和作用，本难说明六腑又置一原穴的缘由。对于三焦与原气的关系，《六十六难》认为："脐下肾间动气者，人之生命也，十二经之根本也，故名曰原。三焦者，原气之别使也，主通行三气，经历于五藏六府。原者，三焦之尊号也，故所止辄为原。"说明三焦是将原气运送到五脏六腑的使者，原气经过和留止的腧穴称为原穴。

【原文】

六十三难曰：《十变》[1]言，五藏六府荣合，皆以井为始者，何也？

然：井者，东方春也，万物之始生，诸蚑行喘息[2]，蜎飞蠕动[3]，当生之物，莫不以春而生，故岁数始于春，日数始于甲[4]，故以井为始也[5]。

【注释】

[1]《十变》：《古本难经阐注》注："古经名也。"

[2]蚑（qí）行喘息：即生物逢春，开始活动之意。蚑，可泛指一切生物的活动。《说文解字·虫部》："蚑，徐行也，凡生之类，行皆曰'蚑'。""'行'，举首行也。"喘息，《难经经释》注："言有气以息。"即呼吸气息，非指喘息之病。

[3]蜎（xuān）飞蠕动：蜎，本为蚊子幼虫，此作飞翔貌。蠕，虫爬行貌。此句指虫类缓慢飞舞活动之意。《难经正义》注："蚑虫行喘息，蜎虫飞蠕动，皆春气发生之义耳。"

[4]日数始于甲：《难经正义》注："谓东方属甲乙，为干之首也。"

[5] 以井为始也:《灵枢·九针十二原》:"所出为井。"即水之出泉为井。喻十二经的循行,井穴为起点,如万物生发始于春。《难经本义》注:"十二经所出之穴,皆谓之井,而以为荥俞之始者,以井主东方木,木者,春也,万物发生之始也。"

【按语】

本难论述井穴为始的原理,井穴为十二经在四肢最远端的穴位,清阳实四肢,四肢为诸阳之本,取其为经气开始,初生之意,而以东方主于春,喻井穴是经气发生之处,如同春天万物开始生发一样,其生机旺盛。在治疗上有去病回春之意。按照五输穴的五行属性理论,则阴经井穴属木,阳经井穴属金(如《六十四难》所示)。

《灵枢·九针十二原》:"所出为井。"本难比类取象于大自然,提出井穴应春气,以"岁数始于春,日数始于甲"一年的时序为例,说明井穴为四肢的最远端腧穴,如水之出泉,万物生发,取春之象而象征经气由此生发,以井为始的原理。而《六十四难》是以五行生克规律说明五输穴的阴阳配属、刚柔相济的制约关系,侧重不同,可互参。

【原文】

六十四难曰:《十变》又言,阴井木,阳井金;阴荥[1]火,阳荥水;阴俞[2]土,阳俞木;阴经[3]金,阳经火;阴合[4]水,阳合土。阴阳皆不同,其意何也?

然:是刚柔之事[5]也。阴井乙木,阳井庚金。阳井庚,庚者,乙之刚[6]也;阴井乙,乙者,庚之柔[7]也。乙为木,故言阴井木也;庚为金,故言阳井金也。余皆仿此。

【注释】

[1] 荥:《灵枢·九针十二原》:"所溜为荥。"溜,即流动之意,如细水缓缓流动。《说文解字》:"绝小水也。"《难经集注》杨玄操注:"泉水既生,留停于近,荥迂未成大流,故名之曰荥。荥者,小水之状也。"

[2] 俞:与"输"同。《灵枢·九针十二原》:"所注为俞。"如水之汇集而流注。《说文解字》:"输,委输也,从车俞声。"即输注之谓。

[3] 经:与"径"同。《灵枢·九针十二原》:"所行为经。"即水流经过之意。《尔雅·释水》:"直波为径。"《难经本义》注:"由俞而经过于此,乃谓之径。"

[4] 合:如百川汇合。《难经集注》杨玄操注:"经行既达,合会于海,故名之曰合。合者,会也。此是水行流转之意,人之经脉亦法于此,故取名焉。"

[5] 刚柔之事:即阴阳相配、刚柔相济之意。《古本难经阐注》注:"言阳与阴配合,取刚柔之义耳。如阴井木,阳井金。是乙与庚合也。乙为阴木,合庚之阳金,故曰庚乃乙之刚,乙乃庚之柔也。"

[6] 庚者,乙之刚:庚金属阳,为乙木属阴之刚。刚柔相济之意。以十二天干,配属阴经、阳经。庚属阳干,乙属阴干。阳性刚,阴性柔,故庚为乙之刚。庚乙所以相配,又按五行相克之理金克木之意。

[7] 乙者,庚之柔:即乙木属阴,庚金属阳,乙木为庚金之柔。《难经正义》注:"如此配合,则刚柔相济,然后气血流行而不息,仍见人身经穴脏腑,俱有五行配合,无时不交也。"

【按语】

本难论述五输穴的阴阳五行属性。《内经》有五输穴配五行的记载,本难具体完善了阴阳各经五输穴的五行属性,使五输穴与五行相生、相克联系起来,创立了生我、我生的母子关系。以十个天干配属阴经、阳经,即阳干配阳经,阴干配阴经,以说明阴阳相配则刚柔相济。根据五行相生的关系,将阴经井穴配乙木,依次相生,荥穴配丁火,输穴配己土,经穴配辛金,合穴配癸水;再以五行相克的关系,将阳经的井穴配庚金,依次为:荥穴配壬水,输穴配甲木,经穴配丙火,合穴配戊土。其意义在于应用阴阳相互制约、五行相生相克的原理,治疗五脏的各种疾病;以五输穴五行属性相生相克取穴,作为补泻的治疗原则。阴阳相合、刚柔相济理论,为子午流注开穴提供了理论基础,为临床配穴提供了依据,在取穴、配穴方面有广泛的应用。

【原文】

六十五难曰:经言所出为井,所入为合。其法奈何?

然:所出为井,井者,东方春也,万物之始生,故言所出为井也;所入为合,合者,北方冬也,阳气入藏,故言所入为合也[1]。

【注释】

[1] 所出为井……所入为合也:《难经集注》杨玄操注:"春夏主生养,故阳气在外。秋冬主收藏,故阳气在内,人亦法之。"《古本难经阐述》注:"此言井荥俞经合,如春夏秋冬之周而复始,东南西北之循环无端。自井而生发,至合而入藏,如天地一岁而有四时,一日亦有四时,人身随其气而运行,所以一呼一吸,阴阳无不周遍也。"

【按语】

本难论述井穴、合穴的含义。井穴位于四肢末端,言经气之微小,初入经脉,如水之出于泉;合穴位于肘、膝大关节,言经气洪大,逐渐深入而内循于脏腑。故以春之阳气初生喻"井",冬之阳气内藏喻"合"。

【原文】

六十六难曰:《经》言肺之原,出于太渊;心之原,出于大陵[1];肝之原,出于太冲;脾之原,出于太白;肾之原,出于太溪;少阴之原,出于兑骨[2];胆之原,出于丘墟;胃之原,出于冲阳;三焦之原,出于阳池;膀胱之原,出于京骨;大肠之原,出于合谷;小肠之原,出于腕骨。十二经皆以俞为原者[3],何也?

然:五藏俞者,三焦之所行[4],气之所留止也。

三焦所行之俞为原者,何也?

然:脐下肾间动气[5]者,人之生命也,十二经之根本也,故名曰原。三焦者,原气之别使[6]也,主通行三气[7],经历于五藏六府。原者,三焦之尊号也,故所止辄为原[8]。五藏六府之有病者,皆取其原也。

【注释】

[1] 大陵:大陵为手厥阴心包经的原穴,以包络代心行令之故。

[2] 兑骨:兑骨,掌后锐骨,指神门穴。《难经悬解》(黄元御)注:"少阴之原,出于兑骨,谓神门也。"

[3] 十二经皆以俞为原:泛指十二经的输穴,实际是五脏以输穴为原穴,而六腑则输穴和原穴分别为两穴,故概括而言,十二经穴皆以输穴作为原穴。《难经汇注笺正》注:"盖五脏阴经,止以俞为原,六府阳经,即有俞,仍别有原。"

[4] 三焦之所行:指三焦之气运行出入而言。

[5]肾间动气：指命门的真阳之气，为人体真气的根本。《难经集注》杨玄操注："脐下肾间动气者，丹田也。丹田者，人之根本也，精神之所藏，五气之根元。"

[6]原气之别使：别使，《古本难经阐注》注："分别致使。"《难经经释》注："言根本原气，分行诸经，故曰别使。"即指三焦是将原气运行于诸经的别府。

[7]三气：指宗气、营气、卫气，也就是真气的统称。《难经本义》注："通行三气，即纪氏所谓下焦，禀真原之气，即原气也。上达至中焦，中焦受水谷精悍之气，化为荣卫，荣卫之气与真元之气，通行达于上焦也。"

[8]所止辄为原：原指原穴，三焦之气留止之处，即称为原穴。

【按语】

本难论述十二经原穴与三焦之气的关系，强调原穴的重要意义。原穴为三焦原气通行之处，为人的生命所系、十二经的根本，故五脏六腑的疾病可选取原穴进行调治。十二经脉皆有原穴，五脏均以输为原，六腑则有输穴和原穴，故对"十二经皆以俞为原"句应理解其精神实质，不可拘泥于个别词句。本难所谓"十二经皆以俞为原"，即包括五脏输穴和六腑原穴在内，都是运行三焦之气，并非单指五脏输穴。

《灵枢·九针十二原》所指原穴为五脏经脉左右的两个原穴，再加"膏之原……鸠尾一""肓之原……脖胦一"共为十二原。《灵枢·本输》提出胆、胃、三焦、膀胱、大肠、小肠六腑的原穴。本难补充了"少阴之原，出于兑骨"，即神门。至此，十二经原穴全部出现。不同的是现在称神门为心经原穴，大陵为心包经原穴，神门多用于治疗神志病，而大陵多用于治疗心脏的病证。

《灵枢·九针十二原》提出十二原主治五脏六腑的疾病，本难对原穴治疗脏腑疾病的机制做了进一步阐发。原穴之所以重要是由于原穴为三焦之气所运行和留止之处，三焦为原气之别使，原气是脐下肾间动气，它既是人体维持生命的动力，也是十二经脉的根本。三焦通行原气以达周身五脏六腑，促进脏腑功能的发挥，故针刺原穴可以激发脏腑的功能，达到治疗疾病的目的。

【原文】

六十七难曰：五藏募皆在阴[1]，而俞皆在阳[2]者，何谓也？

然：阴病行阳，阳病行阴[3]，故令募在阴，俞在阳。

【注释】

[1]五藏募皆在阴：五脏的募穴均在胸腹部，以腹为阴，故五脏之募皆在阴。《难经本义》注："募，犹募结之募，言经气之聚于此也。"

[2]俞皆在阳："皆"原无，据《难经句解》补。《难经本义》注："俞，《史记·扁鹊传》作输，犹委输之输，言经气由此而输于彼也。"俞，有转输之意，即经气由此转输于彼处。五脏的输穴（指背部之俞穴，非指本经之输穴）均在背，以背为阳，故称为阳俞。

[3]阴病行阳，阳病行阴：《难经本义》注："阴阳经络，气相交贯，藏府腹背，气相通应，所以阴病有时而行阳，阳病有时而行阴也。"

【按语】

本难论述五脏俞、募穴的含义和治疗作用。俞、募穴是脏腑经气聚结和转输的枢纽，是内脏与体表病邪出入的门户。《素问·气府论篇》提出"六府之俞各六"，但未列出穴名。《灵枢·背腧》记载有五脏背俞的穴名和位置，晋代王叔和《脉经》明确了肺、肾、心、脾、肝、胃、大肠、小肠、胆、膀胱、三焦的背俞穴位置，以及期门、日月、巨阙、关元、章门、太仓（中脘）、中府、天枢、京门、中极10个募穴的名称和位置。

"阴病行阳,阳病行阴"是说脏腑经络之气可以由阴行阳、由阳行阴,阴阳互通,维持相对平衡;在病理上阳病及阴、阴病及阳,阴阳相互影响。在治疗上,募穴在腹部,可从阴引阳,治疗腑病;俞穴在背部,可从阳引阴,治疗脏病。这不仅概括了俞、募穴的治疗作用,也发挥了《内经》"从阴引阳,从阳引阴"的思想。

这种阴阳相互影响的学术思想,是针灸治疗的特点之一。因此,不独指五脏而言,六腑之募、俞穴亦包括在内,正如徐灵胎在《难经经释》中说:"六府募亦在阴,俞亦在阳,不特五藏为然。"本难俞募穴的理论为后世医家的脏病取背俞穴、腑病取腹募穴的治疗方法奠定了理论基础。

【原文】

六十八难曰:五藏六府,各有井荥俞经合,皆何所主?

然:《经》言所出为井,所流为荥,所注为俞,所行为经,所入为合。井主心下满[1],荥主身热[2],俞主体重节痛[3],经主喘咳寒热[4],合主逆气而泄[5],此五藏六府井荥俞经合所主病[6]也。

【注释】

[1] 井主心下满:指井穴主治心下满。《难经集注》虞庶注:"井法木以应肝,脾位在心下,今邪在肝,肝乘脾,故心下满,今治之于井,不令木乘土也。"

[2] 荥主身热:指荥穴主治各种热证。《难经集注》虞庶注:"荥为火以法心,肺属金,外主皮毛,今心火灼于肺金,故身热,谓邪在金也。故治之于荥,不令火乘金,则身热必愈也。"

[3] 俞主体重节痛:指输穴主治身体困重、关节疼痛。《难经集注》虞庶注:"俞者法土应脾,今邪在土,土必刑水,水者肾,肾主骨,故病则节痛,邪在土,土自病则体重,宜治于俞穴。"

[4] 经主喘咳寒热:指经穴属金应肺,肺病则喘咳寒热,以经穴主治。《难经本义》注:"经主喘咳寒热,肺金病也。"

[5] 合主逆气而泄:指合穴属水应肾,肾病则气逆而泄泻,以合穴主治。《难经本义》注:"合主逆气而泄,肾水病也。"

[6] 此五藏六府井荥俞经合所主病:《难经正义》注:"此论五藏为病之一端耳。不言六府者,举藏足以该府也。"

【按语】

本难论述十二经井、荥、输、经、合五输穴气血运行的情况及其主治病证。井穴属木,与属木的肝脏相联系,肝经的分布自足上行,上贯膈,散布胁肋,凡有属于心下痞满(即胸胁以下痞积胀满的症状)者都可以选用井穴治疗。荥穴属火,与属火的心脏相联系,心主火,与热病相关,故针刺荥穴可以治身热。输穴属土,与属土的脾脏相联系,脾主肌肉、四肢,故针刺输穴可治身体困重、运动障碍,以及关节疼痛等病。经穴属金,与属金的肺脏相联系,肺主皮毛,凡外邪侵袭肌表皮肤而发生怕冷、发热的症状,以及气喘、咳嗽等,都是肺经受病,故针刺经穴可治喘咳寒热等病。合穴属水,与属水的肾脏相联系,肾主水液,肾间动气又为元气的根本,故对于气逆而津液外泄的症状,都可选用合穴治疗。这些论述,对针灸临床有一定的指导意义。

本难五输主病,只言脏未及腑,且六腑的五输穴的五行属性亦与此不同,应具体分析,不可一概而论。故徐灵胎在《难经经释》中说:"然此亦论其一端耳,两经辨病取穴之法,实不如此,不可执一说而不知变通也。"

第二节 六十九难至七十六难

【提要】

六十九难至七十六难,主要论述各类疾病所适宜的补泻法,如子母补泻法、迎随补泻法等。并要注意治疗中针刺和季节的关系,根据疾病的属性而确定针刺从阴引阳、从阳引阴或补阴与补阳的先后,以调和营卫气血,达到治疗的目的。主要内容有:

(1)论述补母泻子的治疗原则,根据《内经》虚补、实泻的原则,结合五行相生规律,提出"虚者补其母,实者泻其子"的治疗原则,及本经自病取治本经,刺井泻荣的治疗方法。

(2)论述四时的不同刺法,说明在针刺的方法上,春夏应刺浅、秋冬应刺深的原理及"春夏各致一阴,秋冬各致一阳"的具体操作手法。并以五脏应四时,以五脏与五输的五行相属关系,论述肝病春取井、心病夏取荣、脾病长夏取输、肺病秋取经、肾病冬取合的因病因时的取穴方法。

(3)提出补虚泻实的操作方法,具体说明"从卫取气""从荣置气"的补泻方法及其步骤。论述刺营卫的不同方法,阐述"刺荣无伤卫,刺卫无伤荣"的刺浅刺深原则。

(4)论述迎随补泻的含义。迎随补泻,首先要知道营卫之气在经脉的循行方向,然后根据疾病情况,选择迎随补泻方法。运用迎随补泻的关键在于区别阴阳,掌握病情的表里虚实等情况,采用调节之法,使阴阳恢复平衡。

(5)论述泻南补北(泻火补水)原理和应用。以五行生克的规律,来说明肝实肺虚的病证和泻火补水的治法,并分析其机制。同时,说明了五行生克的意义,即五脏之间,必须互相生成、互相制约,才能维持平衡,失去平衡则为病态。

【原文】

六十九难曰:《经》言虚者补之,实者泻之,不实不虚,以经取之,何谓也?

然:虚者补其母,实者泻其子[1],当先补之,然后泻之。不实不虚,以经取之者,是正经自生病[2],不中他邪也,当自取其经,故言以经取之[3]。

【注释】

[1] 虚者补其母,实者泻其子:一是指虚证取本经母穴,如肝虚取其合穴曲泉;实证取本经子穴,如肝实取其荣穴行间。二是指虚证可以取其母经的母穴,如肝虚取肾经合穴。实证可取其子经的子穴,如肝实取心经荣穴。《难经经释》注:"母,生我之经,如肝虚则补肾经,母气实则生之益力;子,我生之经,如肝实则泻心经也,子气衰则食其母益甚。"

[2] 正经自生病:正经,指十二经脉,十二经内属于脏腑,此处主要指五脏。凡五脏的病邪没有传入他经,或他经有病没有传入本经的称正经自病。五脏受邪后,传变而影响他脏的称五邪所伤。

[3] 以经取之:即取本经腧穴治疗。《难经集注》注:"不实不虚,是谓藏不相乘也,故云自取其经。"

【按语】

本难论述补母泻子的治疗原则。虚者补其母,实者泻其子,就是依据本经五输穴的五行属性,以其相生关系,进行选穴针刺的方法。如肝虚补其母穴曲泉,肝实泻其子穴行间。后人在此理论的基础上,提出了"异经子母补泻法"。徐灵胎在《难经经释》中说:"母,生我之经,如肝虚则补肾经……子,我生之经,如肝实则泻心经。"说明在治疗疾病时还可根据经穴之间的五行属性,选取相关的经穴以补虚泻实。如肝虚当补肾经合穴(属水)阴谷,肝实当泻心经荥穴(属火)少府,进行补泻。

此法不但应用在针灸治疗上,而且对于药物治疗,也有其指导意义。但应根据具体病情,辨证分析,不可拘泥。正如《难经经释》说:"《内经》补泻之法,或取本经,或杂取他经,或先泻后补,或专补不泻,或专泻不补,或取一经,或取三四经,其论俱在,不可胜举,则补母泻子之法,亦其中之一端,若竟以为补泻之道尽如此,则不然也。"

【原文】

七十难曰:经言春夏刺浅,秋冬刺深者,何谓也?

然:春夏者,阳气在上,人气亦在上,故当浅取之;秋冬者,阳气在下,人气亦在下,故当深取之。

春夏各致一阴,秋冬各致一阳[1]者,何谓也?

然:春夏温,必致一阴者,初下针,沉之至肾肝之部,得气,引持之阴也;秋冬寒,必致一阳者,初内针,浅而浮之,至心肺之部[2],得气,推内之阳[3]也。是谓春夏必致一阴,秋冬必致一阳。

【注释】

[1] 各致一阴……各致一阳:阴、阳,指肢体的深浅部位,深部为阴,浅部为阳。《难经集注》虞庶注:"《经》言春夏养阳,言取一阴之气以养于阳,虑成孤阳……《经》言秋冬养阴,言至阴用事,无阳气以养其阴,故取一阳之气以养于阴,免成孤阴也。"《难经经释》注:"致,取也。谓用针以取其气也。"

[2] 肾肝之部……心肺之部:指肢体的深浅部位,与上述"阴""阳"同义。人体皮毛至筋骨的层次中,与皮毛相当的为肺部,与血脉相当的为心部,与筋相当的是肝部,与骨相当的是肾部。引持之阴,指得气后将针从深部提引至浅部而保持不动,亦不出针。之,可作"其"字解。引,提引,引出。持,执持,保持不动。《难经经释》注:"引,谓引其气而出之至于阳之分也。"

[3] 推内之阳:得气后,将针从浅部向深部推入。《难经经释》注:"推,谓推其气而入之,至于阴之分也。此即经文所谓从阴引阳,从阳引阴之义。"

【按语】

本难以天人相应的理论,论述经气与四时阴阳升降的相应关系,提出四时的不同刺法,以说明阴病取阳、阳病取阴、阴阳相生、相互制约的辩证关系,并应用由浅入深、由深出浅的针刺方法,阐述从阴引阳、从阳引阴的原理。正如杨玄操所言"引阴以和阳""内阳以和阴",虞庶所说"取一阴之气以养于阳""取一阳之气以养于阴"。

"春夏必致一阴",即针由深出浅的针刺方法;"秋冬必致一阳",即针由浅入深的针刺方法。针刺的深浅应当顺应四时阴阳的升降变化,春夏针刺由深出浅和秋冬针刺由浅入深,要根据病情的具体变化、人体气血在不同季节循行部位的深浅、时令气候的寒热温凉,或浅刺或深刺,掌握针刺的深度,引导人体经气,顺应自然界的阴阳升降。春夏气候温热,阳气偏盛,要通过针刺引导人体的阴气,其针刺的方法是先深刺到肝肾所主的筋骨深层,得气后再提针,使阴气达于阳分;秋冬之时气候寒凉,阴气偏盛,针刺时必须引导阳气,针刺方法是先浅刺到心肺所主的阳分,得气后再推针深入,以引导阳气深抵阴分。其进一步发挥了《内经》"以阴引阳,从阳引阴"的理论。

【原文】

七十一难曰:《经》言刺荣无伤卫,刺卫无伤荣。何谓也?

然:针阳者,卧针而刺[1]之;刺阴者,先以左手摄按[2]所针荣俞之处,气散乃内针。是谓刺荣无伤卫,刺卫无伤荣也。

【注释】

[1]卧针而刺:即横刺。

[2]摄按:摄,牵曳引持。按,按摩。摄按即用手引持按摩,使腧穴浅表部分的卫气散去。荣气深而卫气浅,故刺荣时必须摄按穴位,卫气散离时再行刺法,则针至荣而勿伤卫。

【按语】

本难论述针刺荣卫深浅的不同方法。刺荣、刺卫,在于针刺的深浅,使针至病所,祛邪不伤正,故刺卫应横刺,则不伤荣;刺荣则摄按皮肤,使浅表的卫气离散而深刺至荣,则不伤卫。应根据荣卫发病的不同,决定针刺深浅。

【原文】

七十二难曰:《经》言能知迎随[1]之气,可令调之。调气之方[2],必在阴阳,何谓也?

然:所谓迎随者,知荣卫之流行,经脉之往来也。随其逆顺[3]而取之,故曰迎随。调气之方,必在阴阳者,知其内外表里,随其阴阳而调之,故曰调气之方,必在阴阳。

【注释】

[1]迎随:经脉气血旺盛时进针泻邪称为迎,也就是逆取;经脉气血衰弱时进针扶正称为随,也就是顺取。《难经集注》杨玄操注:"迎者,逆也;随者,顺也。"即逆从的意思。

[2]调气之方:方,即方法。《难经集注》杨玄操注:"调气之方,必在阴阳者,阴虚阳实,则补阴泻阳;阳虚阴实,则补阳泻阴。或阳并于阴,阴并于阳,或阴阳俱虚,或阴阳俱实,皆随病所在而调其阴阳,则病无不已。"

[3]逆顺:指经脉气血的盛衰。

【按语】

本难提出迎随补泻的针刺方法,迎其气之来而针为泻,随其气之去而针为补。关于迎随,有多种解释:一是以经气开始来到时进针为迎,经气去的时候进针为随。二是以泻其子为迎,补其母为随。三是以吸气时进针、呼气时出针为迎,以呼气时进针、吸气时出针为随。四是以经脉走向与针尖方向相逆为迎,相顺为随(针向补泻)。此外,还有以经气流注于脏腑的时辰分迎随,有以荣卫昼夜运行与病在阴分和在阳分分迎随,有以针体捻转方向分迎随,有以进出针的疾与徐分迎随等。可见,迎随是针刺补泻手法的总称。明代张世贤在《图注八十一难经》中将迎随具体演化为"针向补泻"。

【原文】

七十三难曰:诸井者,肌肉浅薄,气少不足使[1]也,刺之奈何?

然：诸井者,木也;荥者,火也。火者,木之子,当刺井者,以荥泻之[2]。故《经》言补者不可以为泻,泻者不可以为补,此之谓也。

【注释】

[1]使：用的意思,即用手针刺,此处指泻法。

[2]刺井者,以荥泻之：即《六十九难》所谓"实则泻其子"之意。《难经集注》丁德用注："井为木,是火之母,荥为火,是木之子,故肝木实,泻其荥。"

【按语】

本难论述刺井泻荥法的运用。刺井泻荥法是根据五行相生的理论,实则泻其子的原则而进行取穴,对于临床有一定的意义。但不可拘泥,应灵活运用,如对急性热病可以刺十二井出血,以泻邪热。

"气少不足使"是指井穴位于手指末梢,肌肉浅薄,气藏于肌肉之内,肉薄则气微,可以荥穴代替井穴。如胃经实证当泻其井穴厉兑,可改用其荥穴内庭。《难经》中未言及补井之法,元代汪机在《针灸问对》中说："此说为泻井者言也,若当补井,则必补其合。"因此,有"泻井须泻荥,补井当补合"之说。

【原文】

七十四难曰：《经》言春刺井,夏刺荥,季夏刺俞,秋刺经,冬刺合者,何谓也?

然：春刺井者,邪在肝[1];夏刺荥者,邪在心;季夏刺俞者,邪在脾;秋刺经者,邪在肺;冬刺合者,邪在肾。

其肝、心、脾、肺、肾而系于春夏秋冬者,何也?

然：五脏一病,辄有五也[2]。假令肝病,色青者肝也,臊臭者肝也,喜酸者肝也,喜呼者肝也,喜泣者肝也。其病众多,不可尽言也。四时有数[3],而并系于春夏秋冬者也。针之要妙,在于秋毫[4]者也。

【注释】

[1]春刺井者,邪在肝：春刺井穴是由于邪在肝,阴井属木主肝,故刺井穴,以泻肝经之邪。并非所有的疾病都要春刺井穴。《古本难经阐注》注："此章言春夏秋冬之刺井荥俞经合,非必春刺井。其邪在肝者,刺井也,井属木,春也,故云春刺井也,余脏皆然。"

[2]辄有五也：五,指色、臭、味、声、液五者。《难经集注》丁德用注："五脏一病辄有五者,谓五声、五色、五味、五液、五臭。"

[3]四时有数：即四时变化有一定的规律。《难经经释》注："言病虽万变而四时实有定数,治之之法,总不出此,其道简约易行也。"

[4]秋毫：指秋季鸟兽长出极为纤细的绒毛,以此形容事物的精细难察。

【按语】

本难以五脏应四时阴阳,以及五脏与五输的五行相属关系,论述肝病春取井、心病夏取荥、脾病长夏取输、肺病秋取经、肾病冬取合的因病因时取穴针刺方法。针刺治疗,应以辨证施治为原则,因病因时而采取不同方法,灵活掌握,故称"针之要妙,在于秋毫者也",这为后世临床多取肘、膝关节以下腧穴奠定了基础。《内经》中对四时五脏的针刺方法论述甚多,且其说不一。如《灵枢·顺气一日分为四时》中说："藏主冬,冬刺井;色主春,春刺荥;时主夏,夏刺俞;音主长夏,长夏刺经;味主秋,秋刺合,是谓五变以主五俞。"即是五行的"子能令母虚"的取穴法,故与本难有所不同。正如叶霖说:"盖以五脏之气,应有五时之变,而取五俞,各有所主,刺隔一穴者,皆从子以透发母气也。一言刺之正,一言刺之变,所以不同也。"此外,《灵枢·四时气》还有根据病变的所在,而有"春取经,血脉、分肉间……夏取盛经、孙络……秋取经俞……冬取井荥,必深以留之"等记载。

【原文】

七十五难曰:《经》言东方实,西方虚,泻南方,补北方,何谓也?

然:金木水火土,当更相平[1]。东方木也,西方金也,木欲实,金当平之[2];火欲实,水当平之;土欲实,木当平之;金欲实,火当平之;水欲实,土当平之。东方肝也,则知肝实;西方肺也,则知肺虚。泻南方火,补北方水[3]。南方火,火者,木之子也;北方水,水者,木之母也,水胜火。子能令母实,母能令子虚,故泻火补水,欲令金不得平木也[4]。《经》曰:不能治其虚,何问其余,此之谓也。

【注释】

[1] 当更相平:更,更递。平,去其有余而使之平衡。即金木水火土应当相互制约,保持相对平衡状态。《古本难经阐注》注:"平者,调四方虚实之法也。"

[2] 木欲实,金当平之:即以五行相胜的规律,制约其有余之气。《难经本义》注:"金木水火土之相平,以五行所胜而制其贪也。"余仿此。

[3] 泻南方火,补北方水:即泻心经,补肾经,以治肝实、肺虚的方法。火为木之子,泻火可令母虚,而达到泻肝(木)的目的;金为水之母,补水可令母实,而达到补肺(金)的目的。《难经本义》注:"泻南方火者,夺子之气,使食母之有余;补北方水者,益子之气,使不食母也。如此则过者退,而抑者进,金得平其木,而东西二方无复偏胜偏亏之患矣。"

[4] 欲令金不得平木也:《难经本义》注:"不字疑衍。"《针灸大成·难经补泻》记载:"泻火补水而旁治之,不得径以金平木。"两说均可参考。

【按语】

本难论述泻南补北法的原理及应用。泻南补北即泻火补水,是运用五行生克理论选穴补泻的一种方法。东方代表肝木,西方代表肺金,南方代表心火,北方代表肾水。东方实,西方虚,即木(肝)实金(肺)虚,是一种"木实侮金"的反克表现。在木实金虚的情况下,木实生火、火实克金是必然的,故要泻心火救肺金,以制肝木,即实则泻子法;但金虚何以不补土母(脾)而要补水,这是古人通过实践提出的权宜之法,即在土平无恙的情况下,补土使实,则犯制水之忌,水亏无以克火,火旺则更伐金。因此,补水可以制火(心),使火不能刑金,金虚得治,金实而能制木,则木因而平。泻南补北法是对"虚者补其母,实者泻其子"理论的补充。

本难提出"子能令母实,母能令子虚",与《难经·六十九难》中说:"虚则补其母,实则泻其子"的方法相辅相成,相互补充。补母泻子法是以五行学说中"母能令子实,子能令母虚"理论为基础的,而肝实肺虚证的治疗提示"子能令母实,母能令子虚"。只有全面理解"母实子亦实,母虚子亦虚;子实母亦实,子虚母亦虚"的母子之间相互关系,才能领悟五行中生我、我生的含义和补母泻子、泻南补北法的精妙,临床应视疾病的传变而定治疗之法。

【原文】

七十六难曰:何谓补泻? 当补之时,何所取气? 当泻之时,何所置气[1]?

然:当补之时,从卫取气[2];当泻之时,从荣置气[3]。其阳气不足,阴气有余,当先补其阳,而后泻其阴;阴气不足,阳气有余,当先补其阴,而后泻其阳,荣卫通行,此其要也。

【注释】

[1] 何所取气……何所置气:取,捕取也,有致气而捕之义。气,指经气。置,弃置。此有放散而泻之义。《难经经释》注:"言取何气以为补,而其所泻之气则置之何地也。"

[2] 当补之时,从卫取气:即当补时,卧针浅取其卫气而致气于虚处。《难经集注》虞庶注:"肺行五气,溉灌五藏,通注六经,归于百脉,凡取气须自卫取气,得气乃推内针于所虚之经脉,浅深分部之所以补之。故曰当补之时,从卫取气,此之谓也。"《古本难经阐注》注:"欲补,从卫取气,浅针之,俟得气,乃推内针于所虚之处。"

[3] 当泻之时,从荣置气:当用泻法时,直针深刺至营,得气后引向浅处,而泻其邪气。《难经集注》虞庶注:"邪在荣分,故内针于所实之经,待气引针而泻之。故曰当泻之时,从荣置气。"《古本难经阐注》注:"欲泻,从荣置气,深针之于所实之处,俟得气引针泄之。"

【按语】

本难论述荣卫补泻的针刺方法和先后步骤,卫行脉外其位较浅,荣行脉中其位较深,先刺卫分得气后,再深入以纳气至虚处为补法;先刺营分得气后,再引气浅出,以散放于外为泻法。因此,荣卫补泻法也属于深浅补泻法。

本难根据营卫理论,发展了《内经》补泻法。"得气因推而内之,是谓补;动而伸之,是谓泻",说明针下得气后,由浅向深插,从卫取气,引气内入,以扶正气,起到补益作用为补法;由深向浅抽提,从营引气,借助营气,托邪外出,达到泻实目的为泻法。后世医家将补法从卫取气和泻法从营取气作为补泻法的规范,以先浅后深、紧按慢提为补,以先深后浅、紧提慢按为泻。如《金针赋》说"慢提紧按""先浅后深"的手法为补,"紧提慢按""先深后浅"的手法为泻,从而形成针灸临床常用的提插补泻法。这些内容对后世医家发展针法影响很大。

第三节 | 七十七难至八十一难

【提要】

七十七难至八十一难主要论述"上工治未病,中工治已病",强调针刺押手、进针候气和出针的要求,提出迎随母子补泻法。为使操作者重视补泻手法,说明不根据疾病的虚实而误用补泻的后果。具体内容有:

(1) 论述上工、中工处理疾病的不同方法,一是治未病,一是治已病,说明上工是具有见病知源、防微杜渐的预见性,并以肝病传脾为例,区别上工、中工在技术上的差别。

(2) 论述双手协同操作的针刺补泻手法,提出"得气,因推而内之是为补,动而伸之是为泻"的补泻手法,阐述候气的重要性,针下得气是好的表现,如在留针以后气还不至,可再用提插方法,使其得气;如果超过时间还无反应,是经气内绝的将死候。

(3) 论述五输穴的迎随补泻法。提出本经子母补泻法,以心经病证说明补母泻子的取穴方法。

（4）阐明针刺的机制在于候气。并论述了针刺时，候气至而进针、气尽而出针的方法及在临床上的重要性。

（5）强调不明虚实，误用补泻会为针害。以肺实肝虚宜补肺泻肝为例，说明治疗时必先审其病虚实，而后根据"虚则补之""实则泻之"的原则治之，切不能益其实而损其虚，犯虚虚实实之戒。

【原文】

七十七难曰：《经》言上工治未病，中工治已病者，何谓也？

然：所谓治未病者，见肝之病，则知肝当传之与脾，故先实其脾气，无令得受肝之邪，故曰治未病[1]焉。中工治已病者，见肝之病，不晓相传，但一心治肝，故曰治已病也。

【注释】

[1] 治未病：《难经集注》丁德用注："《素问》曰：春胜长夏，长夏胜冬，冬胜夏，夏胜秋，秋胜春，此四时五行相胜之理也。人之五藏，有余者行胜，不足者受邪，上工先补不足，无令受邪，而后泻有余，此是治未病也。"《难经集注》杨玄操注："五藏得病，皆传其所胜，肝病传脾之类是也。若当其王时，则不受传，即不须行此方也。"

【按语】

本难提出上工、中工处理疾病的不同方法。中医学对于治未病的预防思想非常重视，治未病既包括未病先防，又包括已病防变。本难即以肝病为例，提示预防传变、治之宜早的重要意义。正如叶霖在《难经正义》中说："凡病皆当预图其早，勿待病成方治，以贻后悔也，治之早则用力少而成功多，所谓曲突徙薪之勋，宜加于焦头烂额之上也。"疾病传变是多方面的，故其防治之法，亦不局限于五行乘侮之变，应根据具体病情而采取防治之法。

【原文】

七十八难曰：针有补泻，何谓也？

然：补泻之法，非必呼吸出内针[1]也。知为针者，信其左；不知为针者，信其右[2]。当刺之时，必先以左手厌[3]按所针荥俞之处[4]，弹而努[5]之，爪而下之，其气之来，如动脉之状，顺针而刺之，得气，因推而内之，是谓补；动而伸之，是谓泻。不得气，乃与男外女内[6]；不得气，是为十死不治也。

【注释】

[1] 呼吸出内针：即指呼吸补泻手法。《难经集注》杨玄操注："补者呼则出针，泻者吸则内针，故曰呼吸出内针也。"

[2] 信其左……信其右：信，依靠，使用。左、右，指医生的左、右手。《难经经释》注："信其左，谓其法全在善用其左手，如下文所云是也。信其右，即上呼吸出内针也，持针以右手，故曰信其右。"

[3] 厌：与"压"通。

[4] 荥俞之处：泛指全身腧穴。

[5] 努：通"怒"。即使腧穴部经气充盈、皮肤凸起。《难经本义》注："弹而努之，鼓勇之也。"

[6] 男外女内：指浅刺、深刺的提插法。《难经集注》杨玄操注："卫为阳，阳为外，故云男外；荣为阴，阴为内，故云女内也。"

【按语】

本难论述针刺补泻的操作和取得针刺效应的关键在于得气。本难重点提出提插捻转补泻手法,气至而向内推针为补法,得气后摇大针孔向上提为泻法。这是针刺常用的补泻手法,对临床有重要的意义。并强调了左手按压腧穴、弹动皮肤、切皮肤的针刺操作技术。

还强调双手协调针刺,左手配合按、压、弹、爪针刺部位,对宣导气行和候气有重要作用。明代徐凤《金针赋》的"下针十四法"和杨继洲《针灸大成·下手八法口诀》,就是由《难经》的这些思想发展而来的。临床实践证明,在定穴及进针、候气、催气、得气、补泻、出针等行针过程中,如能充分运用左、右双手的协同配合,不但可以探明腧穴的准确位置,还能促使经气的聚散,感知腧穴处的皮肉、筋、脉、骨分布和气血循行等情况,并能减轻或免除进出针时的不适感,而稳定腧穴部位和针身,以保证各种手法的有效施行等。

【原文】

七十九难曰:《经》言迎而夺之,安得无虚? 随而济之,安得无实? 虚之与实,若得若失[1];实之与虚,若有若无[2],何谓也?

然:迎而夺之者,泻其子也;随而济之者,补其母也。假令心病,泻手心主俞[3],是谓迎而夺之者也;补手心主井[4],是谓随而济之者也。所谓实之与虚者,牢濡之意也。气来牢实者为得,濡虚者为失,故曰若得若失也。

【注释】

[1] 虚之与实,若得若失:即虚证用补法,使患者感觉有所得,正气充实;实证用泻法则使患者感觉有所失,邪气衰减。《灵枢·小针解》:"为虚为实,若得若失者,言补者必然若有得也,写则恍然若有失也。"

[2] 实之与虚,若有若无:即实证针刺时,有脉气充盛的感觉;虚证针刺时,有脉气虚弱的感觉。《灵枢·小针解》:"言实与虚若有若无者,言实者有气,虚者无气也。"

[3] 泻手心主俞:心属火,手心主的输穴属土,土为火之子,即实则泻其子。《难经本义》注:"心火也,土为火之子,手心主之俞大陵也,实则泻之,是迎而夺之也。"

[4] 补手心主井:井属木,为火之母,即虚则补其母。《难经本义》注:"木者火之母,手心主之井,中冲也,虚则补之,是随而济之也。"

【按语】

本难进一步阐述迎随补泻的方法,即根据"实则泻其子,虚则补其母"的原则,以心病为例,说明实证可泻手心主包络的输穴(属土),虚证可补手心主包络的井穴(属木),就是母子迎随补泻法。这是本经的母子补泻,正如杨玄操在《难经集注》中所说:"此是当脏自病而行斯法,非五脏相乘也。"《内经》也认为心不受邪,如《灵枢·邪客》说:"诸邪之在于心者,皆在于心之包络。"故以包络代之受邪,而取心主包络的输、井穴,亦是取本经之意。

【原文】

八十难曰:《经》言有见如入,有见如出[1]者,何谓也?

然:所谓有见如入,有见如出者,谓左手见气来至乃内针,针入,见气尽,乃出针。是谓有见如入,有见如出也。

【注释】

[1] 有见如入,有见如出:见,同"现"。颜师古说:"见,显露也。"如,与"而"古通用。《难经本

义》注："'如'读若'而'。《孟子》书望道而未之见,'而'读若'如'盖通用也。"《难经本义》注："有见而出入者,谓左手按穴,待气来至乃下针。针入,候其气应尽而出针也。"《古本难经阐注》注："此言候气到而内针,候气尽而出针之义。"

【按语】

本难强调候气的重要性,得气进针,气尽出针,可以提高针刺的疗效,这也是一种补泻方法,值得深入研究。

【原文】

八十一难曰:《经》言无实实虚虚[1],损不足而益有余,是寸口脉耶? 将病自有虚实耶? 其损益奈何?

然:是病[2],非谓寸口脉也,谓病自有虚实也。假令肝实而肺虚,肝者木也,肺者金也,金木当更相平,当知金平木。假令肺实而肝虚,微少气,用针不补其肝,而反重实其肺,故曰实实虚虚[3],损不足而益有余。此者,中工之所害也。

【注释】

[1] 无实实虚虚:《难经经释》注"无实实无虚虚",文义较顺。

[2] 是病:《难经本义》:"'是病'二字,非误即衍。"可参。

[3] 实实虚虚:即实证用补法,虚证用泻法。《难经本义》注："若肺实肝虚,则当抑金而扶木也,用针者,乃不补其肝,而反重实其肺,此所谓实其实而虚其虚,损不足而益有余。"

【按语】

本难论述误用补泻的后果。虚者补之,实者泻之,是中医学最根本的治疗原则。虚证用泻法,实证用补法,就犯了"损不足而益有余"的原则性错误。本难以肝实肺虚和肺实肝虚为例来说明此问题。肝实肺虚时,针刺治疗理当佐金平木;肺实肝虚时,针刺治疗理当泻肺补肝。然而,在肺实而肝虚的时候,粗工却错误地用了补肺泻肝的方法,而使肺之邪气更加亢盛,金盛乘木,肺实则肝更虚,犯了"实实虚虚"的错误。正如叶霖在《难经正义》中说:"夫治病之法,以平为期,虚者补之,实者泻之,不足者益之,有余者损之。若实者宜泻,而反补之;虚者宜补,而反泻之;不足者反损之,有余者反益之,此皆误治也,故曰无实实,无虚虚,损不足,益有余也。"告诫后人,必须严格遵守治疗原则,否则会造成严重后果。无实实、无虚虚的原则,不但可用于针灸,而且对药物治疗也有指导意义。

第四章 《针灸甲乙经》选

导学

《针灸甲乙经》为晋代皇甫谧所撰辑,共12卷,128篇。从卷一至卷六为中医学基本理论和针灸学基本知识;从卷七至卷十二为临床治疗部分,包括各种疾病的病因、病机、症状和腧穴主治,其内容取材于《素问》《灵枢》《明堂孔穴针灸治要》。

特别值得提出的是《针灸甲乙经》不仅厘定了腧穴的部位,而且对穴位的排列采用了分部依线的方法,并系统地总结了晋代以前的针灸临床治疗经验,可谓集腧穴主治之大成。同时,由于这部分内容来自《明堂孔穴针灸治要》,而该书早已亡佚,故本书就成为保存《明堂》的一部重要著作。本章节选取"五藏六府胀第三""大寒内薄骨髓阳逆发头痛第一"和"妇人杂病第十"。这三篇分别对胀病、头痛、妇科病的病因、病机及证治进行论述,通过学习应掌握辨证审因、审机及选穴施治的规律,了解这三类病证的证治内容,以提高针灸治疗复杂病证的水平。

第一节 五藏六府胀第三(全篇)

【提要】

本篇为《针灸甲乙经》第八卷中第三篇,主要论述五脏六腑胀病,其内容涉及胸腹、膻中、胃、咽喉、少腹、五窍、廉泉、玉英等生理功能和胀病的病因、病机、症状,并提出了治胀"工在疾泻""补虚泻实"的刺法,此部分内容出自《灵枢·胀论》。并指出五脏六腑胀的具体主治腧穴,这部分内容为《明堂》佚文。

【原文】

黄帝问曰:脉之应于寸口,如何而胀? 岐伯对曰:其至大坚直以涩者,胀也[1]。问曰:何以知其藏府之胀也? 对曰:阴为藏,而阳为府也[2]。问曰:夫气之令人胀也,在于血脉之中耶? 抑藏府之内乎? 对曰:二者皆在焉,然非胀之舍也。问曰:愿闻胀舍[3]。对曰:夫胀者,皆在于府藏之外,排[4]藏府而廓胸胁[5],胀皮肤,故命曰胀。

问曰:藏府之在内也,若匣匮[6]之藏禁器[7]也,各有次舍,异名而同处,一域之中,其气各异,愿闻其故。曰:夫胸腹者,藏府之城廓;膻中者,心主之中宫也;胃者,太仓也;咽喉小肠者,传道也;胃之五窍者,闾里之门户也[8];廉泉玉英[9]者,津液之道路也。故五藏六府,各有畔界,其病各有形状。营气循脉,卫气逆为脉胀。卫气并血脉循分肉为肤胀。取三里泻之,近者一下,远者三下,无问虚实,工在疾泻也[10]。

【注释】

[1]其至大坚直以涩者,胀也:脉大坚弦而涩是胀病。《类经·疾病类·藏府诸胀》注:"脉大者,邪之盛也。脉坚者,邪之实也。涩因气血之虚而不能流利也。大都洪大之脉,阴气必衰;坚强之脉,胃气必损,故大坚以涩,则病当为胀。""直",谓端直,弦脉也,脉大坚弦,邪盛伤正之象。

[2]阴为藏,而阳为府也:出现阴脉者其胀在五脏,出现阳脉者其胀在六腑。《类经·疾病类·藏府诸胀》注:"脉病在阴,则胀在藏;脉病在阳,则胀在府。"

[3]胀舍:胀病存留的地方。

[4]排:排挤的意思。

[5]廓胸胁:廓,扩大的意思。《方言》:"张小使大谓之廓。"廓胸胁,是指胀病能排挤脏腑,扩大胸胁空处而言。

[6]匣匮:藏物器之大者为匮,次为匣。

[7]禁器:禁秘的物品。

[8]胃之五窍者,闾里之门户也:指咽门、贲门、幽门、阑门、魄门为胃气所行的五个门户。《类经·疾病类·藏府诸胀》注:"闾,巷门也。里,邻里也。胃之五窍,为闾里门户者,非言胃有五窍,正以上自胃脘,下至小肠、大肠,皆属于胃,故曰闾里门户,如咽门、贲门、幽门、阑门、魄门,皆胃气之所行也,故总属胃之五窍。"

[9]玉英:玉堂穴的别名,属任脉。

[10]取三里泻之……工在疾泻也:取足三里用针刺泻法,病程短者针1次,病程长者针3次,无论病属虚属实,都应采取急泻的治法。《类经·疾病类·藏府诸胀》注:"三里,足阳明经穴,阳明为五脏六腑之海,而主肌肉,故胀在肌肤者,当以针泻之,一下、三下,谓一次、再次、三次也,盖邪有远近,故泻有难易耳。"

【按语】

本文首先指出胀病的脉象,进一步通过阴脉和阳脉来鉴别胀在五脏还是六腑,提出胀病的病因是气逆,病位涉及血脉和脏腑,两者都可能发生胀病,但却不是胀病存留的地方,胀病是通过向内排挤脏腑而开大胸胁表现在充胀皮肤上。五脏六腑在胸腹各居其位,各有界限,其胀病表现也各有不同的症状,列举卫气的循行逆乱影响营气,或并于血脉,聚气行于分肉之间的不同,而有脉胀和肤胀的不同。提出用足三里治胀病,并根据病程来决定治疗次数,以及"无问虚实,工在疾泻"的针刺治胀法则,对针灸临床有重要的参考价值。

【原文】

问曰:愿闻胀形? 对曰:心胀者,烦心短气,卧不得安;肺胀者,虚满而喘咳;肝胀者,胁下满而痛引少腹;脾胀者,苦哕,四肢烦悗,体重不能衣;肾胀者,腹满引背怏怏然,腰髀痛;胃胀者,腹满胃脘痛,鼻闻焦臭,妨于食,大便难;大肠胀者,肠鸣而痛濯濯,冬日重感于寒则泄,食不化;小肠胀者,少腹䐜胀,引腰而痛;膀胱胀者,小腹满而气癃;三焦胀者,气满于皮肤中,壳壳[1]然而不坚;胆胀者,胁下痛胀,口苦,好太息。凡此诸胀,其道在一,明知逆顺,针数不失。泻虚补实,神去其室[2]。致邪失正,真不可定。粗工所败,谓之夭命。补虚泻实,神归其室,久塞其空[3],谓之良工。

　　问曰:胀者焉生,何因而有名? 对曰:卫气之在身也,常并脉循分肉,行有逆顺,阴阳相随,乃得天和[4],五藏皆治,四时皆叙,五谷乃化。然而厥气在下,营卫留止,寒气逆上,真邪相攻,两气相薄,乃舍为胀。问曰:何以解惑? 曰:合之于真,三合而得。

　　问曰:无问虚实,工在疾泻,近者一下,远者三下,今有三而不下,其过焉在? 对曰:此言陷于肉肓[5]而中气穴者也。不中气穴而气内闭藏;不陷肓则气不行;上越中肉则卫气相乱,阴阳相逆,其于胀也,当泻而不泻,故气不下,三而不下,必更其道[6],气下乃止,不下复起,可以万全,恶有殆者乎。其于胀也,必审其诊,当泻则泻,当补则补,如鼓之应桴,恶有不下者乎。

【注释】

[1] 壳壳:指以手按之似实而不坚。《太素·胀论》注:"似实而不坚也。"

[2] 神去其室:心藏神,神离于心,神不守舍之意。《太素·胀论》注:"神室,心藏也。补虚泻实伤神,故神去其室。"

[3] 久塞其空:指神气安守于内,营卫充实于外,腠理致密,邪气就不能侵害了。《灵枢集注》注:"塞其空者,外无使经脉肤腠疏空,内使脏腑之神气充足。"

[4] 天和:谓自然的和气,此指正常无病的状态。

[5] 肉肓:腔腹脏腑之间的空隙之处。《类经·疾病类·痹证》注:"肓者,凡腔腹肉里之间,上下空隙之处,皆谓之肓。"

[6] 必更其道:指更换穴位再刺之。《类经·疾病类·藏府诸胀》注:"三而不下,必未得其所也,故当更穴再刺之。"

【按语】

　　本文具体指出了五脏六腑发生胀病时出现的症状,是对上段经文中提到的"五藏六府各有畔界,其病各有形状"的进一步阐述,在临床上可以根据其症状来判断是哪一脏腑的胀病。虽然各脏腑的胀病在症状上表现有许多不同,但在病机上有着共同点,即卫气逆乱。明白这一原理,就可以通过恰当的针刺补泻手法来调整营卫循行的顺逆,达到治疗目的,即应"补虚泻实",毋犯"泻虚补实"的错误。

【原文】

　　心胀者,心俞主之,亦取列缺。肺胀者,肺俞主之,亦取太渊。肝胀者,肝俞主之,亦取太冲。脾胀者,脾俞主之,亦取太白。肾胀者,肾俞主之,亦取太溪。胃胀者,中脘主之,亦取章门。大肠胀者,天枢主之。小肠胀者,中窌[1]主之。膀胱胀者,曲骨主之。三焦胀者,石门主之。胆胀者,阳陵泉主之。五藏六府之胀,皆取三里。三里者,胀之要穴也。

【注释】

[1]中窌:即中髎穴,属足太阳膀胱经。

【按语】

本文指出脏、腑胀病应取的具体腧穴和五脏六腑胀病都要取足三里穴,并强调足三里是治疗胀病的要穴。在五脏胀病的用穴中,除了心胀取心的背俞穴心俞和肺经的络穴列缺外,其余四脏胀病皆取各自的背俞穴和所属经脉的原穴,由此可见背俞穴和原穴有治疗五脏胀的作用。在六腑胀病中,胃胀取胃的募穴、腑会中脘穴或取脏会章门穴,小肠胀取膀胱经的中髎穴,膀胱胀取任脉的曲骨穴,三焦胀取任脉的石门穴,胆胀取胆经的合穴和胆的下合穴阳陵泉穴。

第二节 大寒内薄骨髓阳逆发头痛第一(颌项痛附)(全篇)

【提要】

本篇为《甲乙经》第九卷的第一篇,主要论述由于大寒侵入骨髓或阳邪逆于阳经所致各种头痛的症状和主治腧穴。本篇将《素问》第四十七篇和《灵枢》第二十一、第二十四、第二十六篇及《明堂》三书中的相关内容合而为一,由此可见《针灸甲乙经》取此三书"使事类相从"之一斑。

【原文】

黄帝问曰:病头痛,数岁不已,此何病也?岐伯对曰:当有所犯大寒,内至骨髓。骨髓者,以脑为主,脑逆,故令头痛齿亦痛[1]。

阳逆头痛[2],胸满不得息,取人迎。

厥头痛[3],面若肿起而烦心,取足阳明、太阳。

厥头痛,头脉痛,心悲喜泣,视头动脉反盛者,乃刺之,尽去血,后调足厥阴[4]。

厥头痛,噫,善忘,按之不得[5],取头面左右动脉,后取足太阴。

厥头痛,员员[6]而痛,泻头上五行,行五[7]。先取手少阴,后取足少阴。

厥头痛,项先痛,腰脊为应,先取天柱,后取足太阳。

厥头痛,痛甚,耳前后脉涌[8],热,先泻其血,后取足太阳、少阴。

厥头痛,痛甚,耳前后脉涌,有热,泻其血,后取足少阳。

真头痛[9],痛甚,脑尽痛,手足寒至节,死不治[10]。

头痛不可取于俞[11]。有所击坠,恶血在内,若内伤痛,痛未已,可即刺之,不可远取。

头痛不可刺者,大痹[12]为恶,风日作者,可令少愈,不可已。

头半寒痛[13],先取手少阳、阳明,后取足少阳、阳明[14]。

颔痛,刺手阳明与颔之盛脉出血。

项痛不可俯仰,刺足太阳,不可顾,刺手太阳。

颔痛,刺足阳明曲周[15]动脉见血,立已;不已,按经刺人迎[16],立已。

头痛,目窗及天冲、风池主之。

厥头痛,孔最主之。厥头痛,面肿起,商丘主之。

【注释】

[1] 头痛,齿亦痛:大寒入于骨髓,又流入于脑中,故而发头痛;齿为骨之余,故齿也痛。《太素·头齿痛》注:"大寒入于骨髓,流入于脑中,以其脑有寒逆,故头痛数岁不已。齿为骨余,故亦齿痛。"

[2] 阳逆头痛:阳邪逆于阳经而发的头痛。

[3] 厥头痛:厥,逆的意思。厥头痛是感受外邪,邪逆于经,上窜于脑而发的头痛。《类经·针刺类·刺头痛》注:"厥,逆也。邪逆于经,上干头脑而为痛者,曰厥头痛也。下仿此。"

[4] 厥头痛……后调足厥阴:本型厥头痛与肝有关,故除了在头动脉动盛之处刺血治标外,还应后调肝经以治本。《类经·针刺类·刺头痛》注:"头脉痛者,痛在皮肉血脉之间也。心悲善泣者,气逆在肝也。故当先视头脉之动而盛者,刺去其血,以泻其邪;然后取足厥阴肝经而调补之,以肝脉会于巅也。"

[5] 按之不得:寻按不得痛所。孙鼎宜注:"阳邪在头而无定所,则按之不得。"

[6] 员员:旋转的意思。《灵枢·厥病》为"贞贞",为不移动的意思。黄龙祥校注《黄帝明堂针灸甲乙经新校本》校勘注:"原作'员员',形近之误,据《太素·厥头痛》《灵枢》改。"

[7] 头上五行,行五:头上五行,指头部中央的督脉及两旁的足太阳膀胱经、足少阳胆经。行五,指上述五行每行的 5 个腧穴,共计 25 穴,即督脉上的上星、囟会、前顶、百会、后顶,左右足太阳经的五处、承光、通天、络却、玉枕,左右足少阳经的头临泣、目窗、正营、承灵、脑空。

[8] 耳前后脉涌:指耳前的动脉搏动如泉水上涌一般,为有热象的表现。《太素·厥头痛》注:"耳前后脉涌动者有热也。"

[9] 真头痛:不因经气逆乱上冲头部,而因邪气在脑所致的剧烈头痛。《难经·六十难》云:"手三阳之脉受风寒,伏留而不去者,则名厥头痛;入连在脑者,名真头痛。"虞庶注:"头脑中痛甚,而手足冷至肘、膝者,为真头痛,其寒气入深故也。"

[10] 死不治:指真头痛已达到元阳衰败不可治的危候了。《类经·针刺类·刺头痛》注:"头痛有二:上文言厥头痛者可治,此言真头痛者不可治。盖头为诸阳之会,四肢为诸阳之本,若头痛甚而遍尽于脑,手足寒至节者,以元阳败竭,阴邪直中髓海,故最为凶兆。"

[11] 不可取于俞:是指不可远端取穴刺治。

[12] 大痹:严重的痹证,这里指寒湿之气入脑的头痛。《太素·厥头痛》注:"谓寒湿之气入脑,以为大痹。"

[13] 头半寒痛:指偏头有冷痛感。《类经·针刺类·刺头痛》注:"头半寒痛者,偏头冷痛也。"

[14] 先取手少阳、阳明,后取足少阳、阳明:手足少阳、阳明经均循行于偏头和头角,先取手少阳、阳明经,后取足少阳、阳明经,有急则治其标、缓则治其本之意。《类经·针刺类·刺头痛》注:"手足少阳、阳明之脉,皆循耳上行头角,故当先取手经,以去其标,后取足经以去其本也。"

[15] 足阳明曲周:指足阳明胃经的颊车穴。《灵枢注证发微》注:"颔痛者,当取足阳明胃经颊

车穴以刺之。此穴在耳下曲颊端,动脉环绕一周,故曰曲周也。"

[16] 按经刺人迎:是说用手按人迎穴处,避开动脉而浅刺的意思。

【按语】

本文首先回答了头痛日久不愈的病因,即曾经感受了大寒,寒气内侵到骨髓或阳邪逆于阳经所致,随即列举了14种头痛、3种项颔痛的病证所应取的腧穴或经脉及方法,其中不同证治的厥头痛达9种之多。本文在治疗头痛方面给了我们重要的启示:一是要根据头痛的兼症来了解其发生的原因和病机,选取穴位和针刺的方法;二是局部和远端取穴配合应用;三是在治疗头痛之时,先治其标,后治其本。这些都对后世治疗头痛有很大的影响。

第三节 妇人杂病第十(节选)

【提要】

本篇为《甲乙经》第十二卷中的第十篇,全篇论述了妇人杂病的症状和治法。其主要内容有:

(1) 妇人重身九月而瘖的原因,以及怀妊的脉象、产后热病预后的诊断。

(2) 妇人杂病的不同症状和腧穴主治。

全篇将《素问》《明堂》两书的相关内容合而为一,现节选部分妇人杂病的症状和腧穴主治内容。

【原文】

乳子下赤白[1],腰俞主之。女子绝子,阴挺出,不禁白沥[2],上窌主之。女子赤白沥,心下积胀,次窌主之(《千金》云腰痛不可俛仰),先取缺盆,后取尾骶。

女子赤淫时白[3],气癃,月事少,中窌主之。女子下苍汁,不禁赤沥,阴中痒痛,引少腹控䏚[4],不可俛仰,下窌主之。刺腰尻交者两胂上[5],以月死生为痏数,发针立已。

妇人乳余疾[6],膺门主之。

乳痈,寒热,短气,卧不安,膺窗主之。乳痈,凄索寒热,痛不可按,乳根主之。绝子,灸脐中,令有子。

女子手脚拘挛,腹满,疝,月水不通,乳余疾,绝子,阴痒,阴交主之。腹满疝积,乳余疾,绝子,阴痒,刺石门。女子绝子,衃血[7]在内不下,关元主之。

女子禁中痒[8],腹热痛,乳余疾,绝子内不足,子门[9]不端,少腹苦寒,阴痒及痛,经闭不通,中极主之。

妇人赤白沃,阴中干痛,恶合阴阳,少腹膜坚[10],小便闭,曲骨主之。女子血不通,会阴主之。妇人子藏[11]中有恶血,内逆满痛,石关主之。月水不通,奔豚泄气,上下引腰脊痛,气穴主之。女子赤淫,大赫主之。

女子胞中痛,月水不以时休止,天枢主之。小腹胀满痛引阴中,月水至则引腰脊痛,胞中瘕,子门有寒,引髌髀,水道主之。女子阴中寒,归来主之。女子月水不利,或暴闭塞,腹胀满癃,淫泺身热,腹中绞痛,癞疝阴肿,及乳难,子上抢心,若胞衣不出,众气尽乱,腹满不得反复,正偃卧,曲一膝,伸一膝,并气冲,针上入三寸,气至泻之。妇人无子及少腹痛,刺气冲主之。

　　妇人产余疾,饮食不下,胸胁楮满[12],目眩,足寒,心切痛,善噫闻酸臭,胀痹腹满,少腹尤大,期门主之。妇人少腹坚痛,月水不通,带脉主之。妇人下赤白,里急瘭疢,五枢主之。妒乳[13],太渊主之。绝子,商丘主之(穴在内踝前宛宛中)。女子疝瘕,按之如以汤沃其股[14],内至膝,飧泄,灸刺曲泉。妇人阴中痛,少腹坚急痛,阴陵泉主之。妇人漏下,若血闭不通,逆气胀,血海主之。

【注释】

[1] 乳子下赤白:指哺乳期间而患赤白带下。

[2] 白沥:指白带淋漓。

[3] 女子赤淫时白:指女子阴道流出赤色浊物,有时还流出白色浊物。

[4] 胁:季胁下空软处。

[5] 刺腰尻交者两胂上:刺下髎穴和髂嵴部位的肌肉坚实处。

[6] 妇人乳余疾:指妇人哺乳期间患的病证。

[7] 衃血:指凝聚成紫黑色的瘀血。

[8] 禁中痒:指阴道痒。黄龙祥校注《黄帝明堂针灸甲乙经新校本》据明抄本将"痒"为"央","禁中央原作'禁中痒'。据明抄本改,与《外台》合。《明堂》作'禁中',杨上善注云:'禁中谓不得合阴阳也',义长。"

[9] 子门:一说指子宫外口,一说指阴道,但多倾向于第一种说法。

[10] 少腹膜坚:膜,胀满的意思。少腹胀满坚硬的意思。

[11] 子藏:指子宫。

[12] 胸胁楮(zhī)满:胸胁胀满的意思。楮,《辞海》:"柱子的跟脚。引申为支柱,支撑。"

[13] 妒乳:即乳痈。《释名》:"乳痈曰妒(妬)。"妬,"妒"的异体字。

[14] 按之如以汤沃其股:按之似用热汤浇过两股中一样的热痛。

【按语】

　　本文叙述了十余种临床常见的妇科病证及其主治腧穴。所涉及的病证有带下证、不孕、月经不调、崩漏、经闭、癥瘕、阴挺、阴肿痛、乳痈、哺乳期杂症及性交困难等。在治疗这些妇科病证中用穴也有规律可循,一是用腰骶部的腧穴,如腰俞、八髎、肓门及髂嵴两旁的肌肉坚实处(两胂上)。二是用腹部的腧穴,尤其是任脉穴如石门、神阙、阴交、关元、中极、曲骨、会阴等;肾经的腧穴大赫、石关等;胃经的腧穴天枢、水道、归来、气冲等;胆经的腧穴带脉、五枢等。

中 篇

医 论 选

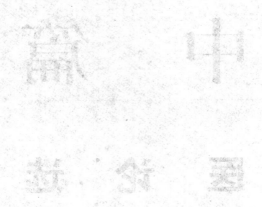

医论选概述

医论选是指《内经》《难经》之后的针灸专著和综合性医籍中的针灸内容,如《针灸甲乙经》《备急千金要方》《针灸资生经》《铜人腧穴针灸图经》《针经指南》《针灸问对》《针灸大成》等著作体现了针灸学科的创立、经验与理论全面发展的过程,是后世医家对针灸理论和临床内容的丰富和发展。

由晋到隋、唐,时期主要是继承汉代的"明堂"著作(包括"明堂图"),进行编集、修订,其中以《针灸甲乙经》影响最大。葛洪《抱朴子》书中已提到当时有《明堂流注偃侧图》;《隋书·经籍志》载有《明堂孔穴》一卷本、五卷本两种,还载有《黄帝明堂偃侧人图》《神农明堂图》《黄帝十二经脉明堂五藏人图》《扁鹊偃侧针灸图》《明堂孔穴图》等。甄权修订《明堂图》,孙思邈《备急千金要方》据以转载;杨上善撰注《黄帝内经太素》。王焘《外台秘要》所载灸法也以"明堂"题名,王冰《素问》注也引用"明堂"。足见隋唐时期对研习"明堂"著作甚为兴盛。

唐代孙思邈著《备急千金要方》30 卷,其中 29~30 卷集中论述针灸;《千金翼方》30 卷,其中26~28 卷集中论述针灸。书中经穴依甄权《明堂三人图》排列;经穴之外多载奇穴,尤详灸法,系统地总结了唐代以前的医药学成就。不仅反映了孙氏本人的医学理论和临床经验,而且收载了郭玉、张文仲、范汪等古代名医的学术经验,内容涉及内、外、妇、儿、五官等临床各科,以及针灸、推拿、气功、养生、食疗、救急等方法。

杨上善撰著《黄帝内经明堂类成》和《黄帝内经太素》,《黄帝内经明堂类成》原 13 卷,现仅存手太阴肺经一卷,《黄帝内经太素》也有残缺,是现存《内经》和《明堂》的最早注本,成书于 666 年之后。王焘编撰《外台秘要方》共 40 卷。其中第三十九卷载经穴和灸法,名"明堂灸法",并按十二经画成"十二人图"(任脉合足少阴,督脉合足太阳)。引述《针灸甲乙经》《备急千金要方》和甄权、杨玄操诸家之说,成书于 752 年。王冰《重广补注黄帝内经素问》(简称《素问王冰注》),其中注释经络、腧穴,除引证《灵枢》《甲乙经》外,多引用《经脉流注孔穴图经》《内经明堂类成》《内经中诰流注图经》(又称《黄帝中诰图经》《中诰孔穴图经》《中诰》)等文献,成书于 762 年。

宋代政府特别注重对医书的编纂和校正,编撰有《太平圣惠方》《铜人腧穴针灸图经》和《圣济总录》,针灸方面以《铜人》对后世影响最大。王怀隐等奉诏编集《太平圣惠方》共 100 卷。其中第九十九卷为《针经》,第一百卷为《明堂灸经》,后来《针灸资生经》等称之为"明堂上经"和"明堂下经"。此书保留了唐代的有关文献,成书于 992 年。王惟一于天圣初年(1023 年)奉敕编撰《铜人腧穴针灸图经》,成书于 1026 年。于次年设计并主持铸造铜人模型 2 具,随后又将《铜人腧穴针灸图经》刻于石碑上,为针灸学术的传播和发展作出了贡献。《铜人腧穴针灸图经》原刊本为三卷,上卷载有正、伏、侧三人十二经脉及起止穴图(即拓本所题"十二经脉气穴经络图"),记录《灵枢·经脉》中十二经脉的内容,在各经之后列有所属经穴的穴名、部位,还有《难经》中督脉、任脉循行及腧穴。中卷载有《灵枢》中针法内容和针灸避忌图,并按先上后下、先中央后两侧的顺序,分部记述头面躯干部腧穴的定位、刺灸方法和主治病证。下卷记载十二经脉流注孔穴图,按经记载四肢部腧穴内容。宋代政和时官修《圣济总录》共 200 卷,其中 191～194 卷为《针灸门》,成书于 1117 年。

南宋庄绰编著《灸膏肓俞穴法》,专记膏肓俞的灸法和治验,成书于 1128～1142 年。还有《西方子明堂灸经》(原书未著撰者),专记各穴灸治病证,多采自《备急千金要方》《灸膏肓俞穴法》的内容,成书于公元 1142 年以后。《扁鹊心书》,题宋代窦材撰,三卷,成书于 1146 年。上卷论灸治总则,中、下两卷介绍各病证的灸治和附方。王执中著《针灸资生经》七卷,记载全身经穴、针灸方法、各病用穴及灸治经验,刊行于 1220 年。卷一依据《明堂》上、下经和《素问》《甲乙经》《铜人》等书考订了腧穴的定位、取穴法、主治病证、禁忌等内容。卷二论述针灸方法,包括定穴、针忌、穴名同异等,尤其对灸法记述较多。卷三至卷七博引典籍方书,结合王氏临床经验,记述内、外、妇、儿等科 193 种病证的针灸治疗取穴,书中有 50 余例针灸医案。闻人耆年编撰《备急灸法》,记载疗疮、吐泻等 20 种病证的灸治法和"骑竹马灸法"等,成书于 1226 年。

金元时期,阎明广编撰《子午流注针经》,首载何若愚《流注指微针赋》,又汇集有关文献,成为论子午流注的专书,成书于 1153 年后。窦默(字汉卿)以发挥《铜人》和针法著称,著《针经指南》,内载《标幽赋》《通玄指要赋》(又名《流注指要赋》),写于 1232 年。元代窦桂芳将此书与《黄帝明堂灸经》(见《圣惠方》第一百卷)、《灸膏肓俞穴法》和《子午流注针经》合刊,题为《针灸四书》,刊于 1311 年。王国瑞著《扁鹊神应针灸玉龙经》,载《一百二十穴玉龙歌》《天星十一穴歌诀》《盘石金直刺秘传》《针灸歌》等,成书于 1329 年。滑寿(伯仁)以忽泰必烈《金兰循经取穴图解》为基础,编著《十四经发挥》,成书于 1341 年,初刊于 1364 年。

明代,针灸学术有很大的发展,如朱橚组织编写的《普济方》426 卷,其中 409～424 卷为《针灸门》,汇集明代以前针灸的文献,成书于 1403 年。朱权(宁献王)命刘瑾从其师陈会(宏纲)《广爱书》中辑出《神应经》一卷,载述 548 症,211 穴;刘瑾又增辑 34 症,154 穴,成书于 1425 年。徐凤(廷瑞)编著《针灸大全》六卷,载有《天星秘诀歌》《天星十二穴歌》《四总穴歌》《千金十一穴歌》《治病十一证歌》《灵光赋》《席弘赋》和分部穴位歌,以及《八法流注》和《金针赋》等。《金针赋》作者号"泉石",写于 1439 年。汪机(石山)编著《针灸问对》三卷,成书于 1530 年,全书以问答体,论述脏腑经络、荣卫气血、针刺原理及其方法、灸法适应证,并附载经络、腧穴、十二经见证等内容,内容多取自《素问》《灵枢》及当时通行的针灸书籍。汪机对元明时期流行的针刺手法、子午流注法等持不同见解,书中既有《内经》等古代医著有关针灸的论述,也有汪机个人的见解与评论,还敢于揭露针灸学中的一些流弊,在针灸学术史上占有一定的地位。

高武编著《针灸聚英》4 卷,先编有《针灸节要》(又名《针灸素难要旨》)3 卷;《聚英》则汇集《内经》《难经》以后的文献。歌赋载有《玉龙赋》《拦江赋》《肘后歌》《百症赋》《天元太乙歌》《铜人指要赋》等,成书于 1529 年,1537 年刊行。徐春甫编《古今医统》共 100 卷。其中第六卷为"经穴发明",第七卷为"针灸直指",辑录有关针灸文献,成书于 1556 年。李梴编著《医学入门》共七卷,卷一为《针灸篇》,载子午八法、杂病穴法、针法、灸法等,成书于 1575 年。李时珍(濒湖)根据《内经》《难经》等文献记载,对奇经八脉的循行和主病进行探讨,编著《奇经八脉考》,成书于 1577 年。

《针灸大成》是杨继洲在家传《卫生针灸玄机秘要》的基础上,增集有关文献而成,内容极其丰富,是对我国明代以前针灸学术发展的总结。全书共分 10 卷。卷一为"针道源流",重点节选《灵枢》《素问》《难经》及后世医籍中的有关针灸内容。卷二、卷三记载针灸歌赋和杨继洲的四篇"策"。卷四为针刺手法,重点论述了九针和各家针法,有《内经》补泻、《难经》补泻和《神应经》补泻,有李梴的补泻手法、高武的补泻手法和杨继洲的补泻手法。其中"经络迎随设为问答",是杨继洲对针刺手法理论的认识和经验总结。卷五为子午流注。卷六、卷七为脏腑、经络和腧穴。卷八为针灸治疗,论述了 23 个门类疾病的针灸治疗。卷九为"治症总要",介绍了东垣针法、名医治法和各家灸法,以及杨氏的 31 个医案。卷十为小儿按摩。

吴崑(鹤皋)编著《针方六集》,分"神照"(经穴)、"开蒙"(《标幽赋》注释)、"尊经"(《内经》文)、"旁通"(针药)、"纷署"(腧穴主治)、"兼罗"(歌赋)共六集,成书于 1618 年。张介宾(景岳)编著《类经》《类经图翼》等,《类经》是《内经》的分类注释,《图翼》是《类经》的附编,成书于 1642 年。

清代早期有官修的《医宗金鉴·刺灸心法要诀》,该书以歌诀为主,经络穴位图较详,成书于 1742 年;后期有李学川的《针灸逢源》六卷,选集《内经》及各家针灸文献,载经穴 361 个,奇穴 96 个,成书于 1815 年。此外,叶广祚编著《采艾编》4 卷,是灸法专书,刊于 1668 年。叶茶山编《采艾编翼》,于灸法之外兼及药物治疗,刊于 1805 年。廖润鸿编《针灸集成》4 卷,前 2 卷称《针灸集成》,后 2 卷称《经穴详集》,初刊于 1874 年。

针灸医论记载了针灸学术发展的历程,其中既有丰富的理论知识,又有各家的宝贵经验总结。

第五章 《千金要方》选

导学

《千金要方》的作者为唐代著名医药学家孙思邈。全书共30卷,内容涉及内、外、妇、儿、五官等临床各科,包含针灸、推拿、气功、养生、食疗、救急等各种方法。书中有关针灸内容1000多条,除在卷29、卷30中进行专辑论述外,其他各卷也有散在论述。本章选取了《用针略例》和《灸例》两篇的内容。学习本章应掌握针刺的注意事项、辨脉施针、取穴尺寸法、灸治取穴法;熟悉针刺的深浅、施灸的先后顺序、灸之生熟法、灸法的保健防病作用;了解施灸时艾炷的大小及施灸的壮数、施灸的时间等内容。

第一节 用针略例第五(节选)

【提要】

本篇论述了针刺治病的补泻手法、针刺深浅及根据脉象辨证用针等应注意的一些问题。指出针灸必须明了孔穴理论、补泻手法和人体气血的运行,故名为"用针略例"。主要内容有:

(1)强调用针时要集中精力,"先明其孔穴";施针时要"补虚泻实,送坚付濡,以急随缓,荣卫常行";医者针刺时要"不离乎心,口如衔索,目欲内视,消息气血,不得妄行"。

(2)指出针刺深浅要有度,勿损伤其他部位。因脏腑与五体、五志关系密切,如针刺深浅不遵法度,则损伤人体的筋脉、血脉、皮毛、骨髓、肌肉等五体。五体与五脏相应,外伤五体,则内伤五脏,神不内藏,表现出五脏不能藏神的症状,即为五乱。

(3)强调脉象在针刺治疗中的重要作用,治病时要根据脉象,辨明寒热虚实,采用适宜的针具及刺法。提出"脉好乃下针,脉恶勿乱下针也"。

现节选针刺的注意事项、针刺深浅问题和针刺治病时要根据脉象辨证用针等原文。

【原文】

夫用针刺者,先明其孔穴,补虚泻实,送坚付濡,以急随缓,荣卫常行,勿失其理[1]。夫为针者,不离乎心,口如衔索[2],目欲内视[3],消息[4]气血,不得妄行。

针皮毛腠理者,勿伤肌肉;针肌肉者,勿伤筋脉;针筋脉者,勿伤骨髓;针骨髓者,勿伤诸络。

【注释】

[1] 夫用针刺者……勿失其理:送,追逐。坚,指邪气实。付,给予。濡,指正气虚。意思是医者用针时,首先要明确应取的腧穴及其位置,施针时要掌握补虚泻实的手法,以逐其坚实而补其濡弱,达到实者虚而虚者实,缓者急而急者缓,以保持荣卫气血的正常运行,而不失其常理。

[2] 口如衔索:衔,口中含物。索,大绳。指口中像含物,不能说话,比喻医者施针时应精神专一。

[3] 内视:古代道家修炼的一种方法,谓能洞观己身内脏,以此比喻医者精力集中。

[4] 消息:消,消减。息,增长。指调整气血之意。

【按语】

本文提出医者在针刺时应注意的事项。一要明确针刺应取的腧穴和位置;二要掌握补虚泻实的针刺手法,以调其荣卫,保持气血正常运行;三要医者精神专一;四要掌握好针刺的深度,勿损伤其他部位,以防"五乱"发生。这些都是医者在针灸临床中应遵循的原则。

【原文】

针伤筋膜者,令人愕视失魂[1];伤血脉者,令人烦乱失神[2];伤皮毛者,令人上气失魄[3];伤骨髓者,令人呻吟失志[4];伤肌肉者,令人四肢不收失智[5]。此为五乱,因针所生,若更失度者,有死之忧也。所谓针能杀生人,不能起死人,谓愚人妄针必死,不能起生人也。

【注释】

[1] 伤筋膜者,令人愕视失魂:愕视,惊视。失魂,心神无主。指肝藏魂而主筋脉,针伤筋膜则内动于肝,使肝不能藏魂而见愕视失魂。

[2] 伤血脉者,令人烦乱失神:心藏神而主血脉,针伤血脉则内动于心,使心不能藏神而见心中烦乱失神。

[3] 伤皮毛者,令人上气失魄:肺主气、肺藏魄而主皮毛,针伤皮毛则内动于肺,使肺失肃降,肺不能安魄而见上气失魄。魄,《类经·卷三》注:"魄之为用,能动能作,痛痒由之而觉也。"

[4] 伤骨髓者,令人呻吟失志:肾藏志而生髓,其声为呻,针伤骨髓则内动于肾,使肾不能藏志而见呻吟失志。志,《灵枢·本神》说:"意之所存谓之志。"《类经·卷三》注:"意之所存,谓之决而卓有所立者曰志。"

[5] 伤肌肉者,令人四肢不收失智:脾藏意而主肌肉、四肢,针伤肌肉则内动于脾,使脾不能藏意而见肌肉无力,四肢不能收持和失智。智,智慧、聪明。《灵枢·本神》云:"心有所记谓之意……因虑而处物谓之智。"

【按语】

本文指出不按法度误刺伤筋脉、血脉、皮毛、骨髓、肌肉而内动五脏所导致的病证。尽管临床所见不尽如此,但如果严重违背针刺法度,则有使患者丧失生命之患。因此,在针刺时要注意深浅问题,否则会造成严重的后果。所谓针刺能杀人而不能解救危重患者,就是指那些不懂针刺法度的庸医滥用针刺所产生的不良后果而言,故文中云"此为五乱,因针所生,若更失度者,有死之忧也",应引起我们足够的重视。

【原文】

凡用锋针针者,除疾速也。先补五呼[1],刺入五分,留十呼,刺入一寸,留二十呼,随师而将息之[2]。刺急者,深内而久留之;刺缓者,浅内而疾发针;刺大者,微出其血;刺滑者,疾发针,浅内而久留之;刺涩者,必得其脉,随其逆顺久留之,疾出之,压其穴,勿出其血;诸小弱者,勿用大针,然气不足宜调以百药[3]。余三针者,正中破痈坚瘤结息肉也,亦治人疾也[4]。火针亦用锋针,以油火烧之,务在猛热,不热即于人有损也。隔日一报[5],三报之后,当脓水大出为佳。

【注释】

[1] 先补五呼:呼,指一呼一吸的时间。指先补五个一呼一吸的时间。

[2] 随师而将息之:根据患者的情况进行调摄。师,《尔雅·释言》:"师,人也。"

[3] 刺急者,深内而久留之……然气不足宜调以百药:本句见于《灵枢·邪气藏府病形》,而文稍异。《灵枢·邪气藏府病形》曰:"刺大者,微泻其气,无出其血;刺滑者,疾发针而浅内之……诸小者,阴阳形气俱不足,勿取以针,而调以甘药也。"

[4] 余三针者……亦治人疾也:三针,《针灸聚英·卷三》:"孙曰:三针者,是铍针、锋针、火针也。"人,众也。人疾,指多种疾病。此言铍针、锋针和火针既可破痈疽瘤结息肉,也可治其他疾病,但在刺痈疽时应端正刺其正中部位。

[5] 隔日一报:报,《说文》:"复也。"指隔一天刺一次。

【按语】

本文强调针刺治病时要根据脉象辨明寒热虚实,采用适宜的针具及相应的刺法。并告诫脉弱小者不可用大针刺治,气不足者应以药物调补。本段经文所谈的只是刺法的部分原则,《内经》中此类内容尚多,应结合参阅。

【原文】

巨阙太仓上下管[1],此之一行有六穴[2],忌火针也。大癥块当停针转动须臾[3]为佳。

【注释】

[1] 管:今作"脘"。

[2] 六穴:指下脘、建里、中脘、上脘、巨阙、鸠尾。

[3] 须臾:短暂的时间。

【按语】

本文有两种意义,一是巨阙、上下脘一行有六穴(下脘、建里、中脘、上脘、巨阙、鸠尾),禁用火针;一是说用火针刺治大癥积块时,应当做短暂的停针和捻转,以出其污滞。

【原文】

每针常须看脉,脉好乃下针,脉恶勿乱下针也。下针一宿[1],发热恶寒,此为中病,勿怪之。

【注释】

[1] 一宿:一夜。

【按语】

本文再次提出针刺时应辨脉象,强调诊脉在针刺治疗中的重要作用。所谓脉好,即指虽见病脉而尚无败象,故可针刺治疗。所谓脉恶,即指已见绝脉,证属危重,故不宜针刺。至于"下针一宿,发热恶寒,此为中病",则认为可能是疾病已经发生了变化,故必须认真观察,辨证论治,不可掉以轻心。

第二节 | 灸例第六(全篇)

【提要】

本篇主要论述了灸法的取穴法、施灸量、施灸顺序、灸之生熟法、灸以防病和取阿是穴等有关灸治法的一些原则,故名"灸例"。主要内容有:

(1) 提出灸法的取穴要求,无论坐、卧、立,均应身体平直而不倾斜,腧穴点定后不可再改变体位。提出艾炷的大小和施灸的多少,以"外气务生,内气务熟"为临床应用原则,并详细记载了身体各部的灸量。

(2) 体现了根据患者的身体强弱和病情轻重而因人施灸的原则,提出"先阳后阴、先上后下、先左后右"的施灸顺序,施灸的时间认为以中午之后为佳。

(3) 提出手指同身寸法,发展了《内经》的骨度分寸法,倡导灸法用于保健防病,扩大了灸法的适用范围。提出阿是穴的名称和取法,发展了腧穴学内容。

【原文】

凡孔穴在身,皆是藏府荣卫血脉流通,表里往来各有所主,临时救难[1],必在审详。人有老少,体有长短,肤有肥瘦,皆须精思商量,准而折之[2],无得一概,致有差失。其尺寸之法,依古者八寸为尺[3],仍取病者,男左女右,手中指上第一节为一寸。亦有长短不定者,即取手大指第一节横度为一寸,以意消息[4],巧拙在人。其言一夫者,以四指为一夫。又以肌肉文理节解缝会宛陷之中[5],及以手按之,病者快然。如此仔细安详用心者,乃能得之耳。

【注释】

[1] 救难:指救治疾病。

[2] 折之:指量出穴位所在之处。

[3] 依古者八寸为尺:《千金要方·明堂三人图第一》说:"其尺用夏家古尺,司马六尺为步,即江淮吴越所用八寸小尺是也。"《类经图翼·古今尺寸不同说》:"盖古之尺小,大约古之一尺,得今之八寸。"

[4] 以意消息:根据患者身体胖瘦进行调整。

[5] 肌肉文理节解缝会宛陷之中:指腧穴多在肌肉纹理中、筋之结节间、骨关节缝隙或按之有凹陷之处。

【按语】

本文首先论述了腧穴系脏腑、荣卫、气血流通贯注之处,故各有所主;继而论述取穴尺寸的三种方法,即手中指上第一节的长度为 1 寸(现以中指微屈中节两横纹头之间为 1 寸)、手拇指第一节的横度为 1 寸、四横指为一夫,并强调尺寸之法还要根据患者肥瘦长短的具体情况折合计算;最后论述腧穴的部位多在肌肉纹理、筋之结节间和骨关节缝隙中,按之患者有舒适感。这些论述对针灸临床均有参考价值。

【原文】

凡《经》云横三间寸者,则是三灸两间[1],一寸有三灸,灸有三分[2],三壮之处,即为一寸。黄帝曰:灸不三分,是谓徒冤[3]。炷务大也,小弱炷乃小作之[4],以意商量[5]。

【注释】

[1] 横三间寸……三灸两间:横三间寸,指一寸之间有三个灸炷。三灸两间,指三个灸炷之间,有两个间隙。

[2] 灸有三分:指灸炷的根部直径约为3分。

[3] 是谓徒冤:不能祛除病邪,却徒伤好的肌肤。

[4] 小弱炷乃小作之:灸体弱患者时,灸炷可做小些。

[5] 以意商量:根据实际情况决定灸炷大小。

【按语】

本文提出了对艾炷大小的要求,一般艾炷底部的直径为3分宽。如果灸炷底部直径不到3分,则不能祛除疾病,只是烧伤肌肤。艾炷务必要足够大,但如果患者身体弱小,艾炷则可适当做小些。总之,医生应依患者的实际身体状况决定艾炷大小。

【原文】

凡点灸法,皆须平直,四肢又勿使倾侧,灸时孔穴不正,无益于事,徒破好肉耳。若坐点则坐灸之,卧点则卧灸之,立点则立灸之,反此亦[1]不得其穴矣。

【注释】

[1] 亦:《针灸资生经》《针灸大全》作"则",可参。

【按语】

本文论述点灸时,不论是坐、卧、立点灸,身体都应平直而不歪斜,以保证所灸腧穴的准确性,这是临证时所必须注意的。

【原文】

凡言壮数者,若丁壮[1]遇病,病根深笃[2]者,可倍多于方数[3],其人老小羸弱者,可复减半。依扁鹊灸法,有至五百壮、千壮,皆临时消息之。《明堂本经》多云针入六分,灸三壮,更无余论。曹氏灸法,有百壮者,有五十壮者。《小品》诸方亦皆有此。仍须准病轻重以行之[4],不可胶柱守株[5]。

凡新生儿,七日以上,周年以还[6],不过七壮,炷如雀屎大。

【注释】

[1] 丁壮:丁,男子成年曰丁。壮,三十岁曰壮。古人谓男子少壮可任力役者为丁壮。

[2] 病根深笃:指病情重。

[3] 方数:常规灸法应灸的壮数。

[4] 仍须准病轻重以行之:《针灸大全》《针灸资生经》《针灸聚英》均引作"故后人不准,惟以病之轻重而增损之",可参。

[5]胶柱守株：此指拘泥于某种形式，不知变通。

[6]周年以还：还，返也，在此有"止"意。指出生以后至一周岁。

【按语】

本文论述灸之壮数多少，应取决于患者的体质强弱和疾病的轻重。若是壮年而患病深重，灸的壮数可多一些。若是老幼体弱者患病，灸的壮数应少一些。新生儿不仅应减少壮数，而且艾炷宜小。并列举了古代施灸量作为参考。至于古人有灸至百壮千壮者，今已少用。

【原文】

凡灸，当先阳后阴，言从头向左而渐下，次后从头向右而渐下，先上后下，皆以日正午已后，乃可下火灸之，时谓阴气未至，灸无不著[1]。午前平旦谷气虚，令人癫眩[2]，不可针灸也，慎之。其大法如此，卒急者，不可用此例。

【注释】

[1]灸无不著：著，明显。指灸治的疗效没有不显著的。

[2]癫眩：精神萎靡不振，头晕目眩。

【按语】

本文论述施灸的顺序和施灸的最佳时间。关于施灸的顺序，根据阳行于左、阴行于右和阳在上、阴在下的理论，提出先阳后阴、先左后右、先上后下的施灸顺序。关于施灸的时间，认为在一般情况下以正午后为最佳，因为正午后阳气正旺而阴气未至，此时施灸疗效显著。而在午前或平旦（清晨），谷气尚虚，不宜针灸。

【原文】

灸之生熟法，腰以上为上部，腰以下为下部，外为阳部荣，内为阴部卫[1]，故藏府周流，名曰经络。是故丈夫四十已上气在腰，老妪四十已上气在乳。是以丈夫先衰于下，妇人先衰于上。灸之生熟，亦宜撙而节之[2]，法当随病迁变，大法外气务生，内气务熟[3]，其余随宜耳。

头者，身之元首[4]，人神之所法[5]，气口精明三百六十五络，皆上归于头，头者，诸阳之会也[6]。故头病必宜审之，灸其穴不得乱，灸过多伤神，或使阳精玄熟[7]，令阴魄再卒[8]，是以灸头正得满百[9]。脊背者，是体之横梁，五藏之所系著，太阳之会合[10]，阴阳动发，冷热成疾[11]，灸太过熟大害人也。臂脚手足者，人之枝干，其神系于五藏六府，随血脉出，能远近采物，临深履薄[12]，养于诸经，其地狭浅，故灸宜少。灸过多，即内神不得入，精神闭塞，否滞不仁，即臂不举，故四肢之灸，不宜太熟也。然腹藏之内，为性贪于五味，无厌成疾，风寒结痼，水谷不消，宜当熟之。

然大杼、脊中、肾俞、膀胱八髎，可至二百壮。心主、手足太阴，可至六七十壮。三里、太溪、太冲、阴阳二陵泉、上下二廉，可至百壮。腹上下管、中管、太仓、关元，可至百壮。

若病重者，皆当三报之，乃愈病耳。若治诸沉结寒冷病，莫若灸之宜熟。若治诸阴阳风者、身热脉大者，以锋针刺之，间日一报之。若治诸邪风鬼注[13]，痛处少气,以毫针去之,随病轻重用之。

表针内药,随时用之,消息将之,与天同心[14],百年永安,终无横病。此要略说之,非贤勿传,秘之。

凡微数之脉,慎不可灸,伤血脉,燋筋骨。凡汗已后勿灸,此为大逆。脉浮热甚勿灸[15]。

【注释】

[1] 外为阳部荣,内为阴部卫:外、内,是指人身的外部与内部。外属阳,因人的气血盛衰表显于外,故外为阳部荣;内属阴,因人的气血循行固摄于内,故内为阴部卫。

[2] 搏而节之:搏,趋也。节,法度也。指应依此法度不能乱灸。

[3] 外气务生,内气务熟:外气、内气,指病气在外部和内部。生、熟,指灸的程度。凡灸的壮数少、艾炷小者为生,凡灸的壮数多、艾炷大者为熟。

[4] 元首:君主也。在此指头为人体神明的主宰。

[5] 人神之所法:脑为元神之府,故人神活动为头所统治。法,《尔雅·释诂》:"法,常也。"

[6] 头者,诸阳之会也:诸阳经之脉,皆上会于头面,故曰"头为诸阳之会"。

[7] 阳精玄熟:阳气过于亢盛。

[8] 阴魄再卒:阴精衰竭。

[9] 是以灸头正得满百:《普济方》作"是以灸头不得满百",可参此言。

[10] 脊背者……太阳之会合:人体脊背像房屋的横梁,五脏依附于内,也是足太阳与督脉相会和循行之处,故曰为"体之横梁"。

[11] 阴阳动发,冷热成疾:如果阴阳之气活动异常,则易造成偏盛偏衰,而发为冷热之疾。

[12] 远近采物,临深履薄:远近采物,远伸近缩,采摘食物。临深履薄,越过深渊,走过薄冰。

[13] 鬼注:《诸病源候论·鬼注候》:"注之言住也,言其连滞停住也。人有先无它病,忽被鬼排击(此应视为卒中邪气),当时或心腹刺痛,或闷绝倒地,如中恶之类。"

[14] 与天同心:顺应自然规律。

[15] 凡微数之脉……脉浮热甚勿灸:此文见《伤寒论》,而文稍异。言脉数为热,灸之是以热助热,使热更炽,而伤血脉燋筋骨。热病已发汗,其阴已伤,再用灸法,使阴更伤,热病而脉浮发热甚者,亦同此理而不可灸。

【按语】

本文论述灸之生熟法。灸之生熟法是依病情、病位、脉象而确定的灸量原则。"外气务生,内气务熟",是指病在外、在经脉则灸量宜小,病在内、在脏腑,则灸量宜大。此外,还对头、脊背、四肢等腧穴的灸量做了论述,提出"头不宜多灸"的观点。这些论述从治疗原则上讲,颇有可取之处,但对文中所讲灸之壮数,则应灵活对待,使用时还应"法当随病迁变",而不必过于拘泥。

此外,关于"凡微数之脉……脉浮热甚勿灸"之说,古代文献(如《黄帝明堂灸经》等)和现代临床均有不同论述,也有提出"热病可灸",这是因为灸法也有补泻的不同作用。

【原文】

头面目咽,灸之最欲生少;手臂四肢,灸之欲须小熟,亦不宜多;胸背腹灸之,尤宜大熟,其腰脊欲须少生。大体皆须以意商量,临时迁改,应机千变万化,难以一准耳。其温病随所著而灸之[1],可百壮余,少至九十壮。大杼、胃管可五十壮,手心主、手足太阳可五十壮,三里、曲池、太冲可百壮,皆三报之,乃可愈耳。风劳沉重,九部尽病[2],乃毒气为疾者,不过五十壮,亦宜三报之。若攻藏府成心腹疹者[3],亦宜百壮。若卒暴百病,鬼魅所著者,灸头面四肢宜多,灸腹背宜少,其多不过五十,其少不减三五七九壮。凡阴阳濡风口㖞僻者,不过三十壮,三日一报,报如前,微者三报,重者九报,此风气濡微细入,故宜缓火温气,推排渐抽以除耳;若卒暴催迫,则流行细入成痼疾,不可愈也,故宜缓火。凡诸虚疾,水谷沉结流漓者[4],当灸腹背,宜多而不可过百壮。大凡人有卒暴得风,或中时气,凡百所苦,皆须急灸疗,慎勿忍之停滞也,若王相者,可得无佗[5],不尔渐久,后皆难愈,深宜知此一条。

凡人吴蜀地游官,体上常须三两处灸之,勿令疮暂差,则瘴疠、温疟、毒气,不能著人也,故吴蜀多行灸法。

有阿是之法,言人有病痛,即令捏其上,若里当其处,不问孔穴,即得便快成痛处,即云阿是,灸刺皆验,故曰阿是穴也[6]。

【注释】

[1]其温病随所著而灸之:著,附着。指温病的灸治,应随邪气所舍处灸之。

[2]风劳沈重,九部尽病:风劳,为一种风疾,多见臂肘不仁、嗜卧、四肢不得动及腰脊痛等症状。九部,泛指全身各部。

[3]攻藏府成心腹疹者:疹,疾也,亦作"久病"解。疹,《普济方》作"疼",可参。指风邪若内侵脏腑而成心腹之疾。

[4]凡诸虚疾,水谷沉结流漓者:一切虚证皆可因阳气不足,运化无力,而致水谷不化,或结聚于里,或泄泻流漓。

[5]若王相者,可得无佗:王,旺也。相,形色。佗,异也,加也。指患者形色充实旺盛,虽暂时失治,病尚可无其他变化。

[6]有阿是之法……故曰阿是穴也:此为取阿是穴之法,即于人有病痛时,医者按其皮肤,若所按之处正当病所,则患者即有爽快或疼痛感,此处便是阿是穴。

【按语】

本文对某些疾病、部位、腧穴,提出施灸的壮数。同时指出"大体以意商量,临时迁改,应机千变万化,难以一准耳"的因人因证制宜的观点,颇有临床价值。

文中还论及用灸法防病保健,说明灸法有扶正祛邪的作用。此外,孙思邈提出阿是穴的名称、取法和作用,至今仍广泛使用,对腧穴学的发展有重要意义。

第六章 《针灸资生经》选

导学

《针灸资生经》的作者是南宋针灸学家王执中,书中辑录了《黄帝内经》《铜人腧穴针灸图经》《千金要方》《外台秘要》等典籍和方书的内容,其中以针灸腧穴方面的内容为主。卷一按照身体的不同部位(如头、胸、背、腹、四肢等)对腧穴进行介绍,依据《明堂》《素问》《针灸甲乙经》《铜人腧穴针灸图经》等典籍考订了腧穴的定位、取穴法、主治病证、禁忌等内容。卷二论述针灸的方法,包括定穴、针忌、穴名同异等,尤其对灸法的记述较多。卷三至卷七博引典籍方书,结合王执中自己的临床经验,记载了内、外、妇、儿等科病证的针灸治疗。该书总结了宋代以前的针灸成就。本章选取"针灸须药""审方书""艾炷大小"等篇内容。学习本章应掌握针、灸、药相须的意义和作用;熟悉古代的用灸规律;了解古医籍中有关名词术语的涵义。

第一节 针灸须药(全篇)

【提要】

本篇论述了针、灸、药各有优势,以及全面掌握配合应用的重要意义。临床上不得偏执一法,而应针、灸、药三者结合使用,故名"针灸须药"。

【原文】

《千金》云:病有须针者,即针刺以补泻之,不宜针者,直尔灸之[1]。然灸之大法,其孔穴与针无忌[2],即下白针[3]或温针讫,乃灸之,此为良医。其脚气[4]一病,最宜针。若针而不灸,灸而不针,非良医也;针灸而药[5],药不针灸,亦非良医也,但恨下里间[6]知针者鲜尔。所以学者须解用针,燔针[7]白针皆须妙解,知针知药,固是良医。

此言针灸与药之相须[8]也。今人或但知针而不灸,灸而不针,或惟用药而不知针灸者,皆犯孙真人所戒也。而世所谓医者,则但知有药而已,针灸则未尝过而问焉,人或诮[9]之,则曰是外科也,业贵精不贵杂也,否则曰富贵之家,未必肯针灸也。皆自文其过尔[10]，吾故详著《千金》之说以示人云。

【注释】

[1] 直尔灸之：直，径也。尔，犹然也，词缀。指病不宜针者，则直接采用灸法进行治疗。

[2] 忌：禁忌，忌讳。

[3] 白针：指不烧不温的一般针刺而言。

[4] 脚气：据《诸病源候论》记载："凡脚气病，皆由感风毒所致，得此病多不即觉，或先无他疾而忽得之，或因众病后得之。初甚微，饮食嬉戏、气力如故，当熟察之。其状自膝至脚有不仁，或若痹，或淫淫如虫所缘，或脚指及膝胫洒洒尔，或脚屈弱不能行，或微肿，或酷冷，或痛疼，或缓纵不随，或挛急，或至困能食者，或有不能者，或见饮食而呕吐，恶闻食臭，或有物如指，发于腨肠，径上冲心，气上者，或举体转筋，或壮热头痛，或胸心忡悸，寝处不欲见明，或腹内苦痛而兼下者，或言语错乱有善忘误者，或眼浊精神昏愦者，此皆病之证也。"

[5] 针灸而药：疑为"针灸不药"，只用针灸而不配以药物治疗。乃以上下文顺应。

[6] 下里间：乡里、民间。

[7] 燔针：烧针，即今之火针。

[8] 相须：相，交互。须，通"需"，需要。指结合使用，互相配合。

[9] 诰：《说文解字》："告也。"

[10] 皆自文其过尔：文，掩饰。指都是掩饰自己的过错。

【按语】

本文阐述孙思邈针、灸、药并重的学术思想，要求医者（良医）治病时，应根据病情的需要，或针刺或灸治，或针、灸并用，或针、药并用，做到"针灸与药之相须也"。若只知针灸而不知药，或只知药而不知针灸，均非良医，此内容见《千金要方》。而掌握多种治病方法、尽快地控制病情是古今医家共同探索的目标。

第二节 审方书（全篇）

【提要】

审，在此有熟究和深入辨别之意。方书，在此指医药类书籍。本篇论述读医书时，对其中一些内容应辨别清楚，故名"审方书"。本篇的内容着重提出对医书中某些名词的涵义要精审，如"灸膏肓""横三间寸""一夫法"等。

【原文】

《经》云，爪甲与爪甲角内间与外间、内侧与外侧、与夫陷中宛宛中[1]，要精审，如某穴去[2]某处几寸，与其穴去处同者，自各有经络。

《灸膏肓》云：其间当有四肋三间，灸中间者，谓四肋必有三间，当中间灸，不灸边两间也。

《千金》曰：《经》云，横三间寸者，则是三灸两间，一寸有三灸，灸有三分，三壮之处,即为一寸也。

又曰:凡量一夫之法,覆手并舒四指,对度四指上下节横过为一夫。夫有两种,有三指为一夫者。若灸脚弱,以四指为一夫也。

【注释】

[1] 陷中宛宛中:陷中、宛宛中,均指该处有凹陷,但宛宛中却似水的漩涡中心,明显而深。《甲乙经》对太溪的定位为"太溪者,土也,在足内踝后,跟骨上动脉陷者中"。而对涌泉的定位则是"屈足卷指宛宛中"。

[2] 去:距离。

【按语】

本文告诫人们研读医书时,务必要注意辨析,尤其对名词术语要精审词意,万不可望文生义。文中提到"四肋三间"取膏肓的方法,见于《千金要方·卷三十·杂病第七》和《铜人经》膏肓俞条下。《千金要方》记载:"取穴法,令人正坐,曲脊申两手,以臂著膝前,令正直,手大指与膝头齐,以物支肘,勿令臂得动摇,从胛骨上角摸索至胛骨下头,其间当有四肋三间,灸中间,依胛骨之里肋间空,去胛骨空侧指许,摩胠肉之表肋间空处,按之自觉牵引胸户中。"据此,可知肩胛骨上下部位有四肋,四条肋骨之间,有三个间隙,即所谓"四肋必有三间",灸时则灸其中间的间隙。

第三节　艾炷大小(全篇)

【提要】

本篇专论在不同情况下艾炷的大或小,故名"艾炷大小"。本篇提出艾炷大小的一般标准,及不同年龄、病证、部位和腧穴所用艾炷的大小。

【原文】

《千金》云:黄帝曰:灸不三分,是谓徒冤。炷务大也,小弱乃小作之(又云:小儿七日以上,周岁以还,不过七壮,炷如雀粪)。《明堂下经》云:凡灸欲艾炷根下广三分,若不三分,即火气不能远达,病未能愈,则是艾炷欲其大,惟头与四肢欲小尔。至《明堂上经》乃云:艾炷依小竹箸头作[1],其病脉粗细状如细线,但令当脉灸之,雀屎大炷,亦能愈疾。又有一途,如腹内疝瘕痃癖块伏梁气[2]等,惟须大艾炷。故《小品》曰:腹背烂烧,四肢则但去风邪而已。如巨阙、鸠尾,虽是胸腹穴,灸之不过四七炷,祇[3]依竹箸头大,但令正当脉灸之,艾炷若大,复灸多,其人永无心力。如头上灸多,令人失精神。臂脚灸多,令人血脉枯竭,四肢细无力,既失精神,又加于细,即令人短寿(见承浆穴)。此论甚当,故备著之。

【注释】

[1] 艾炷依小竹箸头作:言艾炷的大小,应依照小竹筷子的头部大小制作。箸,俗名筷子。

[2] 疝瘕痃癖块伏梁气:疝瘕,《诸病源候论》:"疝者痛也,瘕者假也。其病虽有结瘕,而虚假

可推移,故谓之疝瘕也。由寒邪与脏腑相搏而成。其病腹内急痛,腰背相引痛,亦引小腹痛。"痃,《中国医学大辞典》:"积聚之悬于腹中者,此证多因阴阳之气不和,或忿怒而适当饮食,食气相搏,而痰火附之,遂合并成形,近脐左右,各有一条筋脉扛起,大者如臂如筒,小者如指如笔管如弦。"癖,《中国医学大辞典》:"积聚之潜匿于两肋间者,此证因起居饮食无节,伤及脾胃,或强力作劳,精血亏损,邪冷之气搏结不散,藏于隐僻之所,按之若无物,有时而痛,始觉有物。"伏梁气,《诸病源候论》:"心之积,名曰伏梁,起于脐上,大如臂,诊得心积,脉沉而芤,时上下无常处,病腹中热而咽干,心烦掌中热,甚则唾血。"

[3] 祇:通"只"。仅仅,只。

【按语】

本文论述艾炷的大小,一般应为艾炷根部广三分,但年少体弱、灸头部及四肢时艾炷要小一些,灸小儿只可做雀粪大小的艾炷。提出疝瘕痃癖块伏梁气等疾惟须大艾炷,巨阙、鸠尾及四肢部不宜多灸。这些原则临床上颇有实用价值,可参考。

第七章 《针灸问对》选

导学

《针灸问对》的作者是明代医家汪机。全书共3卷，该书继承了金元医家朱丹溪"针法浑是泻而无补"的观点，主张针灸学术理论的发展和评价必须以《内经》《难经》为本，强调治病必须辨证，以诊视为先务，不必拘泥某穴主某病之说，针灸剂量依病而定；灸法亦要辨证施治，注重灸法的合理应用；评判了针灸补泻手法和按时取穴针法，体现了汪机的针灸学术思想。学习本章应掌握病在气分和血分的症状和取穴法、形气与病气的辨治、灸法的适应证；熟悉不同病因、病位、发病先后的治法，正经自病与五邪致病，灸法的补泻；了解期门穴的作用与部位，按时开穴法等。

第一节 卷之上（节选）

【提要】

本卷主要论述脏腑经络、营卫气血、针刺原理及方法。

现节选有关病在气分和血分的症状及取穴法，形气与病气的辨治，不同病因、病位、发病先后的治法，正经自病与五邪致病，期门穴的作用与部位，按时开穴针法等经文。

【原文】

或曰：病有在气分者，在血分者，不知针家，亦分气与血否？

曰：气分血分之病，针家亦所当知。病在气分，游行不定；病在血分，沉著不移[1]。以积块言之，腹中或上或下，或有或无者，是气分也；或在两胁，或在心下，或在脐上下左右，一定不移，以渐而长者，是血分也。以病风言之，或左足移于右足，或右手移于左手，移动不常者，气分也；或常在左足，或偏在右手，著而不走者，血分也，凡病莫不皆然。须知在气分者，上有病，下取之，下有病，上取之；在左取右，在右取左。在血分者，随其血之所在，应病取之。苟或血病泻气，气病泻血，是谓诛伐无过，咎将谁归[2]？

【注释】

[1] 沉著不移：沉，深入。著，附着。此指病灶在内部深伏而固定不移。

［2］咎(jiù)将谁归：咎，过失，罪过。归，属于。意为这个过失将由谁负责呢？

【按语】

本文论述了病在气分、血分的不同表现，并以积块、病风为例进一步加以说明，指出气分病、血分病的治疗方法和误治的后果。

病在气分的特点是游走不定，或有形或无形，采用上病下取、下病上取或左病右取、右病左取的治法。病在血分的特点有沉着不移，其形渐大，可按血之所在、应病取之的方法治疗，这是针灸治疗气分病、血分病的处方原则。

【原文】

或曰：形气病气，何以别之？

《经》曰：形气不足，病气有余，是邪胜也，急泻之。形气有余，病气不足，急补之。形气不足，病气不足，此阴阳俱不足也，不可刺之，刺之则重不足，老者绝灭，壮者不复矣。形气有余，病气有余，此阴阳俱有余也，急泻其邪，调其虚实。故曰：有余者泻之，不足者补之，此之谓也。（夫形气者，气谓口鼻中喘息也，形谓皮肉筋骨血脉也。形胜者，为有余；消瘦者，为不足。其气者，审口鼻中气，劳役如故，为气有余也。若喘息、气促、气短或不足以息者，为不足。故曰：形气也，乃人之身形中气血也，当补当泻，不在于此，只在病来潮作[1]之时，病气精神增添者，是病气有余，乃邪气胜也，急当写之。病来潮作之时，精神困穷，语言无力及懒语者，为病气不足，乃真气不足也，急当补之。若病人形气不足，病来潮作之时，病气亦不足，此阴阳俱不足也，禁用针，宜补之以甘药。不已，脐下气海穴取之。）

【注释】

［1］潮作：按时发作的意思。

【按语】

本段内容出自《灵枢·根结》，论述形气与病气盛衰的补泻原则，以及误刺的不良后果。形气指身体综合状态，病气指邪气。以形气、病气的有余、不足来辨病的虚实，是针刺补泻手法的依据。正气未伤、邪气盛者应用泻法，邪气已去者应用补法，阴阳俱不足者应补以甘药，而用针刺则会造成严重伤害。还特别指出病来潮作之时形气与病气盛衰的判别，这对临床有参考价值。

【原文】

《经》曰：刺诸热者，如以手探汤，刺寒清者，如人不欲行。阴有阳疾者，取之下陵、三里，正往无殆，气下乃止，不下复始也。疾高而内者，取之阴之陵泉；疾高而外者，取之阳之陵泉。《经》曰：病在上者，阳也；病在下者，阴也。痛者阴也，以手按之不得者阴也，深刺之。痒者阳也，浅刺之。病先起阴者，先治其阴，后治其阳；病先起阳者，先治其阳，后治其阴。病在上者，下取之；在下者，上取之；病在头者，取之足；在腰者，取之腘。病生于头者，头重；生于手者，臂重；生于足者，足重。治病者，先刺其病所从生者也。

《经》曰：病始手臂者，先取手阳明、太阴[1]而汗出；病始头首者，先取项太阳[2]而汗出；病始足胫者，先取足阳明而汗出。足太阴可汗出，足阳明可汗出，故取阴而汗出甚者,止之于阳;取阳而汗出甚者,止之于阴。

【注释】

[1] 手阳明、太阴:指手阳明大肠经商阳穴和手太阴肺经列缺穴。

[2] 项太阳:指天柱穴。

【按语】

本文论述了不同病因、病位、发病先后的治法。根据病因:寒证深刺久留针,热证浅刺少留针。阳病浅刺,阴病深刺。根据病位:病在高者下取之,病在下者上取之;病在头者取之足,病在足者取之腘。或循经远道取穴,如病始于臂,可取手阳明、太阴;病始于头首,可取太阳;病始于足胫,可取足阳明、太阴。根据发病先后:如病先起于阳,则先治其阳,后治其阴;病先起于阴,先治其阴后治其阳。这些原则至今仍有指导意义。本段内容出自《灵枢·九针十二原》《灵枢·终始》《灵枢·寒热病》三篇。

【原文】

或曰:有正经自病,有五邪所伤,针治亦当别乎?

《经》曰:忧愁思虑,则伤心;形寒饮冷,则伤肺;恚[1]怒气逆,上而不下,则伤肝;饮食劳倦,则伤脾;久坐湿地,强力入水,则伤肾,此正经自病也。盖忧思喜怒,饮食动作之过,而致然也。风喜伤肝,暑喜伤心,饮食劳倦喜伤脾(劳倦亦自外至)。寒喜伤肺,湿喜伤肾,此五邪所伤也,盖邪由外至,所谓外伤也。凡阴阳藏府,经络之气,虚实相等,正也。偏实偏虚,失其正,则为邪矣。由偏实也,故内邪得而生,由偏虚也,故外邪得而入。

机按:《经》言凡病皆当辨别邪正内外虚实,然后施针补泻,庶不致误。

【注释】

[1] 恚(huì):恨、怒。

【按语】

本文论述了正经自病和五邪致病。正经自病是指七情过度、饮食劳倦直接损耗五脏,五邪致病是指风寒暑湿等外因直中五脏。强调针灸必先辨邪正、内外、虚实,然后行针补泻,才不致误治。本段内容出自《灵枢·邪气藏府病形》。

【原文】

或曰:伤寒刺期门穴者,何如?

曰:十二经始于手太阴之云门,以次而传,终于足厥阴之期门。期门者,肝之募也,伤寒过经[1]不解,刺之,使其不再传也。妇人经脉不调,热入血室[2],刺之,以其肝藏血也。胸满腹胀,胁下肥气,凡是木郁诸疾,莫不刺之,以其肝主病也。《经》云:穴直乳下两肋端。又曰:在不容傍一寸五分。古人说得甚明,今人不解用也。

【注释】

[1] 过经:指伤寒病传变过程中,由一经转入另一经的证候变化。如太阳表证已经解除,而出现少阳经的证候,称太阳病过经。详见《伤寒论·辨太阳病脉证并治》。

[2] 热入血室:病证名,指妇女在月经期间,感受风寒外邪,邪热乘虚侵入血室,与血相搏所出

现的病证。《金匮要略·妇人杂病脉证并治》："妇人中风发热恶寒，经水适来，得之七八日，热除，脉迟，身凉和，胸胁满如结胸状，谵语者，此为热入血室也。当刺期门，随其实而取之。""但头汗出，当刺期门，随其实而泻之，濈然汗出者愈。"

【按语】

本文论述了期门的作用和部位。期门是足厥阴肝经的腧穴，肝之募穴，为十二经脉气血流注的最后穴位。《伤寒论》载：刺期门而使病愈，便可不再传经。妇人热入血室刺之可泻血热；胸胁腹胀刺之可疏肝理气。

关于期门穴定位在乳头直下、第六肋间隙与"乳下两肋端"相吻合，而不容穴旁一寸五分，则与解剖实际部位不符。

【原文】

或曰：《指微赋》言：养子时刻注穴者，谓逐时于旺气，注藏府井荥之法也，每一时辰相生养子五度，各注井荥俞经合五穴，昼夜十二时，气血行过六十俞穴也。假令甲日甲戌时，胆统气出窍阴穴为井；（木气）流至小肠为荥；（火气）过前谷穴，注至胃为俞；（土气）过陷谷穴，并过本原丘墟穴，行至大肠为经；（金气）过阳溪穴，入于膀胱为合；（水气）入委中穴而终。是甲戌时，木火土金水相生，五度一时辰，流注五穴毕也，与《七韵》中所说，亦相通否？

曰：荣卫昼夜各五十度周于身，皆有常度，无太过，无不及，此平人也。为邪所中，则或速或迟，莫得而循其常度矣。今何公于《七韵》中谓井荥俞经合五穴，每一穴占一时，如甲日甲戌时，胆出窍阴；丙子时，流于小肠前谷；戊寅时，流于胃陷谷，并过本原丘墟；庚辰时，行于大肠阳溪；壬午时，入于膀胱委中，再遇甲申时，注于三焦。六穴带本原，共十二穴，是一日一夜，气但周于此数穴也，且五藏五府十经，井荥俞经合，每一穴占一时，独三焦六穴占一时，包络五穴占一时，而《赋》乃言甲戌一时，木火土金水相生，五度一时，流注五穴毕，与《韵》中所语大不相合。《赋》与《韵》出于一人，何其言之牴牾[1]若是，不知不善于措辞耶？不知《赋》《韵》两不相通耶？《赋》注又言：昼夜十二时，血气行过六十俞穴，考其针刺定时昼夜周环六十首图，乃知一时辰相生养子五度之说矣。假如甲日甲戌时，甲，阳木也，故胆始窍阴木，木生前谷火，火生陷谷土，过丘墟原，土生阳溪金，金生委中水。再遇甲申时，注于三焦关冲、液门、中渚、阳池、支沟、天井六穴，不特甲戌时为然，一日之中，凡遇甲时，皆如甲戌时所注之穴也。又如乙日乙酉时，乙，阴木也，故肝始大敦木，木生少府火，火生太白土，土生经渠金，金生阴陵水，再遇乙未时，注于包络中冲、劳宫、大陵、间使、曲泽五穴。不特乙日乙酉时为然，一日之中，凡遇乙时，皆如乙酉时所注之穴也。

所注皆在本日本时本经，注于井穴，已后时辰，不注井穴，已前时辰，如癸日癸亥时，主肾注于井，次至甲子时，胆经所注，一如甲日甲戌时所注之穴也。次至乙丑时，肝经所注，一如乙日乙酉时所注之穴也。次至丙寅时，小肠所注，一如丙日丙申时所注之穴也。举此为例，余可类推，此所谓昼夜十二时，气血行过六十俞穴也，但与《七韵》所说不合，莫若删去七韵，只存此说，庶免后人心蓄两疑，犹豫而不决也，虽然，二说俱与《素》《难》不合，无用其法，犹辨论之不置者。将使读者不待思索，一览即解其意矣。

【注释】

[1] 牴牾（dǐ wǔ）：牴，触也。牾，逆，不顺。在此引申为矛盾冲突之意。

【按语】

本文讨论按时开穴的针法，认为每时辰开一个穴、每日开六个穴的纳甲法，应予删去不用，而应用每个时辰开五个穴，日夜共开六十个穴。认为这是与《灵枢·五十营》和《灵枢·营卫生会》的营卫循行是昼夜五十度周于身的理论相符合。

按时开穴针法常见的有子午流注、灵龟八法、飞腾八法等。子午流注是以五输穴和原穴配合日时开穴，其中与天干配合者为纳干法或纳甲法，与地支配合者为纳支法或纳子法。灵龟八法和飞腾八法是以八脉交会穴配合日时。三者均认为人体气血在经脉中运行时，受自然界温热、冷湿和朝夕阳光的强弱影响而有盛衰变化，而按时取穴可提高疗效。汪机所论虽有一定道理，但目前常用的纳甲法不可轻率废弃，应进一步通过临床和实验研究，加以完善。

第二节　卷之中（节选）

【提要】

本卷主要论述针刺原理及其方法。批判了"逆其经为迎，顺其经为随"的观点；指出三才法纳针出针与《内经》中徐疾补泻之意大不相合；认为下针十四法"字虽异而法实同，言虽殊而意则复"；各种综合补泻手法不过是提插、徐疾、左右捻转六种手法的交替使用。

现节选有关批驳针刺手法神秘化、告诫针灸医生必须树立良好医疗作风的经文，这对针刺操作手法的发展与标准化、树立良好的医德医风很有裨益。

【原文】

或曰：今医用针，动辄以袖覆手，暗行指法，谓其法之神秘，弗[1]轻示人，惟恐有能盗取其法者，不知果何法耶？

曰：《金针赋》十四法，与夫青龙摆尾[2]等法，可谓已尽之矣。舍此而他，求法之神秘，吾未之信也。况此等法，证之于经，则有悖[3]于经；质[4]之于理，则有违于理；彼以为神，我以为诡[5]；彼以为秘，我以为妄。固可以愚弄世人，实所以见鄙识者，古人有善，惟恐不能及人，今彼吝啬至此，法虽神秘，殆必神亦不佑，法亦不灵也，奚足尚哉！

【注释】

[1] 弗（fú）：不。

[2] 青龙摆尾：飞经走气针法之一。《金针赋》："青龙摆尾，如扶船舵，不进不退，一左一右，慢慢拨动。"

[3] 悖（bèi）：违背，违反。

[4] 质：询问、质正。

[5] 诡：欺诈、奸猾。

【按语】

本文批评了那些暗行指法、将针刺手法神秘化的人，赞扬了"古人有善，惟恐不能及人"的高尚风格。历代对针刺的补泻手法有许多不同的操作和论述，但也有将手法操作神秘化，使人莫衷一是，有悖于经，有违于理，而影响了针刺手法的发展和推广。针刺补泻手法确有补虚泻实的作用，必须重视学习和掌握。

【原文】

或曰：今医置针于穴，略不加意，或谈笑或饮酒，半晌之间，又将针撚[1]几撚，令呼几呼，仍复登筵，以足其欲，然后起针，果能愈病否乎。

曰：《经》云："凡刺之真，必先治神。"又云："手动若务，针耀而匀，静意视义，观适之变。"又云："如临深渊，手如握虎，神无营于众物。"又云："如待所贵，不知日暮。"凡此数说，敬乎怠乎。又云："虚之与实，若得若失，实之与虚，若有若无，谓气来实牢者为得，濡虚者为失，气来实牢濡虚，以随济迎夺而为得失也。"

又曰："有见如（如，读为而）入，有见如出，盖谓入者，以左手按穴，待气已至，乃下针，针入候其气尽，乃出针也。"

又曰："既至也，量寒热而留疾。"寒则留之，热则疾之，留者迟也，疾者速也，凡补者，按之迟留，泻者，提之疾速也。

又曰："刺热厥者，留针反为寒；刺寒厥者，留针反为热。刺热厥者，二刺阴而一刺阳，刺寒厥者，二刺阳而一刺阴。"

机按：以上数条，此皆费而隐者也，敬者能之乎？怠者能之乎？古人所以念念在兹，不敢倾刻而怠忽者，惟恐虚实得失，而莫知寒热疾留而失宜也，因摭[2]而辑之于此，庶使后学将以逞今之弊，而变今之习也欤。

【注释】

[1] 撚（niǎn）：通"捻"。

[2] 摭（zhí）：摘取，拾取。

【按语】

本段内容引自《内经》，强调针刺时医生应专心致志、聚精会神地观察患者神志、针感、寒热反应等情况；批评那些行针草率、对患者不负责任的医生不仅会影响疗效，甚至会造成医疗事故。

观察患者神志要静意视义，如临深渊；体会针感要知气来牢实者为有所得，气来濡虚者为有所失；观察寒热要知寒则留之，热则疾之，热厥留针反为寒，寒厥留针反为热。此外，还要掌握入针、出针的时机和方法及留针时间长短等。此论十分重要，作为医生应予牢记。

第三节　卷之下（节选）

【提要】

本卷主要论述了灸法及经络穴位。认为灸法主要适用于"阳气下陷""脉沉迟""脉证俱见寒在外"，以及"冬月阴寒大旺"诸证；而"脉浮，阳气散于肌表"，或夏月火旺，皆不宜灸。灸法除治内科病证之外，还可治疗外科病证，如疮疡未溃，能拔毒引热，行气散滞；如疮疡已溃，能温补阳气，祛寒散邪，使疮口愈合。主张灸法也要辨证施治，无病不宜施灸。

现节选灸法的适应证和灸法的补泻等有关内容。

【原文】

或曰：病有宜灸者，有不宜灸者，可得闻欤？

曰：大抵不可刺者，宜灸之，一则沉寒痼冷；二则无脉[1]，知阳绝也；三则腹皮急而阳陷[2]也。舍此三者，余皆不可灸，盖恐致逆也。

《针经》云：陷则灸之，天地间无他，惟阴与阳二气而已，阳在外在上，阴在内在下，今言陷下者，阳气下陷入阴血之中，是阴反居其上，而覆其阳，脉证俱见寒，在外者，则灸之。（夫病有邪气陷下者，有正气陷下者，邪气陷下者，是经虚气少邪入，故曰感虚乃陷下也，故诸邪陷下在经者，宜灸之。正气陷下，宜药升之，如补中益气之类。）

《经》曰北方之人，宜灸焫也，为冬寒大旺，伏阳在内，皆宜灸之，以至理论，则肾主藏，藏阳气在内，冬三月，主闭藏是也，若太过则病，固宜灸焫，此阳明陷入阴水之中是也。

机按：《素》《难》诸书，皆言阳气陷下者，脉沉迟也；脉证俱见寒在外者，冬月阴寒大旺，阳明陷入阴水之中者，并宜灸之。设脉浮者，阳气散于肌表者，皆不宜灸。丹溪亦曰：夏月阳气尽浮于表，今医灼艾，多在夏月，宁不犯火逆之戒乎？或者因火而生热胀、发黄、腰痹、咽燥、唾血者，往往有之，尚不知为火逆所致，宁甘心于命运所遭，悲夫！《经》曰：春夏养阳，以火养阳，安有是理，论而至是，虽愚亦当有知者焉。

【注释】

[1] 无脉：此指沉涩无力的脉象。

[2] 腹皮急而阳陷：指由于阳虚引起的水肿。

【按语】

本段内容论述灸法的适应证，汪机认为针刺与艾灸可互为补充，即"不可刺者，宜灸之"，继承了《内经》"针所不为，灸之所宜"的思想，提出沉寒痼冷、无脉、阳绝者、腹皮急而阳陷是灸法的适应证，并补充说明北方寒冷之地的患者、冬寒阴气盛而伏阳陷下的患者也可使用灸法。

灸法有温通经脉、益气升阳、回阳固脱、温中散寒等作用,适于治疗虚寒等病证。临床应用时,不应只拘泥于以上说法,要参考近代临床研究成果以充分发挥灸法的治疗作用。

【原文】

或曰:灸有补泻乎?

《经》曰:以火补者,无吹其火,须自灭也;以火泻者,疾吹其火,传其艾,须其火灭也。虞氏曰:灸法不问虚实寒热,悉令灸之[1],亦有补泻乎?曰:虚者灸之,使火气以助元气也;实者灸之,使实邪随火气而发散也;寒者灸之,使其气复温也;热者灸之,引郁热之气外发,火就燥之义也。

【注释】

[1] 悉令灸之:悉,尽、全。指都可灸之。

【按语】

本文讨论艾灸法的补泻,内容出自《灵枢·背腧》。补泻的方法是:补法,不吹其火,火力缓慢温和,以使真气聚而不散;泻法,疾吹其火,火力较猛,以起祛散邪气作用。并引用虞抟《医学正传》论述,指出灸法可用于虚、寒、实、热各证。对灸法的运用有指导意义。

第八章 《针灸大成》选

《针灸大成》,明代杨继洲著,自1601年问世以来,在国内外广泛传播,至今已有47种版本。其翻刻次数之多,流传之广,影响之大,声誉之隆,为历史罕见,是一部蜚声针坛的历史名著。

本章节选《针灸大成》中"诸家得失策""头不可多灸策""穴有奇正策""针有深浅策""经络迎随设为问答"的部分内容。要求掌握针灸医著的学术渊源、学术流派、各书的优缺点;"头部不可多灸"的理论依据;杨继洲提出针灸治疗中"数""法""奇""正"的深刻含义。杨继洲针刺补泻手法的综合内容及对寒热先后等病的针刺方法。熟悉《针灸大成》中记载的古代发灸疮的方法,杨继洲对针刺"候气""得气"的论述,针刺补泻的三个要素。了解杨继洲论述的养生防病的重要意义,对"善灸者"的要求,及后世医书对针灸学术发展所做的贡献。

导学

第一节 诸家得失策(全篇)

【提要】

策,为古代考试士人,以问题书之于策,令应举者作答,称之"策问",简称"策"。起源于汉代,后发展成为一种文体。本策主要评价了历代针灸书籍的优点与不足,故名"诸家得失策"。主要内容有:

(1)本文对众多针灸医著的学术渊源、学术流派、各书的优缺点等问题加以评述。指出《素问》和《难经》是医家始祖,提示两书为习医者必读之书,肯定了后世医书对针灸学术发展所做的贡献。

(2)强调阴阳平衡在自然界和人体的作用。

(3)强调针、灸、药是医家不可缺一的技术,批评了"诸家之术惟以药,而于针灸则并而弃之"的观点。

【原文】

问:人之一身,犹之天地。天地之气,不能以恒顺[1],而必待于范围[2]之功。人身之气,不能以恒平,而必待于调摄之技。故其致病也,既有不同,而其治之,亦不容一律,故药与针灸,不可缺一者也。然针灸之技,昔之专门者,固各有方书,若

《素问》《针灸图》[3]《千金方》《外台秘要》，与夫补泻灸刺诸法，以示来世矣。其果何者而为之原欤？亦岂无得失去取于其间欤？诸生以是名家者，请详言之！

【注释】

[1] 恒顺：恒，常。顺，调顺。

[2] 范围：范，原指铸造用具的模子、模范。围，指围绕，边框。范与围均用如动词，效法，引申为约束、制约、使之就范（合于法度）等意思。《易·系辞上》："范围天地之化而不过。"

[3]《针灸图》：指经穴图，唐代以前即有"明堂图"，故排列在《千金要方》之前。

【按语】

本段提问针灸方书源流及其得失取舍。针灸历史悠久，经验丰富，医书各有专长，故本段内容提出在针灸书中哪些是针灸学术的本源、哪些是学术的流派、各书的优缺点有哪些等问题，并在下文加以论述。

【原文】

对曰：天地之道，阴阳而已矣；夫人之身，亦阴阳而已矣。阴阳者，造化之枢纽[1]，人类之根柢也，惟阴阳得其理[2]则气和，气和则形亦以之和矣。如其拂[3]而戾[4]焉，则赞助[5]调摄之功，自不容已矣。否则，在造化不能为天地立心，而化工[6]以之而息；在夫人不能为生民立命[7]，而何以臻寿考无疆之休[8]哉？此固圣人赞化育[9]之一端也，而可以医家者流而小之耶？

愚尝观之《易》曰："大哉乾元，万物资始。""至哉坤元[10]，万物资生。"是一元之气[11]，流行于天地之间，一阖一辟，往来不穷。行而为阴阳，布而为五行，流而为四时，而万物由之以化生，此则天地显仁藏用之常[12]，固无庸以赞助为也。然阴阳之理也，不能以无愆[13]，而雨旸寒暑，不能以时若[14]，则范围之功，不能无待于圣人也。故《易》曰："后以裁成天地之道，辅相天地之宜[15]，以左右民。"此其所以人无天札[16]，物无疵厉[17]，而以之收立命之功矣。

【注释】

[1] 造化之枢纽，人类之根柢：指阴阳是创造化育万物的关键，是人类生存的基础。造化，指创造化育。根柢，根本，根底。

[2] 理：条理，引申为协调、顺理。

[3] 拂：违背，违反。

[4] 戾（lì）：暴戾，逆乱。《荀子·荣辱》："猛贪而戾。"

[5] 赞助：参赞，协助。

[6] 化工：指大自然创造或生长万物的功能。

[7] 立命：立，设立。命，命运、性命。

[8] 臻（zhēn）寿考无疆之休：臻，至、达到。寿考，长寿。休，美、善。《易·大有》："顺天休命。"郑玄注："美也。"

[9] 化育：化生、养育。指天地滋养、生长万物。化指天的作用，育指地的作用。

[10] 乾元、坤元：乾与坤，是《周易》中的两个卦名。乾坤又可引申作天地、日月、男女等。此乾元、坤元指天地间的大气而言。乾元，《周易·乾》："大哉乾元，万物资始，乃统天。"孔颖达疏："乾是

卦名,元是乾德之首(乾有元亨利贞四德),故以元德配乾释之。"坤元,阴卦之始。《周易·坤》:"至哉坤元,万物资生,乃顺承天。"孔颖达注:"坤是阴道,元是坤德之首,故连言之,犹乾之'元'德,与乾相连共文也。"

[11] 一元之气:指诞生万物的原始之气,即元气。

[12] 天地显仁藏用之常:显仁,明朗,仁慈,显示仁爱之德,指天的作用。藏用,贮藏隐藏(其化育万物的),指地的作用。《周易·系辞》:"显诸仁,藏诸用,鼓万物而不与圣人同忧。"常,规律。

[13] 愆(qiān):罪过,过失。

[14] 雨旸(yáng)寒暑,不能以时若:旸,日出,天晴。若,顺从。《尚书·尧典》:"钦若昊天。"孔颖达注:"敬顺也。"

[15] 后以裁成天地之道,辅相天地之宜:后,君主,帝王。《白虎通》:"以揖让受于君,故称后。"裁,制约,节度。辅相,辅助配合。《周易·泰》:"辅相天地之宜。"

[16] 人无天札:天,是灾害、短命。札,是止住。人无天札是说人无短命早死者。

[17] 疵(cī)厉:厉,亦作"疠"。疵厉,疾病,灾害。《庄子·逍遥游》:"使物不疵疠,而年谷熟。"成玄英疏:"疵疠,疾病也。"

【按语】

本段内容论述阴阳协调在自然界和人体的作用。阴阳是宇宙万物生长变化的根本,阴阳协调,事物就会按其规律发展。人体阴阳平衡,就能维持正常的生理活动而保持健康。但阴阳运动变化过程中,不可能永远平衡,一旦阴阳失调就会产生疾病,这时需要医治使之恢复平衡。

【原文】

然而吾人,同得天地之理以为理,同得天地之气以为气。则其元气流行于一身之间,无异于一元之气流行于天地之间也。夫何喜怒哀乐心思嗜欲之汨[1]于中,寒暑风雨温凉燥湿之侵于外,于是有疾在腠理者焉,有疾在血脉者焉,有疾在肠胃者焉。然而疾在肠胃,非药饵不能以济;在血脉,非针刺不能以及;在腠理,非熨炳不能以达,是针灸药者,医家之不可缺一者也。夫何诸家之术惟以药,而于针灸则并而弃之,斯何以保其元气,以收[2]圣人寿民之仁心哉?

【注释】

[1] 汨(gǔ):扰乱,沉沦,埋没。《温病条辨·上焦篇》补秋燥胜气论:"先生之论,可谓独具只眼,不为流俗所汨没。"

[2] 收:取得。《广雅·释诂》:"取也。"

【按语】

本段内容论述针、灸、药是医家不可缺一的技术。七情六淫侵袭腠理、血脉、肠胃等部位不同,病变表现各不同。针、灸、药物各有其优势,应根据其病情需要而择优选用,医者必须全面掌握各种不同的技术,才能保全患者的元气,体现"寿民之仁心"。文中批评了当时重药轻针的现象。

【原文】

然是针与灸也,亦未易言也。孟子曰:"离娄[1]之明,不以规矩[2],不能成方圆;师旷[3]之聪,不以六律[4],不能正五音[5]。"若古之方书,固离娄之规矩,师旷之六律也。故不溯其源,则无以得古人立法之意;不穷其流,则何以知后世变法之弊。今以古之方书言之,有《素问》《难经》焉,有《灵枢》《铜人图》焉,有《千金方》、有《外台秘要》焉,有《金兰循经》[6]、有《针灸杂集》[7]焉。然《灵枢》之图[8],或议其太繁而杂;于《金兰循经》,或嫌其太简而略;于《千金方》,或诋其不尽伤寒之数[9];于《外台秘要》,或议其为医之蔽[10];于《针灸杂集》,或论其未尽针灸之妙。溯而言之,则惟《素》《难》为最要。盖《素》《难》者,医家之鼻祖,济生之心法[11],垂之万世而无弊者也。

【注释】

[1] 离娄:人名,相传为黄帝时期的人,眼力极强,能在百步之外,洞察秋毫。

[2] 规矩:校正圆形和方形的两种工具。《孟子·离娄上》:"不以规矩,不能成方员(圆)。"

[3] 师旷:人名,春秋时期晋国的乐师,目盲,善弹琴,辨音能力甚强。

[4] 六律:即中国古代的律制,共十二律,用三分损益法将一个八度分为十二个不完全相等半音的一种律制。各律从低到高依次为黄钟、大吕、太簇、夹钟、姑洗、仲吕、蕤宾、林钟、夷则、南吕、无射、应钟。又,奇数各律称"律",偶数各律称"吕",总称"六律""六吕",简称"律吕"。十二律有时称"正律",乃对其半律(高八度各律)与倍律(低八度各律)而言。

[5] 五音:亦称五声,即我国古代五个音阶中的宫、商、角、徵、羽。

[6] 《金兰循经》:全称《金兰循经取穴图解》,元代忽泰必烈著。

[7] 《针灸杂集》:应作《针灸杂说》,元代窦桂芳编集。

[8] 《灵枢》之图:《灵枢》原书无图,据《针灸聚英》之意,似指《铜人针灸图》。

[9] 诋其不尽伤寒之数:诋,毁谤、诬蔑。指《千金要方》中只收载了部分《伤寒论》的内容。

[10] 医之蔽:蔽,通"弊",即弊病。指《外台秘要》废针而存灸。

[11] 心法:佛家语,谓佛经经典以外的传授方法。后世通谓师徒授受曰心法。

【按语】

本段内容阐述古今方书应以《素问》《难经》为主,离娄虽明,无规矩不能成方圆;师旷虽聪,无六律不能正五音,针灸也必须有规范,《素问》和《难经》是医家的根本,为习医者所必读之书。并历数各种针灸方书的优缺点。

【原文】

夫既由《素》《难》以溯其源,又由诸家以穷其流,探脉络,索荣卫,诊表里,虚则补之,实则泻之,热则凉之,寒则温之,或通其气血,或维其真元,以律[1]天时,则春夏刺浅,秋冬刺深也。以袭[2]水土,则湿致[3]高原,热处[4]风凉也。以取[5]诸人,肥则刺深,瘠[6]则刺浅也。又由是而施之以动摇进退,搓弹摄按之法,示之以喜怒忧惧,思劳醉饱之忌,穷之以井荣俞经合之源,究之以主客[7]标本之道,迎随开阖之机。夫然后阴阳和,五气[8]顺,荣卫固,脉络绥[9],而凡腠理血脉,四体百骸,一气流行,而无壅滞痿痹之患矣。不犹圣人之裁成辅相,而一元之气周流于天地之间乎?

先儒曰:"吾之心正,则天地之心亦正,吾之气顺,则天地之气亦顺。"此固赞化育之极功也,而愚于医之灸刺也,亦云。

【注释】

[1] 律：遵循，效法。

[2] 袭：继承，因袭。《礼记·中庸》："上律天时，下袭水土。"

[3] 致：送达。《汉书·五帝纪》："存问致赐。"

[4] 处：安置，安顿。《国语·鲁丁》："昔圣王之处民也，择瘠土而处之。"

[5] 取：拿、采用。用以治病的意思。

[6] 瘠（jí）：瘦弱。

[7] 究之以主客：究，推寻，深求。主客，指主客配穴法。

[8] 五气：五脏之气。

[9] 脉络绥（suī）：经络安和、调顺。绥，安和、安抚。《诗·小雅·鸳鸯》："福禄绥之。"

【按语】

本段内容指出自《素问》《难经》以来，针灸学术不断发展，针灸技术更臻完善。并对辨证、针灸原则、配穴法、针刺深浅、行针与补泻手法、针忌等有关问题做了扼要论述。既肯定《素问》《难经》对针灸治疗重要的指导作用，又指出后世方书对针灸学术发展所做的贡献。

第二节 头不可多灸策（全篇）

【提要】

本策主要论述头为诸阳之会，肌肉单薄，气血易于留滞，不宜多灸的原因，故名"头不可多灸"。主要内容有：

（1）灸法"须按经取穴"，执简驭繁，掌握其要，并给出若干例证，强调医者若能掌握经脉交会穴则能取得事半功倍的效果。

（2）记载多种古代发灸疮方法，包括局部热熨、增加灸量等。

（3）灸疗效果，除与"人之强弱不同"等因素有关外，还要善于辨证，提出"善灸者"，要"静养以虚此心，观变以运此心，旁求博采以旷此心，使吾心与造化相通，而于病之隐显，昭然无遁情焉"。

【原文】

问：灸穴须按经取穴，其气易连[1]而其病易除。然人身三百六十五络，皆归[2]于头，头可多灸欤？灸良已，间有不发者[3]，当用何法发之？

尝谓穴之在人身也，有不一之名，而灸之在吾人也，有至一之会[4]。盖不知其名，则昏谬无措[5]，无以得其周身之理，不观其会，则散漫靡要[6]，何以达其贯通之原。故名也者，所以尽乎周身之穴也，固不失之太繁；会也者，所以贯乎周身之穴也，亦不失之太简。人而知乎此焉，则执简可以御繁，观会可以得要，而按经治疾之余，尚何疾之有不愈，而不足以仁寿[7]斯民也哉。

【注释】

[1] 连：此处作"疏通"之意。

[2] 归：通。

[3] 灸良已，间有不发者：指灸的时间已经很长，但其中仍有不发灸疮的。

[4] 至一之会：诸经在一处相交的交会穴。

[5] 昏谬无措：昏谬，昏乱谬误、茫然莫解。无措，无法掌握，无从着手。措，搁置，安放。《淮南子·说山训》："物莫措其所修，而用其短也。"高诱注："措，置也。"

[6] 靡(mí)要：不得要领。靡，没有，无。

[7] 仁寿：仁厚且长寿。《论语·雍也》："仁者寿。"《汉书·董中舒传》："尧舜行德，则民仁寿。"

【按语】

本段内容论述灸治必须掌握周身经脉、腧穴和交会穴。灸治与针刺都需要循经取穴，故医生必须掌握周身腧穴，熟记交会穴所贯通的经脉，以执简驭繁进行治疗。

【原文】

执事[1]发策，而以求穴在乎按经，首阳不可多灸及所以发灸之术，下询承学[2]，是诚究心于民瘼[3]者。愚虽不敏[4]，敢不掇[5]述所闻以对。尝观吾人一身之气，周流于百骸之间，而统之则有其宗[6]，犹化工一元之气，磅礴于乾坤[7]之内，而会之则有其要。故仰观于天，其星辰之奠丽[8]，不知其几也；而求其要，则惟以七宿[9]为经，二十四曜[10]为纬；俯察于地，其山川之流峙[11]，不知其几也，而求其要，则惟以五岳为宗，四渎为委[12]，而其他咸弗之求也。

天地且然，而况人之一身？内而五脏六腑，外而四体百形，表里相应，脉络相通，其所以生息不穷，而肖形[13]于天地者。宁无所纲维[14]统纪于其间耶？故三百六十五络，所以言其烦[15]也，而非要也；十二经穴，所以言其法也，而非会也。总而会之，则人身之气有阴阳，而阴阳之运[16]，有经络循其经而按之，则气有连属[17]，而穴无不正，疾无不除。

譬之庖丁解牛[18]，会则其凑[19]，通则其虚[20]，无假斤斲[21]之劳，而顷刻无全牛焉。何也？彼固得其要也。故不得其要，虽取穴之多，亦无以济人；苟得其要，则虽会通之简，亦足以成功，惟在善灸者加之意焉耳。

【注释】

[1] 执事：书信或书面回答中，对对方的一种尊称。如韩愈《上张仆射书》："今之王公大人，惟执事可以闻此言，惟愈于执事也，可以此言讲。"

[2] 承学：自谦词。《汉书·董仲舒传》："留听于承学之臣。"

[3] 究心于民瘼(mò)者：究心，尽心、重视。瘼，指病，疾苦。《三国志·蜀志·马超传》："求民之瘼。"

[4] 不敏：谦词，意为"不聪明"。

[5] 掇(duō)：拾取、摘取、选取。《诗·周南》："薄言掇之。"毛亨传："掇，拾也。"

[6] 宗：本，主旨。《吕氏春秋·下贤》："以天为法，以德为行，以道为宗。"

[7] 磅礴于乾坤：磅礴，形容气势雄壮。乾坤，即宇宙。

[8] 奠丽：绚丽多彩。

[9] 七宿：我国古代的天文学家把天上某些星的集合体称为"宿"。东南西北方各有七宿，名

称不一,合称二十八宿,如东方苍龙七宿,南方朱雀七宿,西方白虎七宿,北方玄武七宿。

[10]二十四曜(yào):曜,日、月、星都称为曜。二十四曜疑为二十八宿之误。二十八宿是我国古代天文学家分周天恒星的方法。东方:角、亢、氐、房、心、尾、箕;北方:斗、牛、女、虚、危、室、壁;西方:奎、娄、胃、昴、毕、觜、参;南方:井、鬼、柳、星、张、翼、轸。

[11]峙:耸立。

[12]四渎为委:四渎,指长江、黄河、淮河、济水。《尔雅·释水》:"江、河、淮、济为四渎。四渎者,发源注海者也。"委,水之下流。《礼记·学记》:"或源也,或委也。"注:"委,流所聚也。"

[13]肖形:类似,相似,相像。《淮南子·坠形训》:"肖形而蕃。"高诱注:"肖,象也,蕃多也。"

[14]纲维:法纪,纲领。司马迁《报任少卿书》:"不以此时引纲维,尽思虑。"

[15]烦:"繁"的通用字。

[16]运:指阴阳之气的运行。

[17]气有连属(zhǔ):属,连接。《汉书·郊祀志上》:"使者存问共给,相属于道。"气有连属,经气运行连续不断。

[18]庖(páo)丁解牛:庖丁,即厨师。《庄子·养生主》:"庖丁为文惠君解牛。"成玄英疏:"庖丁,谓掌厨丁役之人。"由于庖丁了解牛的结构和缝隙,故不用刀斧,也可以很快把牛全部剖开。

[19]凑:《广韵·侯韵》:"水会也,聚也。"此指肌肉聚结之处。

[20]虚:指孔窍,空隙。《淮南子·氾论训》:"若循虚而出入,则亦无能履也。"高诱注:"虚,孔窍也。"

[21]斤斫(zhuó):斤,斧头。斫,同"斫",砍、斩、削。杜甫《短歌行赠王郎司直》:"王郎酒酣拔剑斫地歌莫哀。"

【按语】

本段内容用自然界的事物比喻人体腧穴,认为星辰虽多,可用七宿为经、二十四曜为纬将天体的方位区分开来;山川江河虽大,可用五岳为宗、以四渎为委而执地理的要领。强调以十二经为纲纪,就可以掌握人体腧穴的要领。认为针灸取穴不在多,只要掌握各交会穴所贯通的经脉,就可执简驭繁而治愈疾病。

【原文】

自今观之,如灸风而取诸风池、百会;灸劳而取诸膏肓、百劳;灸气而取诸气海;灸水而取诸水分;欲去腹中之病,则灸三里;欲治头目之疾,则灸合谷;欲愈腰腿,则取环跳、风市;欲拯手臂,则取肩髃、曲池,其他病以人殊,治以疾异。

所以得之心而应之手者,罔不昭然[1]有经络在焉,而得之则为良医,失之则为粗工,凡以辨诸此也。至于首为诸阳之会,百脉之宗,人之受病固多,而吾之施灸宜别,若不察其机而多灸之,其能免夫头目旋眩、还视不明之咎乎?不审其地[2]而并灸之,其能免夫气血滞绝、肌肉单薄之忌乎?是百脉之皆归于头,而头之不可多灸,尤按经取穴者之所当究心[3]也。

【注释】

[1]罔不昭然:没有不显现的。

[2]地:指腧穴部位所在。

[3]究心:注意的意思。

【按语】

本段内容论述灸法的循经取穴及头部不宜多灸之理。灸法以循经取穴为主,这是针灸取穴的原则之一。头为诸阳之会,肌肉单薄,气血易于留滞,故头部不宜多灸,这是根据古代灸法常以数百壮或百壮容易伤经破络而提出的,这一观点值得临床参考。

【原文】

若夫灸之宜发,或发之有速而有迟,固虽系于人之强弱不同,而吾所以治之者,可不为之所耶[1]？观东垣灸三里七壮不发,而复灸以五壮即发。秋夫[2]灸中脘九壮不发,而渍以露水,熨以热履,燺[3]以赤葱,即万无不发之理。此其见之《图经》《玉枢》诸书,盖班班具载,可考而知者。吾能按经以求其原,而又多方以致其发,自无患乎气之不连,疾之不疗,而于灼艾之理,斯过半矣。

【注释】

[1] 可不为之所耶：能不去深入研讨吗？

[2] 秋夫：即徐秋夫,南北朝时针灸家。

[3] 燺(hàn)：烧,焙。

【按语】

本段内容论述发灸疮的方法,古代发灸疮的方法有增加施灸的壮数,或在施灸部位用热履加热,或用烘干赤葱等辛发之物温熨施灸部位,都有促发灸疮的作用。

【原文】

抑愚又有说焉,按经者法也,而所以神明之者,心也。苏子[1]有言：一人饮食起居,无异于常人,则愀然[2]不乐,问其所苦,且不能自言,此庸医之所谓无足忧,而扁鹊、仓公之所望而惊焉者。彼惊之者何也？病无显情,而心有默识,诚非常人思虑所能测者。今之人徒曰：吾能按经,吾能取穴,而不于心焉求之,譬诸刻舟而求剑,胶柱而鼓瑟,其疗人之所不能疗者,吾见亦罕矣。

然则善灸者奈何？静养以虚此心,观变以运此心,旁求博采以旷此心,使吾心与造化相通,而于病之隐显,昭然无遁情[3]焉。则由是而求孔穴之开阖,由是而察气候之疾徐,由是而明呼吸补泻之宜,由是而达[4]迎随出入之机,由是而酌从卫取气,从荣置气之要,不将从手应心,得鱼兔而忘筌蹄[5]也哉！此又岐黄之秘术,所谓百尺竿头进一步者。不识执事以为何如？

【注释】

[1] 苏子：指苏轼,号东坡,宋代文学家。引文见《应诏集》《策略》,文字有异。

[2] 愀(qiǎo)然：容色变动的样子。《史记·司马相如列传》："于是二子愀然改容,超若自失。"

[3] 昭然无遁情：昭,明显、显著。遁,逃、隐去。白居易《白苹洲五亭记》："五亭间开,万象迭入,向背俯仰,胜无遁形。"

[4] 达：明了。

[5] 筌(quán)蹄：筌,捕鱼的竹器。蹄,捉兔的工具。《庄子·外物》："筌者所以在鱼,得鱼而忘筌,蹄者所以在兔,得兔而忘蹄。"后人以"筌蹄"比喻达到一定目的的手段。此活用成语"得鱼忘筌",喻轻易达到目的。

【按语】

本段内容论述灸治必须善于辨证,掌握取穴和补泻方法。提出医生首先要善于思考,根据临床病情的变化进行辨证论治;其次要掌握经穴的开阖和各种补泻手法,广泛采集各家经验,丰富针灸理论,提高临床疗效。

第三节　穴有奇正策（全篇）

【提要】

本策主要论述了针灸起源、穴有奇正、九针、灸治、奇穴数目和用法等内容,其中主要论述经穴和奇穴,故名"穴有奇正"。主要内容有:

(1) 强调针灸治病有数有法,但固有的法在实践中要灵活运用,提出"治法因乎人,不因乎数,变通随乎症,不随乎法,定穴在乎心,不在乎奇正之陈迹"。

(2) 重点讲述奇穴的作用与意义,并列举了奇穴79个。灸治应根据穴位所在部位的肌肤厚薄而定,同时还应参考患者的个体差异等因素,共同决定壮数多少、艾炷大小、时间长短等。

(3) 论述九针的制作理念、命名、形态及用途。

【原文】

问:九针之法,始于岐伯,其数必有取矣[1]。而灸法独无数焉,乃至定穴,均一审慎,所谓奇穴,又皆不可不知也。试言以考术业之专工。

尝谓针灸之疗疾也,有数有法,而惟精于数法之原者,斯足以窥先圣之心。圣人之定穴也,有奇有正,而惟通于奇正之外者,斯足以神济世之术[2],何也? 法者,针灸所立之规;而数也者,所以纪其法,以运用于不穷者也。穴者,针灸所定之方;而奇也者,所以翊[3]夫正以旁通于不测者也。数法肇[4]于圣人,固精蕴之所寓,而定穴兼夫奇正,尤智巧之所存。善业医者,果能因法以详其数,缘正以通其奇,而于圣神心学之要,所以默蕴于数法奇正之中者,又皆神而明之焉,尚何术之有不精,而不足以康济斯民也哉?

执事发策,而以针灸之数法奇穴,下询承学,盖以术业之专工者望诸生也。而愚岂其人哉? 虽然,一介之士[5],苟存心于爱物,于人必有所济,愚固非工于医业者,而一念济物之心,特悁悁[6]焉。矧[7]以明问所及,敢无一言以对。夫针灸之法,果何所昉[8]乎? 粤稽[9]上古之民,太朴[10]未散,元醇未漓[11],与草木蓁蓁然[12],与鹿豕狉狉然[13],方将相忘于浑噩[14]之天,而何有于疾,又何有于针灸之施也。自羲、农以还,人渐流于不古,而朴者散,醇者漓,内焉伤于七情之动,外焉感于六气之侵,而众疾胥[15]此乎交作矣。岐伯氏有忧之,于是量其虚实,视其寒温,酌其补泻,而制之以针刺之法焉,继之以灸火之方焉。

【注释】

[1] 其数必有取矣：指九针之数必然有它的道理。

[2] 斯足以神济世之术：只有这样，才足以掌握高超的治病技术。

[3] 翊(yì)：辅助，配合。

[4] 肇：开始。

[5] 一介之士：谦称，一个普通平凡的读书人。王勃《滕王阁序》："勃三尺微命，一介书生。"

[6] 惓惓(quán)：诚恳、深切。《论衡·明雩》："区区惓惓，冀见答享。"

[7] 矧(shěn)：况且。

[8] 昉(fǎng)：曙光初现，引申为开始。《列子》："众昉问疑。"张湛注："昉，始也。"

[9] 粤稽：粤，语气助词。稽，考察，考核。《周礼·夏官·大司马》："简稽乡民。"郑玄注："稽，犹计也。"

[10] 太朴：敦厚。指人在蒙昧时期质朴简单的生活方式及淳朴的本质。《孔子家语·王言解》："民敦俗朴。"

[11] 元醇未漓：元，开始。醇，酒质厚纯，指纯粹、朴实。漓，薄，稀释、消失之意。

[12] 蓁蓁(zhēn)然：蓁，草木茂盛的样子。

[13] 狉狉(pí)然：野兽成群走动的样子。

[14] 浑噩：指混沌无际。曹植《七启》："夫太极之初，混沌未分。"

[15] 胥：皆、都、全，此处为"相继"之意。

【按语】

本段内容论述针灸的起源，穴有奇正。提出有关针法、灸法、定穴、奇穴的问题，强调针灸的奥妙蕴涵在"法""数"之中。"法"是针灸治疗应遵循的法则，"数"是贯彻"法"的各种具体的方法。针灸定穴，有正经之穴，又有经外奇穴。经外奇穴，补充正经之穴未及之用，即"所以翊夫正以旁通于不测者也"。

针灸有数法，定穴有奇正，要"因法以详其数，缘正以通其奇"，强调针灸医生，既要掌握古代医家的思想方法，又要精通医疗技术，方法与技巧相结合合方可康济斯民。

【原文】

至于定穴，则自正穴之外，又益[1]之以奇穴焉。非故为此纷纷[2]也，民之受疾不同，故所施之术或异，而要之非得已也，势也，势之所趋，虽圣人亦不能不为之所也已[3]。

【注释】

[1] 益：补充、增加。

[2] 纷纷：纷纭、杂乱。《汉书·礼乐志》："羽旄纷。"颜师古注："纷纷，言其多。"

[3] 不能不为之所也已：不得不这样做。

【按语】

本段内容论述经外奇穴的作用与意义。临床上病情错综复杂，千变万化，正穴不及，可取之以奇穴。奇穴在医疗实践中被发现，又在医疗实践中得到验证和完善，并因治疗的需要而不断发展。

【原文】

然针固有法矣，而数必取于九者，何也？盖天地之数，阳主生，阴主杀，而九为老阳之数，则期以生人，而不至于杀人者，固圣人取数之意也。今以九针言之，燥热侵头身，则法[1]乎天，以为镵针，头大而末锐焉。气满于肉分[2]，则法乎地，以为圆针，身圆而末锋焉。锋如黍米之锐者为锭针，主按脉取气，法乎人也。刃有三隅之象者[3]为锋针，主泻导痛血，法四时也。铍针以法音，而末如剑锋者，非所以破痈脓乎？利针以法律，而支[4]似毫毛者，非所以调阴阳乎？法乎星则为毫针，尖如蚊虻，可以和经络，却诸疾也。法乎风则为长针，形体锋利，可以去深邪，疗痹痿也。至于燔针之刺，则其尖如梃[5]，而所以主取大气[6]不出关节者，要亦取法于野而已矣，所谓九针之数，此非其可考者耶！

【注释】

[1] 法：效法。

[2] 气满于肉分：邪气侵入于分肉之间。

[3] 刃有三隅之象者：三面有刀锋的。

[4] 支：在此指针。

[5] 梃：原作"挺"，从《灵枢·九针十二原》改为"梃"。梃，犹"筳"，指竹条、竹棒。

[6] 大气：邪气较盛的疾病。

【按语】

本段内容论述九针的制作理念、命名、形态及用途。九针各有其功能用途，有放血泻热用的镵针、锋针、铍针，按摩点穴用的员针、锭针，一般针刺治疗调和阴阳、疏通经络用的毫针、长针、大针、员利针等。由此可知，古九针不限于九种，它是古代针具的代名词。其中毫针为最常用的针具之一。

【原文】

然灸亦有法矣，而独不详其数者，何也？盖人之肌肤，有厚薄，有深浅，而火不可以概施[1]，则随时变化而不泥于成数[2]者，固圣人望人之心[3]也。今以灸法言之，有手太阴之少商焉，灸不可过多，多则不免有肌肉单薄之忌；有足厥阴之章门焉，灸不可不及，不及则不免有气血壅滞之嫌。至于任之承浆也，督之脊中也，手之少冲、足之涌泉也，是皆犹之少商焉，而灸之过多，则致伤矣。脊背之膏肓也，腹中之中脘也，足之三里、手之曲池也，是皆犹之章门焉，而灸之愈多，则愈善矣。所谓灸法之数，此非其仿佛者耶！

【注释】

[1] 概施：一般使用。

[2] 成数：规定的数字。

[3] 望人之心：寄希望于人们的心愿。

【按语】

本段内容论述灸治壮数多少的原则。灸法的壮数多少，应根据穴位所在部位的肌肤厚薄深浅而定。文中指出指端井穴、面部腧穴肌肉浅薄，不宜多灸；腹、背、四肢部腧穴肌肉较为丰厚，则宜多灸。同时还应参考患者体质、年龄、病情等因素决定壮数多少、艾炷大小、时间长短等。

【原文】

夫有针灸，则必有会数法之全[1]，有数法则必有所定之穴，而奇穴者，则又旁通于正穴之外,以随时疗症者也。而其数维[2]何,吾尝考之《图经》,而知其七十有九焉,以鼻孔则有迎香,以鼻柱则有鼻准,以耳上则有耳尖,以舌下则有金津、玉液,以眉间则有鱼腰,以眉后则有太阳,以手大指则有骨空,以手中指则有中魁;至于八邪、八风之穴,十宣、五虎之处,二白、肘尖、独阴、囊底、鬼眼、髋骨、四缝、中泉、四关,凡此皆奇穴之所在。而九针之所刺者,刺以此也。灸法之所施者,施以此也。苟能即此以审慎之,而临症定穴之余,有不各得其当者乎?

【注释】

[1] 会数法之全:会集数和法的全部内容。

[2] 维:通为。

【按语】

本段内容论述奇穴之数及其用法。文中所说的奇穴有79个,这是杨继洲据当时掌握的数目而提出来的。随着针灸医疗技术的发展,目前临床使用的奇穴远比此数多。文中所列举的奇穴,是古代医家长期实践的总结,疗效肯定,临床可选用。

【原文】

虽然,此皆迹[1]也,而非所以论于数法奇正之外也。圣人之情[2],因数以示,而非数之所能拘,因法以显,而非法之所能泥,用定穴以垂教[3],而非奇正之所能尽,神而明之,亦存乎其人焉耳。故善业医者,苟能旁通其数法之原[4],冥会其奇正之奥,时[5]可以针而针,时可以灸而灸,时可以补而补,时可以泻而泻,或针、灸可并举,则并举之,或补、泻可并行,则并行之。治法因乎人,不因乎数,变通随乎症,不随乎法,定穴主乎心,不主乎奇正之陈迹。譬如老将用兵,运筹攻守,坐作进退,皆运一心之神以为之。而凡鸟占云祲[6]、金版六韬[7]之书,其所具载方略,咸有所不拘焉。则兵惟不动,动必克敌;医惟不施,施必疗疾。如是虽谓之无法可也,无数可也,无奇无正亦可也,而有不足以称神医于天下也哉!管见如斯,惟执事进而教之。

【注释】

[1] 迹:痕迹。在此指上述的穴位。

[2] 情:在此意为用意、目的。

[3] 垂教:传教。

[4] 原:通"源",意为渊源。

[5] 时:时机,此处意为根据需要。

[6] 鸟占云祲(jìn):均为古代占卜之术。鸟占,亦称鸟卜。云祲,观云以辨吉凶。《新唐书·李靖传》:"世言靖精风角、鸟占、云祲、孤虚之术,为善用兵。"

[7] 金版六韬:指古兵书。传为周代吕望(姜太公)作。

【按语】

法则是前人在实践中总结出来的,使学者有所遵循,但也需在实践中不断完善、补充,加以发展。故本段内容提出"治法因乎人,不因乎数,变通随乎症,不随乎法,定穴主乎心,不主乎奇正之陈迹",同样奇穴治病,不拘数法;或针或灸,或补或泻,应随症选用。针灸选穴,固然有其基本法则,这种随症选穴,辨证论治观,对临床有重要的指导意义。

第四节 ｜ 针有深浅策（全篇）

【提要】

本策根据病有在阴阳、营卫等深浅不同，症状有寒热先后的区别，提出针刺深浅先后的方法，故名"针有深浅"。主要内容有：

(1) 本文指出"病之在于人也，有寒热先后之殊，而治之在吾人也，有同异后先之辨"。提出先寒后热者，是阳隐于阴，需用阳中隐阴之法。先热后寒者，是阴隐于阳，需用以阴中隐阳之法。

(2) 详述阳中隐阴、阴中隐阳的针刺操作方法，是"于用针之时，先入五分，使行九阳之数，如觉稍热，更进针令入一寸，方行六阴之数，以得气为应"，"于用针之时，先入一寸，使行六阴之数，如觉微凉，即退针，渐出五分，却行九阳之数，亦以得气为应"。

(3) 强调要重视养生防病，提出"寒热之原，非天之伤人，乃人之自伤耳"，说明以预防为主是减少寒热病发生的根本措施。

【原文】

问：病有先寒后热者，先热后寒者，然病固有不同，而针刺之法，其亦有异乎？请试言之！

对曰：病之在于人也，有寒热先后之殊，而治之在吾人也，有同异后先之辨。盖不究夫寒热之先后，则谬焉无措[1]，而何以得其受病之源；不知同异之后先，则漫焉无要[2]，而何以达其因病之治[3]。此寒热之症，得之有先后者，感于不正之气，而适投于腠理之中，治寒热之症，得之有后先者，乘[4]其所致之由，而随加以补泻之法，此则以寒不失之惨[5]，以热则不过于灼，而疾以之而愈矣。是于人也，宁不有济矣乎？请以一得之愚[6]，以对扬明问[7]之万一，何如？盖尝求夫人物之所以生也，本之于太极[8]，分之为二气[9]，其静而阴也，而复有阳以藏于其中；其动而阳也，而复有阴以根于其内。惟阴而根乎阳也，则往来不穷，而化生有体；惟阳而根乎阴也，则显藏有本，而化生有用。然而气之运行也，不能无愆和之异[10]，而人之罹之也，不能无寒热之殊。是故有先寒后热者，有先热后寒者。

先寒后热者，是阳隐于阴也，苟徒以阴治之，则偏于阴，而热以之益炽矣。其先热后寒者，是阴隐于阳也，使一以阳治之，则偏于阳，而寒以之益惨矣。夫热而益炽，则变而为三阳之症，未可知也。夫寒而益惨，则传而为三阴之症，未可知也。而治之法，当何如哉？

吾尝考之《图经》，受之父师，而先寒后热者，须施以阳中隐阴之法焉。于用针之时，先入五分，使行九阳之数，如觉稍热，更进针令入一寸，方行[11]六阴之数，以得气为应。夫如是，则先寒后热之病可除矣。其先热后寒者，用以阴中隐阳之法焉。于用针之时,先入一寸,使行六阴之数,如觉微凉,即退针,渐出五分,却行九阳之数,亦以得气为应。夫如是,则先热后寒之疾瘳[12]矣。

【注释】

[1] 则谬焉无措:就会谬误而无应付的措施。

[2] 漫焉无要:漫无边际,不得要领。

[3] 因病之治:审因论治。

[4] 乘:追逐。此处意为去除。《汉书·陈汤传》:"吏士喜,大呼乘之。"

[5] 惨:程度严重。《素问·至真要大论篇》:"寒淫所胜,则凝肃惨慄。"王冰注:"惨慄,寒盛也。"

[6] 一得之愚:谦称自己见解肤浅。语出《史记·淮阴侯列传》:"智者千虑,必有一失;愚者千虑,必有一得。"

[7] 对扬明问:对扬,谦词,犹作答。明问,高明的提问。

[8] 太极:指天地未分之前,元气混而为一的状态。《易·系辞》:"易有太极,是生两仪。"

[9] 二气:指阴阳二气。《易乾凿度》:"易始于太极,太极分而为二,故生天地……"

[10] 不能无愆(qiān)和之异:愆,错过,愆期,在此作不正常解。本句意为不能没有正常和异常的差别。

[11] 方行:使用的意思。

[12] 瘳:病愈。

【按语】

本段内容论述寒热先后的病因、病机和针灸方法。杨继洲认为单用补阴或单用补阳治寒热病,都不是审因论治。因为先寒后热是阳邪隐于阴分之中,纯治其阴则热更炽;先热后寒是阴邪隐于阳分之中,纯治其阳则寒更盛。因此,根据寒热出现的先后,采用阳中隐阴、阴中隐阳的针法治疗。阳中隐阴属先补后泻,先浅后深,主治先寒后热证。阴中隐阳属先泻后补,先深后浅,主治先热后寒证。两法体现了治病求本的原则,并详述操作规程,宜细心体会掌握。

【原文】

夫曰先曰后者,而所中有荣有卫之殊;曰寒曰热者,而所感有阳经阴经之异。使先热后寒者,不行阴中隐阳之法,则失夫病之由来矣。是何以得其先后之宜乎?如先寒后热者,不行阳中隐阴之法,则不达夫疾之所致矣。其何以得夫化裁[1]之妙乎?抑论寒热之原,非天之伤人,乃人之自伤耳。《经》曰:邪之所凑,其气必虚。

自人之荡真[2]于情窦[3]也,而真者危;丧志于外华[4]也,而醇者漓;眩心于物牵也,而萃者涣[5],泪[6]情于食色也,而完者缺;劳神于形役也,而坚者瑕。元阳丧,正气亡,寒毒之气,乘虚而袭。苟能养灵泉[7]于山下出泉之时,契妙道于日落万川之中[8],嗜欲浅而天机[9]深,太极自然之体立矣,寒热之毒虽威,将无隙之可投也。譬如墙壁固,贼人乌得而肆其虐哉?故先贤有言曰:夫人与其治病于已病之后,孰若治病于未病之先,其寒热之谓欤?

【注释】

[1] 化裁:化,变化。裁,决定,抉择。

〔2〕荡真：荡，放纵。《论语·阳货》："好知不好学，起蔽也荡。"何晏《集解》引孔安国曰："荡，无所适守也。"真，真气、正气。因纵欲而毁损真元称为"荡真"。

〔3〕情窦：窦，孔窍，比喻开通。语出《礼记·礼运》："故礼义也者……所以达天，随顺人情之大窦也。"

〔4〕外华：外界的繁荣，犹言物质享受。

〔5〕萃者涣：萃，聚集。涣，消散。指充沛的精力涣散了。

〔6〕汩（gǔ）：沉沦、埋没。

〔7〕灵泉：意指肾精。此句说明应从青年时期注意保养。

〔8〕契妙道于日落万川之中：契，符合。日落万川，上水（坎）与下火（离）之象。《周易·既济》："水在火上，既济，君子以思患而预防之。"借以说明防病之道。

〔9〕天机：天赋的悟性，聪明。《庄子·大宗师》："其嗜欲深者，其天机浅。"

【按语】

本段内容论述阳中隐阴、阴中隐阳针法的治病原理，并提出养生防病是预防寒热病的重要方法。寒热先后是由感邪部位深浅不同所致，故应根据深、浅、先、后选用相应的刺法。阳中隐阴、阴中隐阳针法是治疗寒热先后和病位深浅的方法，有去除病因、针达病所的作用。本段内容还根据《内经》"邪之所凑，其气必虚"的理论，提出要重视养生防病，预防为主是减少寒热病发生的根本措施。

第五节 经络迎随设为问答（节选）

【提要】

本策是杨继洲对针刺补泻理论的认识和针法经验的总结，阐述了经络迎随、疾徐、呼吸、开阖、子午流注等针法的作用原理，故名"经络迎随"。主要内容有：

（1）论述了奇经八脉与十二经脉的区别，奇经八脉的功用，经络既为"血气之道路"，又是病邪传变的途径。

（2）强调候气的重要性，指出气"终不至者，不可治也"。提出辨邪气、谷气和气虚、气实的方法。

（3）提出针刺补泻手法的要领，无论补泻均需注意得气和息数。同时提出在选用补泻手法时，必须参考脉的变化、寒热症状、患者身形、针下得气等情况。

现节选了奇经八脉的功用、候气的重要性、针刺补泻手法的要领等内容。

【原文】

问：经脉有奇经八脉。

《难经》云：脉有奇经八脉者，不拘于十二经，何谓也？然，有阳维、有阴维、有阳跷、有阴跷、有冲、有任、有督、有带之脉。凡此八脉，皆不拘于经，故曰：奇经八脉也。经有十二，络有十五，凡二十七，气相随上下，何独不拘于经也。然，圣人图设沟渠,通利水道,以备不虞[1],天雨降下,沟渠溢满,当此之时,霶霈[2]妄行,圣人不能复图也,此络脉满溢,诸经不能复拘也。

【注释】

[1]不虞(yú):即不测。虞,原作"然",据《难经校释》《脉经》改。《诗·大雅·抑》:"谨尔候度,用戒不虞。"

[2]霶霈(pāng pèi)妄行:霶霈,形容雨势之大。扬雄《甘泉赋》:"云飞扬兮雨霶霈。"

【按语】

本段内容阐述奇经八脉的作用、奇经与十二正经的区别,奇经不同于十二经,它没有直接配属脏腑,无表里相配关系。奇经八脉在循行分布上,补充了十二经脉的不足,在生理功能上,有调节十二经脉气血的作用。本段原文见《难经·二十七难》,可互参。

【原文】

问:经络。

答曰:经脉十二,络脉十五,外布[1]一身,为血气之道路也。其源内根于肾,乃生命之本也。根在内而布散于外,犹树木之有根本,若伤其根本,则枝叶亦病矣。苟邪气自外侵之,伤其枝叶,则亦累其根本矣。或病发内生,则其势必然,故言五藏之道,皆出经隧[2],以行血气,经为正经,络为支络,血气不和,百病乃生。但一经精气[3]不足,便不和矣。

【注释】

[1]外布:分布在体表。

[2]经隧:经络的通路。

[3]精气:在此指经气。

【按语】

本段内容论述经络的生理功能及病理变化。人体通过经络的联系,使全身内外、脏腑、五官、四肢百骸构成一个有机的整体。在正常的生理情况下,经络是人体运行气血的通道;在病理情况下,病邪通过经络由表入里,或由内达表,故经络又是病邪传变的通路。

【原文】

问:候气之法何如?

答曰:用针之法,候气为先,须用左指,闭其穴门,心无内慕,如待贵人,伏如横弩,起若发机,若气不至,或虽至如[1]慢,然后转针取之。转针之法,令患人吸气,先左转针,不至,左右一提也,更不至者,用男内女外之法,男即轻手按穴,谨守勿内,女即重手按穴,坚拒勿出,所以然者,持针居内是阴部,持针居外是阳部,浅深不同,左手按穴,是要分明,只以得气为度[2],如此而终不至者,不可治也。若针下气至,当察其邪正,分其虚实。《经》言:邪气来者紧而疾,谷气来者徐而和,但濡虚者即是虚,但牢实者即是实,此其诀也。

【注释】

[1]如:而。

[2]度：标准。

【按语】

本段内容论述候气与得气。针刺应先候气，行针时"以得气为度"，气至是取得疗效的先决条件。如"气不至"或"至如慢"，当使用催气之法。若"终不至者"，说明不适宜用针刺。并提出了辨识邪气与谷气，气虚与气实的方法。这对提高临床疗效、判断预后均有重要参考价值。

【原文】

问：补针之要法。

答曰：补针之法，左手重切十字缝纹，右手持针于穴上，次令病人咳嗽一声，随咳进针，长呼气一口，刺入皮三分。针手经络者，效春夏停二十四息，针足经络者，效秋冬停三十六息。催气针沉，行九阳之数，捻九撅九[1]，号曰天才。少停呼气二口，徐徐刺入肉三分，如前息数足，又觉针沉紧，以生数[2]行之，号曰人才。少停呼气三口，徐徐又插至筋骨之间三分，又如前息数足，复觉针下沉涩，再以生数行之，号曰地才。再推进一豆，谓之按，为截[3]，为随也。此为极处，静以久留，却须退针至人部，又待气沉紧时，转针头向病所，自觉针下热，虚羸痒麻，病势各散，针下微沉后，转针头向上，插进针一豆许，动而停之，吸之乃去，徐入徐出，其穴急扪之。岐伯曰：下针贵迟，太急伤血，出针贵缓，太急伤气，正谓针之不伤于荣卫也，是则进退往来，飞经走气[4]，尽于斯矣。

问：泻针之要法。

凡泻针之法，左手重切十字纵纹三次，右手持针于穴上，次令病人咳嗽一声，随咳进针，插入三分，刺入天部，少停直入地部，提退一豆，得气沉紧，搓拈不动，如前息数尽，行六阴之数，捻六撅六，吸气三口回针，提出至人部，号曰地才，又待气至针沉，如前息数足，以成数行之，吸气二口回针，提出至天部号曰人才。又待气至针沉，如前息数足，以成数行之，吸气回针。提出至皮间，号曰天才。退针一豆，谓之提，为担，为迎也。此为极处，静以久留，仍推进人部，待针沉紧气至，转针头向病所，自觉针下冷，寒热痛痒，病势各退，针下微松，提针一豆许，摇而停之；呼之乃去，疾入徐出，其穴不闭也。

【注释】

[1]捻九撅九：指一种针刺手法。其法是：针呈45°刺入，顺着针下气传出的方向将针尖朝向病所，然后一次一次地向后扳针柄，在扳针柄的同时，针尖为向前撅，如此扳九次为"撅九"。撅，同"掘"。

[2]生数：与"成数"相对应。古代"河图"中将一、二、三、四、五称为生数，将六、七、八、九、十称为成数。补法采用生数1～5分的深度，泻法采用成数6～10分的深度，这是一种以针刺深浅区分补泻的方法。十二经脉按脏腑分属五行，经与络不同，阳经与阴经，按其本身五行属性，补用生数，泻用成数；阳络（穴）则按五行相克关系用克它的生成数补泻，如水经之络用火的生成数、火经之络用金的生成数等；阴络（穴）则按五行相克关系用克我的生成数补泻，如金经之络用火的生成数、土经之络用木的生成数等。

[3]按…截：即按法、截法，与下文"提法""担法"相对应。《针灸问对》："截者，截穴，用一穴也；担者两穴，或手与足二穴，或两手两足各一穴也。一说右手提引为之担，左手推按谓之截；担则气来，截则气去。"杨继洲所说的担截法为后一说。

[4]飞经走气：指针下的经气沿经传导或经气传至病所。

【按语】

本段内容论述针刺补泻手法的操作，规定将针刺部位分成天、人、地三层(三才法)，并结合呼吸、留针息数、捻针方向、飞经走气至病所等，这是杨继洲补泻手法的特色。

【原文】

问：补泻得宜。

答曰：大略补泻无逾[1]三法。

一则诊其脉之动静。假令脉急者，深内而久留之；脉缓者，浅内而疾发针；脉大者，微出其气；脉滑者，疾发针而浅内之；脉涩者，必得其脉，随其逆顺久留之，必先按而循之，已发针疾按其穴，勿出其血；脉小者，饮之以药。

二则随其病之寒热。假令恶寒者，先令得阳气入阴之分，次乃转针退到阳分。令患人鼻吸口呼，谨按生成气息数足，阴气隆至[2]，针下觉寒，其人自清凉矣。又有病道远者，必先使气直到病所，寒即进针少许，热即退针少许，然后却用生成息数治之。

三则随其诊之虚实。假令形有肥有瘦，身有痛有麻痒，病作有盛有衰，穴下有牢有濡，皆虚实之诊也。若在病所，用别法取之，转针向上气自上，转针向下气自下，转针向左气自左，转针向右气自右，徐推其针气自往，微引其针气自来，所谓推之则前，引之则止，徐往微来以除之，是皆欲攻其邪气而已矣。

【注释】

[1]逾：超越、越过。

[2]阴气隆至：指阴分之气来时旺盛。根据"阳盛则热，阴盛则寒"，故阴盛其气应寒。

【按语】

本段内容阐述补泻应根据脉证决定。虚则补之，实则泻之，是补泻手法的原则。至于辨别虚实，本段提出三点根据：脉象的急、缓、大、小、滑、涩；病性的寒热；形证的虚实。此与《内经》所论相同。但在辨虚实中，除四诊外，还根据针刺特点提出"穴下有牢濡，皆虚实之诊也"的针下感觉辨虚实，这是对《内经》的发挥，是诊断方法的发展，可作为临床参考。

第九章 《医门法律》选

导学

《医门法律》的作者是明代医家喻昌,全书共6卷,取风、寒、暑、湿、燥、火六气及诸杂证,分门别类,对每一证候的处治,如法官审理案件一样,确立医疗是非标准,用以指导临床证治。本章介绍其中与针灸相关的部分内容。学习本章应掌握营气、卫气的生成、循行、作用,络脉的作用;熟悉营气、卫气偏盛偏衰的临床表现,络脉的种类;了解三部九候配脏腑与络脉的关系。

第一节 营卫论(节选)

【提要】

本篇专论营气、卫气,故名"营卫论",指出"凡营病治卫,卫病治营,与夫真邪不别。轻病重治,重病轻治,颠倒误人,医之罪也","凡医不能察识营卫受病,浅深虚实寒热先后之变,白首有如童稚,不足数也"。强调分清营卫的重要。

现节选有关营、卫二气的生成、循行、作用以及偏盛偏衰的临床表现、调和营卫等原文。

【原文】

喻昌曰:营卫之义,圣神所首重也。《灵枢》谓:宗气积于上焦,营气出于中焦,卫气出于下焦,谓其所从出之根柢[1]也。卫气根于下焦,阴中之微阳,行至中焦,从中焦之有阴有阳者,升于上焦,以独生阳气。是卫气本清阳之气,以其出于下焦之浊阴,故谓浊者为卫也。人身至平旦,阴尽而阳独治,目开则其气上行于头,出于足太阳膀胱经之睛明穴,故卫气昼日外行于足手太阳经。所谓阳气者,一日而主外,循太阳之经穴,上出为行次。又谓太阳主外也,卫气慓悍[2],不随上焦之宗气同行经隧[3],而自行各经皮肤分肉之间。故卫行脉外,温分肉而充皮肤,肥腠理而司开阖也。

营气根于中焦,阳中之阴,行至上焦,随上焦之宗气,降于下焦,以生阴气。是营气本浊阴之气,以其出于上焦之清阳,故谓清者为营也。营气静专,必随上焦之宗气同行经隧。始于手太阴肺经太渊穴,而行手阳明大肠经,足太阳膀胱经,足少阴肾经,手厥阴心胞络,手少阳三焦经,足少阳胆经,足厥阴肝经,而又始于手太阴肺经。故谓太阴主内,营行脉中也。

卫气昼行于阳二十五度,当其王[4],即自外而入交于营。营气夜行于阴二十五度,当其王,即自内而出交于卫,其往来贯注,并行不悖,无时或息,营中有卫,卫中有营,设分之为二。安所语同条共贯之妙耶!

【注释】

[1] 柢(dǐ):树根。《温病条辨》:"学者必不可不尊经,不尊经则学无根柢,或流于异端。"根柢,有根本、根底、渊源、本源之意。

[2] 慓(piāo)悍:轻快而敏捷。

[3] 经隧:隧,道也。指经脉。

[4] 王:通"旺"。

【按语】

本段内容阐述营气、卫气的生成、循行和作用。"营气根于中焦",是指营气源于中焦脾胃化生的水谷精微,其运行始于手太阴肺经,而肺经起于中焦。"卫气根于下焦",是言卫气根于肾中之气,其运行白昼始于足太阳膀胱经而行于阳分,夜晚始于足少阴肾经而行于阴分,其经气自下焦肾和膀胱而出。故卫气生发于下焦肾气,化源于中焦脾胃,宣发于上焦心肺。卫气行于脉外为阳,具有温煦肌肉、充养皮肤、滋润腠理、司汗孔开合、抵御外邪的作用。

营气循行于经脉之中,从手太阴肺经开始,依十二经脉流注次序又回到肺经,"阴阳相贯,如环无端",一昼夜运行五十周次。卫气循行与营气相随,"营在脉中,卫在脉外",昼行于阳二十五周,夜行于阴二十五周,阴阳相随,外内相贯。

【原文】

营卫一有偏胜,其患即不可胜言。卫偏胜则身热,热则腠理闭,喘粗为之俯仰,汗不出,齿干烦冤[1]。营偏胜则身寒,寒则汗出,身常清,数栗而厥。卫偏衰则身寒,营偏衰则身热,虽亦如之,然必有间矣。若夫营卫之气不行,则水浆不入,形体不仁。营卫之气泣除,则精气弛坏,神去而不可复收。是以圣人陈阴阳筋脉和同,骨髓坚固,气血皆从,如是则内外调和,邪不能害,耳目聪明,气立如故。可见调营卫之义,为人身之先务矣。深维[2]其机,觉卫气尤在所先焉。《经》谓阳气破散,阴气乃消亡,是卫气者,保护营气之金汤也。谓审察卫气,为百病母。是卫气者,出纳病邪之喉舌也。《易》云:一阴一阳之谓道,乃其扶阳抑阴,无所不至,仙道亦然。噫嘻!鼻气通于天者也,口气通于地者也。人但知以口之气养营,惟知道者,以鼻之气养卫。养营者,不免纵口伤生。养卫者,服天气而通神明。两者之月异而岁不同也,岂顾问哉?

【注释】

[1] 烦冤:烦闷不舒。

[2] 维:通"惟",思考。

【按语】

本段内容阐述营气、卫气偏盛偏衰的临床表现及调和营卫的重要性。同时指出就营气和卫气而言,卫气为阳,营气为阴,阳气破散,阴气乃亡。卫气是卫外的屏障,病邪出入的喉舌,尤为重要。

第二节   络脉论(节选)

【提要】

本篇主要论述络脉的分类、作用以及络脉与十二经脉、奇经八脉的关系,故名"络脉论",指出"治病不明脏腑经络,开口动手便错",提示要重视脏腑经络的研究,相反不学无术则是医之过也。

现节选有关络脉的种类及其作用、三部九候配脏腑与络脉的关系及对十五络脉的评述方面的原文。

【原文】

俞昌曰:十二经脉,前贤论之详矣,而络脉则未之及,亦缺典也,经有十二,络亦有十二,络者兜络[1]之义,即十二经之外城也,复有胃之大络、脾之大络,及奇经之大络,则又外城之通界,皇华出入之总途也,故又曰络有十五焉。十二经生十二络,十二络生一百八十系络[2],系络生一百八十缠络[3],缠络生三万四千孙络,自内而生出者,愈多则愈小,稍大者在俞穴肌肉间,营气所主外廓,繇[4]是出诸皮毛,方为小络,方为卫气所主。故外邪从卫而入,不遽[5]入于营,亦以络脉缠绊之也,至络中邪盛,则入于营矣,故曰络盛则入于经,以营行经脉之中故也。然风寒六淫外邪,无形易入,络脉不能禁止,而盛则入于经矣。若营气自内所生诸病,为血、为气、为痰饮、为积聚,种种有形,势不能出于络外,故经盛入络,络盛返经,留连不已,是以有取于砭射[6],以决出其络中之邪。今医不用砭射,已不足与言至巧,而用药之际,不加引经透络,功效羁[7]迟,安得称为良工耶?

【注释】

[1] 兜络:指网络。

[2] 系络:指小络。

[3] 缠络:指孙络。

[4] 繇(yóu):同"由"。

[5] 遽(jù):急,仓促。在此作"直接"解。

[6] 砭射:砭刺。

[7] 羁(jī):束缚。

【按语】

本段内容论述络脉的种类及作用。络脉是经脉的分支,分布于较浅表部位,有沟通表里经脉气血、加强阴阳经脉之间联系的作用。由络脉再分出更细小的部分称为孙络,它像网络一样遍布全身,补充经脉循行的不足,能将气血渗灌到身体各部组织以濡养人体。当人体受到外邪侵犯时,络脉又是传注病邪的途径和病候反映的部位,内脏有病又可通过络脉的传导反映到体表。根据络脉的生理病理作用,提出针灸治疗可以用砭刺出血以泻邪气,方药治疗应加引经透络药物以增强疗效。

文中提出的"十五络脉"与《内经》不符,学习时应予注意。

【原文】

至若三部九候,《内经》原有定位,王叔和以相络之故,大小二肠,候之于上;心主之脉,候之于下,而不知络脉所主者外,所关者小,虽是系络表里相通,未可定其诊象。况水谷变化浊秽之府,去膈上父母清阳之藏,重重脂膜遮蔽,其气迥不相通,岂可因外络连属,反谓右寸之清阳上浮者,为大肠脉,沉者为肺脉。《经》所谓藏真高于肺者,乃藏真高于大肠矣,周身之治节,浑[1]是大肠主之矣。左寸之浮者,为小肠脉;沉者为心脉,水中污泥,反浮于莲花之上,有是理乎?夫心胞之脉,里撷[2]乎心,代君主行事,正如宰相统摄政府,节当从左寸候之,若分属右尺,与三焦同位,忽焉入阁办事,忽焉远审退[3]荒,一日万几,舍樽俎[4]而从事道路乎?

【注释】

[1]浑:全,满。

[2]撷(xié):用衣襟兜东西。在此引申为包裹的意思。

[3]退(xiá):遥远的意思。

[4]樽俎(zūn zǔ):樽,古代的盛酒器具。俎,古代祭祀时放祭品的器物。

【按语】

本段内容对王叔和《脉经》用表里络属理论将小肠、大肠的部位定在左右寸口浮取提出商榷,虽纯属推理的论述,但亦应作为临床和脉象研究的参考。

五脏六腑在寸口分属于寸、关、尺一定位置。虽然历代医家对脏腑的排列次序有不同见解,但寸口为脉之大会,与经络有着密切联系,最能反映脏腑的情况,这是医家所公认的。

【原文】

切脉论中已定其诊,今再论及,恐安常者不加深察耳,唯是经有十二,络有十五,《难经》以阳跷、阴跷、脾之大络,共为十五络,遂为后世定名,反遗《内经》胃之大络,名曰虚里[1],贯膈络肺,吃紧一段,后人不敢翻越人之案,遂谓当增为十六络,是十二经有四大络矣,岂不冤乎?昌谓:阳跷阴跷,二络之名原误,当是共指奇经为一大络也,盖十二经各有一络,共十二络矣。此外,有胃之一大络,由胃下直贯膈肓,统络诸络脉于上,复有脾之一大络,由脾外横贯胁腹,统络诸络脉于中,复有奇经之一大络,由奇经环贯诸经之络于周身上下,盖十二络以络其经,三大络以络其络也,《难经》原有络脉满溢,诸经不能复拘之文,是则八奇经出于十二经脉之外,经脉不能拘之,不待言矣。

昌尝推奇经之义,督脉督诸阳而行于背;任脉任诸阴而行于前,不相络也。冲脉直冲于胸中。带脉横束于腰际,不相络也。阳跷阴跷,同起于足跟,一循外踝,一循内踝，并行而斗其捷，全无相络之意。阳维阴维，一起于诸阳之会，一起于诸阴之交，名虽曰维，乃是阳自维其阳，阴自维其阴，非交相维络也，设阳跷阴跷，可言二络，则阳维阴维，更可言二络矣。督任冲带，俱可共言八络矣。《难经》又云：奇经之脉，如沟渠满溢，流于深湖，故圣人不能图，是则奇经明等之络，夫岂有江河大经之水，拟诸沟渠者哉？《难经》又云：人脉隆盛，入于八脉而不环周，故十二经亦不能拘之，溢蓄不能环流灌溉诸经者也，全是经盛入络，故溢蓄止在于络，不能环溉诸经也，然则奇经共为一大络，夫复何疑。

【注释】

[1] 虚里：经络学说称之为"胃之大络"，位于左乳下心尖搏动处。人以胃气为本，宗气亦以胃气为源，故虚里是宗气汇聚之处，为十二经脉气所宗，虚里的搏动直接反映胃气和气血源流的变化。参《素问·平人气象论篇》。

【按语】

关于十五络脉，《灵枢·经脉》已有详细的别出位置、循行分布、病候、治疗等记载，并具体规定十五络脉是十二经脉和任脉、督脉各有一络以及脾之大络，指出"凡此十五络，实则必见，虚则必下，视之不见，求之上下。人经不同，络脉异所别也"的诊断方法。

本文对《难经》所论的"十五络"提出异议，认为遗漏"胃之大络"，更不赞同增为十六络。提出十二经有十二络外，复有奇经八脉合为一络，胃之大络、脾之大络共十五络，但两者均缺乏实践依据，故仍应以《灵枢·经脉》的"十五络"为准。

下　篇

歌赋、医案选

歌赋、医案选概述

　　针灸歌赋是将针灸的某一部分内容高度概括,化繁为简,其形式活泼,文字短小精练,言简意赅,易于记诵,对针灸医学的普及和推广起了很大的作用。深受习医者的欢迎,是继承和发展针灸医学不可缺少的内容。

　　从唐宋至明清,针灸歌赋有120篇之多,其中最著名的是金元时期窦汉卿的《标幽赋》,将针灸理论、实践中较为深奥的含义用歌赋的形式表达出来。此外,需要学习和记忆的有关经络歌赋有明代徐凤《针灸大全》中"十二经脉歌",全文叙述了十二经脉的起止部位及循行概况,阐述了各经气血多少,是动、所生病。明代刘纯《医经小学》的"奇经八脉歌",对八脉起止、循行、督、任、冲脉的起源及功能,十五络进行了论述。在腧穴方面有明代陈会《神应经》中"百穴法歌",介绍了111个常用腧穴的取穴方法。刘纯《医经小学》的"井荥俞原经合歌"以歌诀体裁对十二经66个五输穴和原穴加以编写,为临床选穴提供了极大的方便。还有清代李学川的《绘图针灸易学》中的"十二经子母补泻歌"等都非常实用。

　　刺灸法方面,明代徐凤《针灸大全》中的"金针赋"是针刺手法中的重要篇章,重点介绍了烧山火、透天凉等治病八法,龙虎龟凤通经接气法,十四种单式手法,是针刺手法中的名篇。杨继洲《针灸大成》的"行针总要歌",论述了取穴的共性问题,行针时要按患者体质的强弱、胖瘦、高矮决定针刺的深浅,传诵已久的针灸名句"寸寸人身皆是穴,但开筋骨莫狐疑"即源于此歌。还有《针灸聚英》的《补泻雪心歌》《行针指要歌》,《医经小学》的《针法歌》,都是需要熟悉的内容。

　　针灸治疗方面有好读好记、言简意深、概括性极强的《四总穴歌》(明代朱权《乾坤生意》),这首歌诀概括了对头项、面口、肚腹、腰背病症的取穴规律。《长桑君天星秘诀歌》(《乾坤生意》)、《马丹阳天星十二穴治杂病歌》《治病十一证歌》《杂病穴法歌》《百症赋》《玉龙歌》《玉龙赋》《胜玉歌》《席弘赋》《灵光赋》《肘后歌》《通玄指要赋》《可针不可针歌》《可灸不可灸歌》都是古人针灸临床选穴经验的结晶,蕴涵着丰富的智慧。还有关于论述按时选穴的针灸歌赋,如何若愚《子午流注针经》中的《流注指微赋》是阐述以阴阳气血经脉流注为重点的名作,《针灸大全》中《子午流注逐日按时定穴歌》是子午流注取穴的经典歌赋。

　　医案是医疗活动的真实记述,是理、法、方、药、针、术综合运用的具体反映形式,是医家的临床经验和思维活动的体现,又称诊籍、脉案、方案、病案。其内容丰富、特色突出,能直接启发读者的思维,拓宽学者的视野,受到历代习医、研医、业医者的重视。清末医家余听鸿说:"医书虽众,不出二义:经文、本草、经方,为学术规矩之宗;经验、方案、笔记,为灵悟变通之用,二者并传不朽。"

　　中医医案起源很早,其萌芽可追溯到周代,据《周礼》记载,当时的医生已有关于疾病名称及治疗的记录,《左传》等先秦诸家著作中,也有散在的医家诊治疾病的记载,《史记·扁鹊仓公列传》记载了扁鹊治疗虢太子、齐桓侯医案及淳于意的诊籍。秦汉以后,历经唐、宋、元、明、清各代,医案大量出现,对中医针灸学术的继承和发展起到了巨大的作用。就针灸医案而言,《千金方》收集了唐代之前甄权等人的针灸治病记载,南宋《针灸资生经》记录了王执中等人的针灸体验,金元时期张子和《儒门事亲》和明清时期的《针灸大成》《名医类案》《续名医类案》《古今医案按》中也有大量的针灸、针药并用的医案,汪机《外科理例》中记载了许多灸法治疗外科病证的案例。

　　歌赋、医案不仅是医家临床实践经验的结晶,也是中医学伟大宝库中的瑰宝,既蕴涵了丰富的医学理论,又保存了大量的医疗经验;既有辨证思维的方法,又有临床治疗的技术;既有供人效仿的成功经验,又有令人可鉴的失败教训;其详明者可令人百读不厌,而简要者则使人寻味无穷;它们体现了古人临床实践中别具一格的治疗技术,反映了名家临床之时独辟蹊径的高超技艺,可以说是中医针灸理论、临床实践的浓缩,内容丰富多彩,博大精深。

第十章 歌 赋 选

本章介绍历代著名的针灸歌赋,包括《标幽赋》《通玄指要赋》《席弘赋》《行针指要歌》《玉龙赋》《百症赋》《金针赋》。学习本章应掌握《标幽赋》及各位医家的临床经验,包括选穴配穴理论、刺法灸法技术、针灸宜忌等,熟悉临床选穴的基本方法,了解各位医家的不同见解。

第一节 标幽赋(全篇)

【提要】

本赋为金元时期针灸学家窦汉卿所著。"标幽"就是把幽冥隐晦、深奥难懂的针灸理论,标而明之的意思,故名"标幽赋",主要内容有:

(1)指出针灸是一种非常精妙的技术,首先应掌握十二经脉的起止腧穴、流注规律和经脉逆顺、手足三阴三阳经的走向特点,指出"要识迎随,须明逆顺"。

(2)阐述各经气血多少与针感的关系,论述气至、未至之象,气至与疗效的关系。提出毫针具有"决凝开滞""蠲邪扶正""补虚泻实"的作用。强调在针灸治病过程中,医患配合与治神的重要性,提出"本神朝而后入""神不朝而勿刺"。

(3)提出"伸屈""平直""陷下为真""动脉相应""取五穴用一穴""取三经使一经"等准确取穴的经验。列举"天地人""上中下""在里""在表""五大"等部位对应取穴,阐述经穴有节段、表里、交叉的治疗作用,并论述子午流注针法根据人体生理活动周期性规律开取相应五输穴、原穴。

(4)提出针前要洁净针具、检查针体、选择体位、避免空腹,强调左右手配合进针的操作要领。将色脉不符、气候寒温、饥饱醉劳、禁针灸穴等列为针灸禁忌事项。列举了左病右取、右病左取、上病下取、下病上取等远道取穴法,以及缪刺法、巨刺法。还提出根据日月的光热强弱选择补泻的时机,"午前卯后"(辰巳两个时辰)用温补法,"离左酉南"(未申两个时辰)用冷泻法。

(5)阐述血晕、胞衣不下、崩漏、带下、喉痛、痴呆、关节疼痛、心下痞满、心胀、胸满、腹痛、胁肋疼痛、痨嗽、头痛、眼疾、盗汗、水蛊、中风、虚损等多种病证的取穴方法,绝大部分属循经取穴,其中以取十二经肘、膝关节以下的五输穴、原穴、郄穴、络穴等特定穴为主。

【原文】

拯救之法,妙用者针。察岁时于天道[1],定形气[2]于予心。春夏瘦而刺浅,秋冬肥而刺深。不穷[3]经络阴阳,多逢[4]刺禁[5];既论脏腑虚实,须向经寻。

【注释】

[1]察岁时于天道:岁时,指一年四季不同的气候。天道,这里指自然界的变化规律。

[2]形气:形,形体。气,脉气、血脉。指患者形体的强弱、胖瘦及气血的衰盛。

[3]穷:推究、精通、通晓。

[4]逢:遇,碰。此处指"触犯"的意思。

[5]刺禁:针刺禁忌。

【按语】

本段内容强调学习针灸要首先掌握四时之气,经络阴阳,脏腑虚实。针灸是一种非常精妙的治疗方法,它的疗效是通过调整经络气血而取得的,因此"察岁时"、"定形气",不仅是天人相应、整体思想的体现,也是针灸的基础;"穷经络阴阳"是针灸的理论基础,"论脏腑虚实"是临床辨证施针的前提。此节为全赋的总纲。

【原文】

原夫起自中焦[1],水初下漏[2]。太阴为始,至厥阴而方终;穴出云门,抵期门而最后。正经十二,别络走三百余支;正侧偃伏,气血有六百余候[3]。手足三阳,手走头而头走足;手足三阴,足走胸而胸走手。要识迎随,须明逆顺。

【注释】

[1]原夫起自中焦:原,事务的开始,起源,此处为动词,推求、推究之意。夫,代词,"这"或"那",这里指经络。经脉的流注,始于手太阴肺经,肺经起于中焦。

[2]水初下漏:古代用铜壶滴漏计时,将昼夜十二时辰,计一百刻。黎明寅时,水初下漏,记时开始。

[3]候:指气血循行的孔穴。

【按语】

本段内容论述十二经脉的流注次序,手足三阴三阳经的走向规律。提出的"别络走三百余支"、"气血有六百余候"是对全身腧穴的概括。

【原文】

况夫阴阳,气血多少为最。厥阴、太阳,少气多血,太阴、少阴,少血多气。而又气多血少者,少阳之分;气盛血多者,阳明之位。

先详多少之宜[1],次察应至之气。轻滑慢而未来,沉涩紧而已至。既至也,量寒热而留疾[2];未至也,据虚实而候气。气之至也,若鱼吞钩饵之沉浮;气未至也,似闲处幽堂之深邃[3]。气速至而效速,气迟至而不治。

【注释】

[1]先详多少之宜:根据各经脉的气血多少,决定泻出气还是泻出血。经脉气血多少见于《素问·血气形志篇》《灵枢·五音五味》《灵枢·九针》等,内容略有不同,可互参。

[2]量寒热而留疾:留,指留针。疾,指迅速出针。指根据寒证和热证,而决定久留针或速刺

不留针。《灵枢·经脉》："热则疾之，寒则留之。"

[3] 似闲处幽堂之深邃：好像在幽静的厅堂，寂然无所闻一样。比喻未得气时，指下空虚的感觉。

【按语】

本段内容论述十二经气血多少和针下气至的感觉，气血多少是临床针刺出气或出血的依据。"轻滑慢而未来，沉涩紧而已至"，是辨别针下气至的依据。"气之至也，若鱼吞钩饵之沉浮；气未至也，似闲处幽堂之深邃"，更形象地描述得气时的针感。并指出得气与疗效的关系"气速至而效速，气迟至而不治"。

【原文】

观夫九针之法，毫针最微；七星上应，众穴主持[1]。本形金也[2]，有蠲[3]邪扶正之道；短长水也[4]，有决凝开滞之机[5]；定刺象木[6]，或斜或正；口藏比火，进阳补羸[7]。循机扪塞以象土[8]，实应五行而可知。然是一寸六分，包含妙理；虽细桢[9]于毫发，同贯多歧[10]。可平五脏之寒热，能调六腑之实虚。拘挛闭塞，遣八邪而去矣；寒热痛痹，开四关[11]而已之。

【注释】

[1] 七星上应，众穴主持：指毫针上应七星。天有七星，九针之中，毫针排第七，故上应于七星。《灵枢·九针论》："九针者，天地之大数，始于一而终于九……七以法星。"《灵枢·九针十二原》："七曰毫针，长三寸六分。"毫针是九针中用途最广的针具，可以用于任何腧穴，故称众穴主持。

[2] 本形金也：本形，指针的本质。金，金属。言针用金、银、铜、铁等金属制成，像五行的金。

[3] 蠲（juān）：去除、排出。

[4] 短长水也：针体短长不一，犹如坎卦，如江河的水流，长短宽狭不同，供气血运行，像五行中的水。

[5] 有决凝开滞之机：毫针有使气血瘀滞的经络恢复畅通的作用。

[6] 定刺象木：针刺的角度，有直刺、斜刺、横刺等，像树木的枝干有斜有正，应五行之木。

[7] 口藏比火，进阳补羸：进针前用口将针含热，相当于用火温热，有增添阳气，补益虚弱的作用，应五行之火。此法现已不用。

[8] 循机扪塞以象土：循机，进针前的循经切按以宣散气血。扪，按揉，出针时按压针孔，像用土填塞河堤缺口一样，应五行之土。

[9] 桢（zhēn）：古代筑土墙时两端树立的木柱，在此比喻针体。

[10] 同贯多歧：歧，分歧，歧道，歧路，这里指支脉。毫针虽小如毫发，却可以沟通诸多经络的支脉。

[11] 四关：指四肢肘、膝关节，见《灵枢·九针十二原》。也指合谷、太冲穴，见《针灸大成》。

【按语】

本段内容以五行作比喻，阐述毫针的作用。窦汉卿认为毫针用途广，具有蠲邪扶正、决凝开滞、补虚泻实的作用。直至今天，毫针仍为针灸治疗的主要针具。本段内容将毫针及其操作过程，分别比类五行，是古人对针法的一种认识方式。

【原文】

凡刺者，使本神朝而后入[1]；既刺也，使本神定而气随。神不朝而勿刺，神已定而可施。定脚处[2]，取气血为主意；下手处，认水木[3]是根基。

【注释】

[1] 本神朝而后入：神，精神、神气，指患者之神，也指医者之神。朝，聚集。《灵枢·本神》："凡刺之法，先必本于神。"针刺时要待患者气血稳定，医者注意力集中，才可进针治疗。

[2] 定脚处：指针刺的部位。

[3] 水木：水为母，木为子。用针之时，先按虚则补其母，实则泻其子的取穴法选穴。

【按语】

本段内容强调针灸治病过程中必须密切注意患者精神意识的状态和变化，提出"本神朝而后入""神不朝而勿刺""本神定而气随""神已定而可施"的原则，这与《内经》"凡刺之法，先必本于神"的要求是一致的，对临床防止针刺意外事故的发生，提高针灸疗效有一定的实际意义。

【原文】

天地人三才也，涌泉同璇玑、百会；上中下三部也，大包与天枢、地机。阳蹻、阳维并督带，主肩背腰腿在表之病；阴蹻、阴维、任、冲脉，去心腹胁肋在里之疑。二陵、二蹻、二交[1]，似续而交五大[2]；两间、两商、两井[3]，相依而别两支。

【注释】

[1] 二陵、二蹻、二交：二陵，即脾经的阴陵泉、胆经的阳陵泉。二蹻，即阳蹻脉的申脉、阴蹻脉的照海。二交，即胆经的阳交、脾经的三阴交。

[2] 似续而交五大：似续，承续，连续。交，交接，交通。五大，指两手、两足及头部。

[3] 两间、两商、两井：两间，即大肠经的二间、三间。两商，即肺经的少商、大肠经的商阳。两井，即三焦经的天井、胆经的肩井。

【按语】

本段内容阐述腧穴有节段、表里、交叉的不同治疗作用。经穴因其所在经脉和所属脏腑不同，其治疗作用也有不同，有呈节段性的治疗作用；有长于治疗里证，有偏于治疗肢体表证；有因经脉交叉贯通而能治多经疾病。分别举出"天地人""上中下""在表""在里""五大"部位的腧穴说明其治疗作用，指出奇经八脉的不同主病，可作为临床时的参考。

【原文】

足见取穴之法，必有分寸；先审自意，次观肉分。或伸屈而得之，或平直而安定。在阳部筋骨之侧，陷下为真；在阴分郄腘之间，动脉相应。取五穴用一穴而必端，取三经用一经而可正。头部与肩部详分，督脉与任脉易定。

【按语】

本段内容论述针灸必须掌握准确的取穴方法。提出的"陷下为真""动脉相应"等均是古人长期实践的经验总结，"取五穴用一穴""取三经使一经"是根据对比相互位置取穴的方法。临床上只有正确把握骨度分寸、取穴体位、解剖位置，才能做到取穴准确，确保针灸疗效。这种严格认真的取穴方法，对当今临床有一定的指导作用。

【原文】

明标与本，论刺深刺浅之经；住痛移疼，取相交相贯之径[1]。岂不闻脏腑病，而求门、海、俞、募[2]之微；经络滞，而求原、别、交、会[3]之道。更穷四根、三结[4]，依标本而刺无不瘥;但用八法五门[5]，分主客[6]而针无不效。八脉始终连八会，本是纪纲;十二经络十二原，是为枢要。

【注释】

[1] 相交相贯之径:相交，指数经相交。相贯，指经脉贯通交会。径，同"经"，指取多经相交会的腧穴。

[2] 门、海、俞、募:门，指以"门"命名的腧穴，如章门、期门、神门、幽门等共 22 穴。海，指以"海"命名的腧穴，如气海、照海、血海、少海、小海共 5 穴。俞，指背俞穴，如肝俞、肾俞等。募，指胸腹部的募穴，如中府、中脘等。门海俞募是治疗脏腑疾病的重要经穴。

[3] 原、别、交、会:原，指十二原穴。别，指十五络穴。交，指数经相交的腧穴，如三阴交等。会，指八会穴。原别交会等腧穴贯通数经，故能治疗数经病证。

[4] 四根、三结:指十二经脉根结部位的腧穴。四根，指四肢末端阴阳之气相互交结的部位。三结，指头、胸、腹经气归结的处所。《灵枢·根结》:"太阳根于至阴，结于命门，命门者，目也。阳明根于厉兑，结于颡大，颡大者，钳耳也。"

[5] 八法五门:八法，指窦氏的"八法流注"之说。五门，指五门十变之五门，意指流注针法。

[6] 主客:指用八脉交会穴治病时，要分主和客，主客相应。如《针灸大成》:"主客者，公孙主，内关客之类是也。"

【按语】

本段内容阐述各类腧穴的治疗作用。在腧穴中，某些有特殊治疗作用的腧穴已列为特定穴，但还有很多其他腧穴仍有重要治疗作用，如本文提出的以"门""海"命名的腧穴治脏腑病，交会穴治疗疼痛，根结、标本部的腧穴也有很好的疗效，都值得重视。

【原文】

一日取六十六穴之法[1]，方见幽微;一时取一十二经之原[2]，始知要妙。

【注释】

[1] 一日取六十六穴之法:《子午流注针经》阎明广称:"昼夜十二时，气血行过六十俞也。"此指子午流注取穴法，手足三阴经井荥输经合共 30 穴，手足三阳经井荥输原经合共 36 穴，计 66 穴。阎氏所称昼夜气行 60 穴，明代高武《针灸聚英》中载:"六十六穴阴阳二经相合相生养子流注歌。"

[2] 一时取一十二经之原:指一个时辰取用一经原穴的方法。《针方六集·标幽赋》注:"子时在手少阴，原曰神门;丑时在手太阴，原曰太渊;寅时在手少阳，原曰阳池;卯时在手阳明，原曰合谷;辰时在手太阳，原曰腕骨;巳时在手厥阴，原曰大陵;午时在足少阴，原曰太溪;未时在足太阴，原曰太白;申时在足少阳，原曰丘墟;酉时在足阳明，原曰冲阳;戌时在足太阳，原曰京骨;亥时在足厥阴，原曰太冲。气穴广矣，独以此为生气之源，按时取刺。"

【按语】

子午流注针法是一种按时开穴的针法，它以五输穴、原穴为基础，结合人体生理活动周期的规律开穴，有较好的治疗效果。

【原文】

原夫补泻之法，非呼吸而在手指;速效之功，要交正而识本经[1]。交经缪刺，左有病而右畔[2]取;泻络远针[3]，头有病而脚上针。巨刺与缪刺各异，微针与妙刺[4]相通。观部分而知经络之虚实，视浮沉而辨脏腑之寒温。

【注释】

[1] 交正而识本经：交正，指十二经的阴阳表里配合。凡正经属阴经，属里属脏者，其交经必是阳经，属表属腑；正经属阳经，属表属腑者，其交经必是阴经，属里属脏。取本经腧穴治本经之病，称本经取穴，也称正经取穴；兼用与本经相合之经的腧穴则称交经配穴。表里经配穴是针灸常用的配穴方法。

[2] 畔：边侧之意。《楚辞·渔父》："行吟泽畔。"

[3] 泻络远针：泻络，浅刺络脉出血，多用于血瘀气滞等证。《素问·调经论篇》："病在血，调之络。"远针，指远道刺法。《灵枢·官针》："远道刺者，病在上取之下，刺府腧也。"

[4] 微针与妙刺：微针，指微小纤细的毫针。妙刺，指各种巧妙的刺法。

【按语】

本段内容列举了左病右取、右病左取、上病下取、下病上取和远道取穴法，以及治疗络脉疾病的缪刺法和治疗经脉疾病的巨刺法等，这些都是常用的有效方法。并且指出能否达到补泻效应，主要依靠熟练的手法操作和准确的辨证论治。这些经验对临床均有很强的指导作用。

【原文】

且夫先令针耀，而虑针损；次藏口内，而欲针温。目无外视，手如握虎；心无内慕，如待贵人。左手重而多按[1]，欲令气散；右手轻而徐入，不痛之因。空心恐怯，直立侧而多晕；背目沉掐[2]，坐卧平而没昏。

【注释】

[1] 左手重而多按：针刺前，先用左手拇指爪甲在穴位上切按，以宣散气血，减轻疼痛。

[2] 背目沉掐：背着患者的视线，不要让患者直接看着进针。进针前先在穴上用拇指重切穴位，以减轻针刺疼痛。

【按语】

本段内容阐述针刺前应做好准备工作，以预防针刺意外。首先是选择坐卧体位，不得站立位针刺。还要洁净针具，检查针具有无残损。对饥饿、恐惧的患者不要急于治疗，否则易致晕针。进针时不要让患者看着进针，先用左手指甲在腧穴上用力切压，以分散患者注意力。同时，右手将针轻巧地刺入穴位，既可减轻针刺疼痛，又可防止晕针、断针等事故的发生。这些临床操作原则，很有实用意义。

【原文】

推于十干十变，知孔穴之开阖[1]；论其五行五脏，察日时之旺衰[2]。伏如横弩，应若发机。

【注释】

[1] 推于十干十变，知孔穴之开阖：十干，即甲、乙、丙、丁、戊、己、庚、辛、壬、癸十天干，是古人用于计数或记日时的符号。十变，指五门十变的法则。此处指自然界阴阳盛衰的十干与经络气血流注规律结合的子午流注针法。阖，闭也。子午流注按时取穴中应时的经穴经气旺，为开穴；不应时的经穴经气衰，为闭穴。

[2] 论其五行五脏，察日时之旺衰：十干和五脏各配五行，根据五脏之气按五行相生相克的规律，作为辨察疾病旺衰、轻重及治疗的依据。日时，指子、丑、寅、卯、辰、巳、午、未、申、酉、戌、亥十二时辰。受日时之生克，生本脏者，是向愈之兆，为旺；克本脏者，是加重之征，为衰。经穴经气应时

旺,不应时衰,旺时针刺疗效好,衰时一般不针刺。

【按语】

本段内容论述按时取穴,应时的经穴经气旺,不应时的经穴经气衰,是按时开穴针法的理论依据,是天人合一观在针刺方法上的体现。古人通过对客观现象的直观观察所得出的这种时间医学思想,纯朴而深刻,值得进一步研究。

【原文】

阴交、阳别而定血晕[1];阴蹻、阳维[2]而下胎衣。痹厥偏枯[3],迎随俾经络接续;漏崩带下,温补使气血依归。静以久留,停针待之。

【注释】

[1] 阴交、阳别而定血晕:阴交,指脾经的三阴交和任脉的阴交。阳别,是三焦经原穴阳池的别名,亦称别阳。配合应用,能治疗妇科因失血而造成的血晕证。

[2] 阴蹻、阳维:阴蹻,指肾经与阴蹻脉相通的照海。阳维,指三焦经与阳维脉相通的外关。胎衣在胞中,赖肾气维系,针照海以泻肾,补外关以行气,两穴补泻配合,有下胎衣的作用。

[3] 痹厥偏枯:痹,指四肢屈伸不利、肌肉麻木不仁。《素问·五藏生成篇》:"血凝于肤者,为痹。"厥,指四肢逆冷,或气闭昏厥等。《伤寒论》第三百三十七条:"凡厥者,阴阳气不相接,便为厥。厥者,手足逆冷者是也。"偏枯,即半身不遂,手不握,足不行。

【按语】

本段内容阐述妇科病的证治。很多妇科疾病都可用针灸治疗,文中举出治疗血晕、胞衣不下、崩漏、带下的取穴和补泻方法,有一定的参考价值。

【原文】

必准者,取照海治喉中之闭塞[1];端的处,用大钟治心内之呆痴。大抵疼痛实泻,痒麻虚补[2]。体重节痛而俞居[3],心下痞满而井主。心胀咽痛,针太冲而必除[4];脾冷胃疼,泻公孙而立愈。胸满腹痛刺内关,胁疼肋痛针飞虎[5]。筋挛骨痛而补魂门,体热痨嗽而泻魄户[6]。头风头痛,刺申脉与金门[7];眼痒眼疼,泻光明与地五。泻阴郄,止盗汗,治小儿骨蒸[8];刺偏历,利小便,医大人水蛊[9]。中风环跳而宜刺,虚损天枢而可取[10]。

【注释】

[1] 取照海治喉中之闭塞:照海,肾经腧穴,八脉交会穴,阴蹻脉气所发。肾经循喉咙挟舌本,肾阴不足,虚火循经上炎,可致喉痹。补之可滋水降火,清利咽喉。对喉痹、声哑咽痛、咳唾有血者刺之有效。

[2] 疼痛实泻,痒麻虚补:疼痛多属经络气血瘀滞不通,故用泻法,以祛其实。瘙痒麻木多由气血虚弱,营卫不和所致,故用补法,以补其虚。

[3] 俞居:俞,指五输穴中的输穴。居,治也。《难经·六十八难》:"俞主体重节痛。"

[4] 心胀咽痛,针太冲而必除:古人常"心胸"两字并用,故此处的心胀,实指心胸胀满。太冲,肝之原穴。肝经"循喉咙之后,上入颃颡",肝气郁结则胸胁胀满。泻太冲,有疏肝解郁、清热泻火的功效。

[5] 飞虎:即支沟穴,胁肋部是少阳经所过之处,故取手少阳经支沟以疏泄少阳之火。

[6] 体热痨嗽而泻魄户:魄户,膀胱经腧穴,与其旁一寸半的肺俞,同为治虚痨咳嗽、阴虚潮热的要穴。

[7] 头风头痛,刺申脉与金门:头风与头痛有别,头风时作时止,发作有时;头痛包括一切急、慢性头痛。金门是膀胱经之郄穴;申脉属膀胱经,阳跷脉之交会穴。膀胱经与阳跷脉,皆循行于头部,两穴相配可治头痛。

[8] 泻阴郄止盗汗,治小儿骨蒸:阴郄,手少阴心经郄穴,汗为心液,泻阴郄穴可清心泻火,除烦热,有治疗小儿骨蒸潮热、阴虚盗汗的作用。

[9] 刺偏历利小便,医大人水蛊:偏历,手阳明大肠经的络穴。水蛊,水臌病,以大腹水肿为主症。大肠经主津液所生病,大肠经与肺经相表里,肺为水之上源,有调节水液代谢作用。偏历兼通两经,故有利小便而医臌胀的作用。

[10] 虚损天枢而可取:天枢,胃经腧穴,大肠募穴。胃为水谷之海,气血生化之源。天枢在脐旁,为治中、下焦脏腑病要穴,很多疾病引起的虚损都可取天枢配合治疗。

【按语】

本段内容阐述内科杂病的证治,举出喉痹、痴呆、关节疼痛、心下痞满、心胀、胸满、腹痛、胁肋疼痛、痨嗽、头痛、眼疾、盗汗、水蛊、中风、虚损等病证的治疗。绝大部分是循经取穴,其中以五输穴、原穴、郄穴、络穴为主。疼痛、痒麻的属虚属实,应据具体病情辨证。

【原文】

由是午前卯后,太阴生而疾温[1];离左酉南,月朔死而速冷[2]。循扪弹努,留吸母而坚长[3];爪下伸提,疾呼子而嘘短[4]。动退空歇,迎夺右而泻凉[5];推内进搓,随济左而补暖[6]。

【注释】

[1] 午前卯后,太阴生而疾温:指辰巳两个时辰(即上午七至十一时)。太阴,在此指月亮。太阴生,指农历每月初一之后,全晦的月亮由缺渐至月圆。每天在中午前的辰巳两个时辰内,太阳的光热由弱转强,气温渐高,相当于月亮在十五之前由月缺至月圆一样,此时宜用温补法。

[2] 离左酉南,月朔死而速冷:离,八卦中的一卦,属火位,居南方,地支是午,故离又指午时。酉在西方,由午向左转至酉时,经过未申两个时辰。月朔死,指农历每月十五之后,月亮由圆渐转月缺,至初一(朔)而全晦。每天午时以后,未申两个时辰,夕阳西下,光热由强转弱,气温渐低,相当于每月十五之后,月亮由月圆转月缺一样,此时宜用凉泻法。

[3] 留吸母而坚长:留,指留针取热。吸,指吸气时出针。母,是"虚则补其母,实则泻其子"的补母法。坚长,指补法治疗后,患者精力充沛,气血旺盛。

[4] 疾呼子而嘘短:疾,疾速进针。呼,呼气时出针。子,补母泻子取穴法的泻子法。嘘,是用口慢慢地呼气。嘘短,指用泻法后,邪气衰减,患者张口呼吸的肺失清肃症状减轻了。

[5] 动退空歇,迎夺右而泻凉:动,指针进穴内深层后,将针提插捻动。退,将针提出。空,将针提高少许,让针下有一点空隙。歇,留针。迎夺,指泻法。右,以右手拇、示二指持针,拇指向后退,示指向前,使针身右转。泻法后,患者有针下清凉的感觉。

[6] 推内进搓,随济左而补暖:推内,指针入穴内浅层后,缓慢将针推入深层。《难经·七十八难》:"得气因推而内之。"进搓,进针搓捻手法。随济,指补法。左,以右手拇、示二指持针,拇指向前,示指向后,使针体左转。补法后,患者有针下热感。

【按语】

本段内容根据日月光热强弱论述补泻的宜忌,提出午前卯后(辰巳两个时辰)用温补法,离左酉南(未申两个时辰)用凉泻法。这种方法与《素问·八正神明论篇》"是以天寒无刺,天温无疑,月生无写,月满无补,月廓空无治,是谓得时而调之"的含义基本相同。由于它有较大的局限性,现代临床较少使用。文中提出的提插、呼吸、捻转、迎随等补泻手法,限于歌赋体裁,不可能详细描述,故应与其他文献互相参考使用。

【原文】

慎之！大患危疾,色脉不顺[1]而莫针；寒热风阴[2],饥饱醉劳而切忌。望不补而晦不泻[3],弦不夺而朔不济[4]。精其心而穷其法,无灸艾而坏其肌；正其理而求其原,免投针而失其位。避灸处而加四肢,四十有九[5]；禁刺处而除六俞,二十有二[6]。

【注释】

[1] 色脉不顺：指形色和脉象不符。

[2] 寒热风阴：指天气大寒大热,刮大风和阴晦天气。

[3] 望不补而晦不泻：望,即望日,是农历每月十五日。晦,即晦日,是农历每月三十日。

[4] 弦不夺而朔不济：弦,指上弦(农历每月初七、初八日)和下弦(农历每月二十二、二十三日)。朔,农历每月初一。意思是上弦、下弦不要用泻法,初一不要用补法。

[5] 四十有九：指头面、胸腹背和四肢的禁灸部位共有四十九处。

[6] 禁刺处而除六俞,二十有二：禁刺的穴位,加上《灵枢·背腧》,认为灸之则可、刺之则不可的肺俞等六个背俞穴,共有二十二个禁穴。

【按语】

本段内容阐述针灸注意事项和禁忌,将色脉不符、气候寒温、饥饱劳醉、禁针灸穴等列为针灸禁忌事项,临床治疗时应注意。

【原文】

抑又闻,高皇抱疾未瘥,李氏刺巨阙[1]而后苏；太子暴死为厥,越人针维会而复醒。肩井、曲池,甄权[2]刺臂痛而复射；悬钟、环跳,华佗刺躄足而立行。秋夫[3]针腰俞而鬼免沉疴,王纂[4]针交俞而妖精立出。刺肝俞与命门,使瞽士视秋毫之末；取少阳与交别,俾聋夫听夏蚋之声[5]。

嗟夫！去圣逾远,此道渐坠。或不得意而散其学,或衒其能而犯禁忌。愚庸智浅,难契于玄言；至道渊深,得之者有几。偶述斯言,不敢示诸明达者焉,庶几乎童蒙之心启。

【注释】

[1] 李氏刺巨阙：吴崑《针方六集》："高皇,金之高皇。李氏,今不能考。巨阙,心之募也,主五脏气相干,卒心痛、尸厥,此巨刺也。"

[2] 甄权：隋唐名医,撰有《针方》《明堂人形图》等书。曾治鲁州刺史库狄岭患风痹,手不能挽弓射箭,甄权针肩井、曲池,立能援弓引射。

[3] 秋夫：徐秋夫,南北朝医家,做射阳县令,善于用针治病。传说他夜闻鬼求治腰痛,便针草人,下针即愈。见《南史·张融传》。

[4] 王纂：南北朝医家,习览经方,尤工针石,远近知其名,所疗多效。此典出自《异苑》。

[5] 取少阳与交别，俾聋夫听夏蚋（ruì）之声：少阳，指听会穴。交别，指阳池穴。蚋，蚊子一类的昆虫。

【按语】

本段内容用古代名医的针灸治疗医案，说明针灸疗效的神验，进而叙述了由于针道渐衰，致使从事针灸专业的人，或"不得意而散其学""惎其能而犯禁"。作者鉴于针灸学的理论深奥，"愚庸智浅，难契于玄言"及"得之者有几"等原因，著述本赋，以使深奥的针灸理论，能够标而明之，以利于初学者学习。

第二节 ｜ 通玄指要赋（全篇）

【提要】

《通玄指要赋》是窦汉卿的又一著名针灸歌赋，旨在将深奥难明的针灸理论与临床实践互相贯通，故名"通玄指要赋"。《标幽赋》偏重于阐述理论，本赋侧重于阐述治疗取穴，对针灸临床极有参考价值。主要内容有：

（1）列举了五官科、外科、内科、妇科等三十多种常见病证的针灸辨证施治方法，是窦汉卿用经络学理论指导辨证取穴的经验总结。

（2）重视配穴理论的应用。强调补母泻子取穴法、循经远部取穴、局部取穴、按经取穴及特定穴的临床应用，补充了胸、胁、肩部的取穴方法。

（3）强调辨证论治，并以麻痛为例，说明辨别虚证和实证。而辨证求因，是准确诊断和合理配穴治疗的基础。

【原文】

必欲治病，莫如用针。巧运神机[1]之妙，工开圣理之深。外取砭针，能蠲邪而扶正；中含水火[2]，善回阳而倒阴[3]。

【注释】

[1] 巧运神机：善于运用针灸医术。

[2] 中含水火：水火，即寒热，指针术有热补凉泻的效应。

[3] 回阳而倒阴：指针刺术可以使阳厥者阳回，阴竭者阴复。

【按语】

本段内容指出针灸能祛邪扶正，调和阴阳，故能治疗疾病。

【原文】

原夫络别支殊，经交错综，或沟池溪谷以歧异[1]，或山海丘陵而隙共[2]。斯流派以难揆[3]，在条纲而有统。理繁而昧，纵补泻以何功？法捷而明，自迎随而得用。

【注释】

[1] 或沟池溪谷以歧异：或，有的。歧，路，岔路，这里指经脉循行的道路。经脉因循行通过部位的深浅不同，而以沟、池、溪、谷命名腧穴加以区别。

[2]或山海丘陵而隙共：腧穴所在的部位形状不同，分别以山、海、丘、陵命名区别，但是穴位都在孔隙或凹陷中，这是共同一致的。

[3]揆：揣测，这里引申为掌握。

【按语】

本段内容阐述针灸时要掌握经络、腧穴和刺灸方法。提出必须掌握经络的循行分布和各类腧穴的作用，针刺才能取得良好效果。否则，虽然做了补泻刺法，也是徒劳无功的。

【原文】

且如行步难移，太冲最奇[1]。人中除脊膂之强痛[2]，神门去心性之呆痴。风伤项急，始求于风府[3]；头晕目眩，要觅于风池[4]。

【注释】

[1]行步难移，太冲最奇：太冲为足厥阴肝经原穴。肝主筋而藏血，《素问·五藏生成篇》："故人卧血归于肝，肝受血而能视，足受血而能步，掌受血而能握，指受血而能摄。"《灵枢·九针十二原》："五藏有疾，当取十二原。"太冲有疏经活络的作用，可治下肢瘫、痹证、痿证等。

[2]人中除脊膂之强痛：人中为督脉腧穴。《难经·二十九难》："督脉为病，脊强而厥。"人中有通调督脉气血、治脊膂强痛的作用。

[3]风伤项急，始求于风府：风府为督脉腧穴，督脉为阳脉之海，表为阳。风寒外束肌表，颈项强痛、恶风寒者，泻风府有疏风散寒、解除颈项强痛的作用。

[4]头晕目眩，要觅于风池：风池为足少阳胆经腧穴。肝胆相表里，《素问·至要真大论篇》："诸风掉眩，皆属于肝。"肝开窍于目，肝血虚，则视物不明，肝胆火旺，则目赤痛。故风池有疏风解表、清利头目的作用，可以治疗眩晕。

【按语】

本段内容阐述行步艰难、脊膂强痛、风伤项急、头晕目眩等病证的取穴。

【原文】

耳闭须听会而治也，眼痛则合谷以推之[1]。胸结身黄，取涌泉而即可[2]；脑昏目赤，泻攒竹以偏宜。若两肘之拘挛，仗曲池而平扫；四肢之懈惰，凭照海以消除[3]。

【注释】

[1]眼痛则合谷以推之：合谷为手阳明大肠经原穴，阳明行人身之前。《四总穴歌》："面口合谷收。"取合谷，有清阳明热的作用，可以治疗目赤痛。

[2]胸结身黄，取涌泉而即可：胸结身黄指肝胆热邪结于胸中，出现胸胁胀满疼痛、黄疸、口干、烦热等症。涌泉为足少阴肾经井穴。《灵枢·经脉》："肾，足少阴之脉……从肾上贯肝膈，入肺中，注胸中。"泻涌泉，有清热去湿、开郁退黄的作用。

[3]四肢之懈惰，凭照海以消除：照海为足少阴肾经腧穴，八脉交会穴之一，通于阴蹻，肾藏精主骨。《难经·二十九难》："阴蹻为病，阳缓而阴急；阳蹻为病，阴缓而阳急。"故取照海穴，能治疗四肢懈惰的疾病。

【按语】

本段内容阐述五官病证、四肢病证、黄疸等病证的取穴。

【原文】

牙齿痛吕细堪治[1]；头项强承浆可保[2]。太白宣导于气冲[3]，阴陵开通于水道[4]。腹膜而胀,夺内庭以休迟;筋转而疼,泻承山而在早。

【注释】

[1] 牙齿痛吕细堪治:吕细,太溪穴的别名。太溪是肾经原穴,能滋肾,故可以治疗虚火牙痛。

[2] 头项强承浆可保:承浆,任脉经穴。冲、任、督皆起于胞中,一源三歧,督脉上抵头项,任、督脉气相通。用位于前面的阴脉治疗背侧阳经的头项强,属从阳引阴的取穴方法。

[3] 太白宣导于气冲:太白,足太阴脾经原穴,能宣导气血。气冲,足阳明胃经腧穴,冲脉的起始部,能治气逆上冲。

[4] 阴陵开通于水道:阴陵,指脾经合穴阴陵泉。水道,足阳明胃经腧穴。二穴配合,有健脾利水、疏通水道的作用,可治疗小便不利、水肿等。

【按语】

本段内容阐述牙痛、项强、气逆上冲、小便不利、腹胀等病证的取穴。

【原文】

大抵脚腕痛,昆仑解愈;股膝疼,阴市能医。痫发癫狂兮,凭后溪而疗理;疟生寒热兮,仗间使以扶持。期门罢胸满血膨而可已[1],劳宫退胃翻心痛[2]亦何疑。

【注释】

[1] 期门罢胸满血膨而可已:期门,肝之募穴。肝经分布于胁肋部,肝藏血,募穴为脏腑气血在胸腹部结聚的部位,故期门可以治疗肝气郁结、气滞血瘀所致胸满血膨的病证。

[2] 胃翻心痛:指消化系统疾病。胃翻,即反胃,其症状是食入之后,停留胃中,朝食暮吐,暮食朝吐,皆属未经消化的食物。心痛,即胃脘痛。古代九种心痛之说,大多是指胃脘痛而言。

【按语】

本段内容阐述膝、腕、脚痛,以及癫、狂、痫、疟疾、积瘀、胃脘病等病证的取穴。

【原文】

稽[1]夫大敦去七疝之偏坠,王公[2]谓此;三里却五劳之羸瘦[3],华老言斯。

【注释】

[1] 稽:考察、考核、核实。

[2] 王公:指唐代医家王焘。

[3] 三里却五劳之羸瘦:胃为后天气血生化之源。胃之下合穴足三里,有健脾胃、滋气血的作用,是强壮要穴,能治五劳等衰弱病证。五劳,即心劳、肝劳、脾劳、肺劳、肾劳。

【按语】

本段内容阐述疝痛、五劳病证的取穴。

【原文】

固知腕骨祛黄[1],然骨泻肾[2]。行间治膝肿、目疾[3],尺泽去肘痛、筋紧。目昏不见,二间宜取[4];鼻窒无闻,迎香可引。

【注释】

[1] 腕骨祛黄:腕骨,手太阳小肠经原穴。《灵枢·经脉》小肠经:"主液所生病者,耳聋,目黄……"泻腕骨有清热利湿、退黄疸的作用。

[2] 然骨泻肾:然骨,即然谷穴,足少阴肾经荥穴。《难经·六十八难》:"荥主身热。"泻然谷能清热除烦,有泻肾之功。

〔3〕行间治膝肿、目疾：行间，足厥阴肝经荥穴。肝开窍于目，经脉连于目系，经脉气血阻痹，壅滞不通，则经脉所过处红肿热痛。肝火炽盛，则目睛赤痛。泻行间可以清热泻火，清肝明目，消肿止痛。

〔4〕目昏不见，二间宜取：二间，手阳明大肠经荥穴。经脉从手走头，止于面部。《难经·六十八难》："荥主身热。"泻二间有清热疏风、明目去翳的作用，可以治疗因风热所致目昏不见的病证。

【按语】

本段内容阐述黄疸及眼、鼻、膝、肘疾病的取穴。

【原文】

　　肩井除两臂难任[1]，丝竹疗头痛不忍[2]。咳嗽寒痰，列缺堪治[3]；眵䁾冷泪，临泣尤准[4]。髋骨[5]将腿痛以祛残，肾俞把腰疼而泻尽。以见越人治尸厥于维会[6]，随手而苏；文伯泻死胎于阴交，应针而陨。

【注释】

〔1〕肩井除两臂难任：肩井，足少阳胆经腧穴，是胆、三焦、胃、阳维四脉之会，能宣通肩背经络气血，为治疗肩背疼痛、臂不能举的常用要穴。

〔2〕丝竹疗头痛不忍：丝竹，即丝竹空穴，手少阳三焦经穴，是三焦经和胆经交接之处。少阳行人身之侧，取本穴有疏风散热、通络止痛的作用。

〔3〕咳嗽寒痰，列缺堪治：列缺，手太阴肺经络穴，有宣肺止咳、除痰顺气的作用。更由于肺经由此别走阳明，补之以温阳化水、宣肺散寒，有治咳嗽寒痰的作用。

〔4〕眵䁾(chī miè)冷泪，临泣尤准：眵䁾，较稠厚的眼分泌物，多属热证。冷泪，泪出清稀，多属寒证。临泣，指头临泣，足少阳胆经腧穴，足少阳、太阳、阳维三脉之会。胆经起于目锐眦，临泣与眼关系密切，热证宜用泻法，虚证宜用补法或多灸，为治眼病常用穴。

〔5〕髋骨：足少阳胆经环跳穴的别名。

〔6〕维会：《针灸大成》："乃玉泉穴，在脐下四寸是穴，手之三阳脉，维于玉泉，是足三阳脉会，治卒中尸厥，恍惚不醒人事。"

【按语】

本段内容阐述四肢腰脊病、头痛眼疾、咳嗽等病证的取穴，列举前人治尸厥、泻死胎的病案以说明针灸的疗效。

【原文】

　　圣人于是察麻与痛，分实与虚。实[1]则自外而入也，虚[2]则自内而出欤。是故济母而裨其不足[3]，夺子而平其有余[4]。

【注释】

〔1〕实：指补法。

〔2〕虚：指泻法。

〔3〕济母而裨其不足：补母泻子取穴法中，虚则补其母的取穴方法。

〔4〕夺子而平其有余：补母泻子取穴法中，实则泻其子的取穴方法。

【按语】

本段内容强调针灸治疗必须遵循辨证论治的原则，要辨证求因，作出准确诊断和合理配穴。并以麻、痛为例，辨别虚证和实证。提出"虚则补其母，实则泻其子"的补母泻子取穴法。

【原文】

观二十七之经络[1],一一明辨;据四百四之疾癥[2],件件皆除。故得天枉[3]都无,跻[4]斯民于寿域;几微已判,彰往古之玄书。

【注释】

[1] 二十七之经络:即十二正经和十五别络。

[2] 据四百四之疾癥:指古代归纳的针灸能治疗的病证有 400 余种。

[3] 天枉:天,短命,早死。枉,误伤其命。

[4] 跻:登。

【按语】

本段内容强调经络理论在针灸治疗中的重要作用。

【原文】

抑又闻,心胸病,求掌后之大陵;肩背患,责肘前之三里。冷痹肾败,取足阳明之土[1];连脐腹痛,泻足少阴之水[2]。脊间心后者,针中渚而立瘥;胁下肋边者,刺阳陵而即止。头项痛,拟后溪以安然;腰脚疼,在委中而已矣。夫用针之士,于此理苟能明焉;收祛邪之功,而在乎撚指。

【注释】

[1] 冷痹肾败,取足阳明之土:冷痹肾败,指寒湿所侵,致使肾气不足的腰膝痹痛。足阳明之土,即足阳明胃经合穴足三里。足阳明胃经属土,足三里配五行亦属土,故足三里为土经的土穴。

[2] 连脐腹痛,泻足少阴之水:足少阴肾经起于足心,循下股内侧上股内廉,入腹挟脐。若感受风寒之邪,致脐腹疼痛,证属寒痛。足少阴之水即足少阴肾经合穴阴谷穴,阴谷穴配五行属水,故称阴谷为足少阴之水。

【按语】

本段内容以心、胸、胁、肋、腰腿、头项等病证治疗为例,说明循经取穴的方法。进一步阐述经络理论在针灸治疗中的重要作用,并以经脉的循行分布规律为依据,提出按经取穴方法。如心胸的病证,以心包经穴为主的取穴方法,是因心包经循胸出胁之故。胁肋疾病可取循行于人体之侧的少阳胆经穴为主;腰脚部痛,可取循行于人体背后的足太阳经穴为主。肩部疾患可取循行于肩背的手阳明经穴为主。与《四总穴诀》的"肚腹三里留,腰背委中求,头项寻列缺,面口合谷收"一样,体现循经取穴原则在临床上的具体运用。还补充了胸、胁、肩部的取穴方法,对针灸临床有一定的参考价值。

第三节 席弘赋(全篇)

【提要】

《席弘赋》是根据明代针灸学家席弘的针灸经验所作,故名为"席弘赋",首载于《针灸大全》,是针灸歌赋中理论和临床经验较为丰富的作品之一。主要内容有:

(1) 在针刺补泻法方面提出迎随补泻,结合呼吸、男女、左右、阴阳等,以达到补泻目的,对针刺手法的发展有一定的影响。

（2）在治疗方面，有 50 多种病证的配穴处方，其中大多数是循经取穴，并结合上病下取、下病上取、局部取穴灵活运用，其中对经外奇穴的应用独具特色。

（3）本赋的配方取穴规律可归纳为：四肢病证多在患肢循经取穴；脏腑病证多取俞募穴配合五输穴；五官病证多局部邻近配合循经取穴；外感病证取风池、风府、金门等三阳经腧穴。这些经验对针灸配穴处方有一定的指导意义。

【原文】

凡欲行针须审穴，要明补泻迎随诀[1]，胸背左右不相同[2]，呼吸阴阳男女别[3]。

【注释】

[1]要明补泻迎随诀：补泻迎随有两个意思，一是补泻手法。即逆着经脉来的方向斜针为泻法，顺着经脉去的方向斜针为补法。二是在经气旺盛的时间针刺，为泻法；在经气已过的时间针刺，为补法。

[2]胸背左右不相同：指人体各部的阴阳分属，即胸腹为阴，背为阳；右为阴，左为阳。

[3]呼吸阴阳男女别：古代认为针刺补泻可因阴阳、男女、呼吸而有区别。《医经小学》："呼气时左转为补，吸气时右转为泻。"《神应经》："人身左边，右手以大指向前捻为补，大指后退为泻；人身右边，右手以大指后退为补，大指向前为泻。男子为阳，午前左转为补，右转为泻；午后右转为补，左转为泻。女人为阴，与此相反。"

【按语】

本段内容强调针灸临床必须掌握腧穴和补泻手法。阐述了明代之前的补泻手法，其特点是将《内经》的疾徐、迎随、呼吸、开阖、提插等单式手法，结合阴阳、男女、左右、九六等发展为复式补泻手法。

【原文】

气刺两乳求太渊，未应之时泻列缺[1]；列缺头痛及偏正，重泻太渊无不应[2]。耳聋气痞听会针，迎香穴泻攻如神[3]。谁知天突治喉风[4]，虚喘须寻三里中[5]。手连肩脊痛难忍，合谷针时要太冲[6]。曲池两手不如意，合谷下针宜仔细。心疼手颤少海间，若要除根觅阴市[7]。但患伤寒两耳聋，金门、听会疾如风[8]。五般肘痛寻尺泽，太渊针后却收功[9]。

【注释】

[1]气刺两乳求太渊，未应之时泻列缺：气，指气病。两乳，指两乳之间的膻中穴，属任脉，八会穴之气会，主治气病。太渊，手太阴肺经原穴，八会穴之脉会。列缺，肺的络穴。肺主气，司呼吸。

[2]列缺头痛及偏正，重泻太渊无不应：即泻列缺和太渊穴，属原络配穴法，能治偏头痛和前额头痛。

[3]耳聋气痞听会针，迎香穴泻攻如神：因肝气郁滞，邪热互结于胃肠，在上症见耳聋耳鸣，在中症见心下痞满、腹微痛、食欲减退等。听会属胆经，取之泻肝胆郁热，故治耳聋；迎香是手阳明经终止穴，取之泻中、下焦之胃肠结热，故治气痞。

[4]天突治喉风：喉风，指肺胃皆有积热，复感风热之邪，风火相煽，蕴结喉部，表现为咽喉突然肿痛，呼吸困难，吞咽不利，或伴有痰涎壅盛、牙关紧闭、神志不清等症状。天突，任脉咽喉部穴，

是任脉和阴维脉交会穴,有清热解毒、消肿利咽之功,为急则治标之法。

[5]虚喘须寻三里中:虚喘,指由于正气虚而气喘者。多因禀赋素弱,久喘或大病后真元耗损,致脏气虚衰,肺气失主,肾不纳气所致。三里,即足三里,是强壮要穴之一,能强健脾胃,调和气血,疏通经络,治本以达标愈。

[6]手连肩脊痛难忍,合谷针时要太冲:因风寒湿之邪侵犯阳明经筋。手阳明经筋"其支者,绕肩胛,挟脊",取合谷疏风止痛,祛风通络。太冲,肝之原穴,肝主筋、藏血,取太冲养血舒肝熄风。合谷、太冲,为"四关穴",具有通经行气的作用,治疗肢体痹痛。

[7]心疼手颤少海间,若要除根觅阴市:少海具有通心气、宁神志作用,故对心疼手颤有较好的疗效。足阳明经之经别循行"通于心",阴市属足阳明经,为席氏治疗心疼手颤的经验穴,故曰"若要除根觅阴市。"

[8]但患伤寒两耳聋,金门、听会疾如风:金门配听会,能散风寒,清利头目诸窍,可治疗因外感引起的耳聋。

[9]五般肘痛寻尺泽,太渊针后却收功:指风、寒、湿、火、痰所引起的肘痛。尺泽、太渊,属手太阴肺经,肘部为经脉所过,故取尺泽、太渊穴治疗肘痛。《灵枢·终始》:"腰以上者,手太阴、阳明皆主之。"

【按语】

本段内容阐述头痛、耳聋、喉风、心疼手颤、虚喘和肩臂肘痹痛的取穴。

【原文】

手足上下针三里,食癖气块凭此取[1]。鸠尾能治五般痫,若下涌泉人不死[2],胃中有积刺璇玑,三里功多人不知。阴陵泉治心胸满,针到承山饮食思。大杼若连长强寻,小肠气痛[3]即行针。

【注释】

[1]手足上下针三里,食癖气块凭此取:食癖,多因饮食不节,伤及脾胃,邪气搏结成块,潜匿于两胁。气块,多由情志郁结,气机阻滞,积聚而成。手、足三里皆为阳明经穴,阳明之经,多气多血,故取两穴,以健运脾胃,行气活血,治疗食癖。

[2]鸠尾能治五般痫,若下涌泉人不死:五痫,古代按痫证发作时,喉中所发出的声音分为马痫、羊痫、猪痫、牛痫、鸡痫。鸠尾,任脉络穴,任、督同起于胞中,取鸠尾能调理任督二脉的阴阳之气,可祛痰、宁神定志。涌泉,足少阴经井穴,有交通心肾、开窍醒神的作用,主治癫痫。

[3]小肠气痛:指小肠从腹下入阴囊,发生阴囊胀痛的病证。

【按语】

本段内容阐述食癖气块、胃中有积、心胸满、痫证、小肠气痛等病证的取穴。

【原文】

委中专治腰间痛,脚膝肿时寻至阴。气滞腰痛不能立,横骨大都宜救急。气海专能治五淋,更针三里随呼吸[1]。期门穴主伤寒患,六日过经犹未汗[2],但向乳根二肋间[3],又治妇人生产难。

【注释】

[1]随呼吸:指随呼吸而行补泻手法。

[2]期门穴主伤寒患,六日过经犹未汗:期门为肝之募穴,在《伤寒论》有"横刺期门""纵刺期

门"等,故曰"期门穴主伤寒患"。六日过经犹未汗,指伤寒过经不解,当针期门使不传经。

[3] 乳根二肋间:指乳下二肋间的期门穴。

【按语】

本段内容阐述腰、膝、脚痛和淋证、伤寒、难产等病证的取穴。

【原文】

耳内蝉鸣腰欲折,膝下明存三里穴,若能补泻五会间,且莫向人容易说[1]。晴明治眼未效时,合谷、光明[2]安可缺。

【注释】

[1] 耳内蝉鸣腰欲折……且莫逢人容易说:肾主藏精,开窍于耳,又腰为肾之府,故耳鸣、腰痛多责之于肾。肾藏先天之精,赖后天水谷精微以充养,故取胃经足三里以生气血,补充肾经。地五会穴,能通胆经之气,胆脉入耳中,故能治耳聋耳鸣。

[2] 光明:足少阳胆经的络穴,胆经起于目锐眦,与足厥阴肝经相表里。肝开窍于目,肝受血而能视,光明一穴通行肝胆,为治眼病要穴。

【按语】

本段内容阐述耳、眼病证的取穴。

【原文】

人中治癫功最高,十三鬼穴[1]不须饶。水肿水分兼气海,皮内随针气自消。冷嗽先宜补合谷,却须针泻三阴交[2]。牙疼腰痛并咽痹,二间阳溪疾怎逃[3]。更有三间肾俞妙,善除肩背浮风劳[4]。若针肩井须三里,不刺之时气未调。最是阳陵泉一穴,膝间疼痛用针烧。委中腰痛脚挛急,取得其经血自调。脚痛膝肿针三里,悬钟二陵三阴交,更向太冲须引气,指头麻木自轻飘。

【注释】

[1] 十三鬼穴:有两种。一是孙真人十三鬼穴:人中(鬼宫)、少商(鬼信)、隐白(鬼垒)、大陵(鬼心)、申脉(鬼路)、大杼(鬼枕)、颊车(鬼床)、承浆(鬼市)、间使(鬼营)、上星(鬼堂)、女玉门头男阴下(鬼藏)、曲池(鬼臣)、舌下中缝(鬼封)。二是徐秋夫鬼病十三穴:人中、神庭、风府、舌下中缝、承浆、颊车、少商、大陵、间使、乳中、阳陵泉、隐白、行间。两者均为治疗癫狂痫的要穴。

[2] 冷嗽先宜补合谷,却须针泻三阴交:冷嗽,即寒嗽,外感风寒表证者有发热恶寒、喉痒咳嗽、痰白而清稀等。合谷,手阳明大肠经原穴,肺与大肠相表里,补合谷能温补阳气,驱散寒邪。三阴交,脾经穴,泻三阴交能健脾利湿,除痰止咳。两者配合能温散寒邪,除痰止咳。

[3] 牙疼腰痛并咽痹,二间阳溪疾怎逃:咽痹,即咽喉肿痛。二间,手阳明经荥穴。阳溪,是手阳明经穴,手阳明经"循咽上颊,入下齿中"。外感风热,或胃肠积热,火热之邪循经上犯,发为齿痛、咽喉肿痛。两穴同用,有清热泻火、消肿止痛的作用。取二间、阳溪治腰痛主要是用于热痹和偏于湿胜的着痹,可清热利湿,宣通经络。

[4] 风劳:风寒之邪入于经络,致痹痛不仁,失治则渐入脏腑,久之耗伤气血,虚损成劳。

【按语】

本段内容阐述癫证、寒咳、牙痛以及腰、肩、膝、脚痛等病证的取穴。

【原文】

转筋目眩针鱼腹[1],承山昆仑立便消。肚疼须是公孙妙,内关相应必然瘳[2]。

冷风冷痹[3]疾难愈，环跳腰间针与烧。风府、风池寻得到，伤寒百病一时消[4]。阳明二日寻风府，呕吐还须上脘疗。

【注释】

[1] 鱼腹：承山穴别名，因小腿腓肠肌的肌腹形似鱼腹，穴居其中，故名。

[2] 肚疼须是公孙妙，内关相应必然瘳：公孙，足太阴脾经络穴，别走阳明胃经，八脉交会穴之一，通于冲脉，故为治疗腹痛及脾胃疾病要穴。内关，手厥阴心包经络穴，历络三焦，八脉交会穴之一，通于阴维脉。公孙与内关配合治疗腹疼。

[3] 冷风冷痹：冷风，指风寒湿之邪侵入四肢肌肉及关节，加之脾胃俱虚，引起肢节麻木不仁、冷痛酸楚之症。冷痹，即寒痹，病因为风寒湿邪中以寒邪偏胜，使气血凝滞不通所致。

[4] 风府、风池寻得到，伤寒百病一时消：风府，督脉穴，是足太阳、阳维与督脉的交会穴。督脉总督诸经，为阳脉之海。风池，胆经穴，手足少阳、阳维的交会穴。两穴有疏风解表的作用，是治疗伤寒病的要穴。

【按语】

本段内容阐述转筋、腹痛、寒痹、伤寒病证的取穴。

【原文】

妇人心痛心俞穴，男子痃癖三里高[1]。小便不禁关元好，大便闭涩大敦烧[2]。髋骨腿疼三里泻，复溜气滞便离腰。

【注释】

[1] 男子痃癖三里高：痃，脐两旁有筋块隆起。癖，潜匿于两胁间的积块。足三里，为足阳明胃经的合穴，阳明为多气多血之经。泻足三里穴，有活血化瘀、行气散结的作用，是治疗胁腹部积块的要穴。

[2] 大便闭涩大敦烧：大敦穴，足厥阴肝经的井穴。肝主疏泄，其脉"绕阴器，抵少腹"，灸大敦穴，可通腹气。

【按语】

本段阐述心痛、痃、癖、小便失禁、便秘、腰腿痛等病证的取穴。

【原文】

从来风府最难针，却用功夫度浅深，倘若膀胱气未散，更宜三里穴中寻。若是七疝小腹痛，照海阴交曲泉针；又不应时求气海，关元同泻效如神[1]。小肠气撮痛连脐，速泻阴交莫待迟，良久涌泉针取气，此中玄妙少人知。

【注释】

[1] 若是七疝小腹痛……关元同泻效如神：七疝，指冲疝、狐疝、㿉疝、厥疝、瘕疝、瘕疝、癃疝等七疝病，可用照海、三阴交、曲泉、气海、关元等治疗。照海，肾经穴；三阴交，脾经穴；曲泉，肝经穴。肝、脾、肾三经均经过小腹，与疝病密切相关。气海、关元，为任脉穴，任脉起于胞中，主任诸阴。诸穴合用，有调和气血，疏肝解郁，行气止痛的功效。

【按语】

本段内容阐述疝气、小肠气等病证的取穴。

【原文】

小儿脱肛患多时，先灸百会次鸠尾，久患伤寒肩背痛，但针中渚得其宜[1]。肩上痛连脐不休,手中三里便须求[2],下针麻重即须泻,得气之时不用留。腰连胯痛急必大,便于三里攻其隘。下针一泻三补之,气上攻噎[3]只管在,噎不住时气海灸,定泻一时立便瘥。

【注释】

[1]久患伤寒肩背痛,但针中渚得其宜:风寒邪客于肩背,引起肩背经络气血阻闭不通,发生肩背痹痛。中渚,手少阳三焦经的输穴,输穴主治体重节痛。三焦经循臑外上肩,交出足少阳之后,上项。故中渚能祛风散寒,通络止痛。

[2]肩上痛连脐不休,手中三里便须求:肩痛连脐,从经脉循行看属于手阳明大肠经的路径。《灵枢·经别》手阳明经别:"别于肩髃入柱骨,下走大肠……"手三里,手阳明大肠经穴,与足三里手足相应,治肚腹疾患。

[3]噎:指食物堵住食管,咽下困难的症状。

【按语】

本段内容阐述小儿脱肛、噎膈、肩、背、腰、胯疼痛等病证的取穴。

【原文】

补自卯南转针高,泻从卯北莫辞劳[1],逼针泻气便须吸[2],若补随呼气自调[3]。左右捻针寻子午[4],抽针行气自迢迢[5]。用针补泻分明说,更用搜穷本与标。咽喉最急先百会,太冲照海及阴交。学者潜心宜熟读,席弘治病最名高。

【注释】

[1]补自卯南转针高,泻从卯北莫辞劳:拇指向前,示指向后,使针体从卯东位向南转,为捻转补法;拇指向后,示指向前,使针体从卯东位向北转,为捻转泻法。

[2]逼针泻气便须吸:吸气时将针推进,是呼吸补泻法的泻法进针法。

[3]若补随呼气自调:随着呼气时进针,是呼吸补泻法的补法进针法。

[4]左右捻针寻子午:针刺补泻手法有子午倾针、子午捣臼等。

[5]迢迢:远长之意。比喻针感放散很远。

【按语】

本段内容阐述捻转补泻、子午补泻的操作方法以及咽喉急证的取穴。

第四节 行针指要歌(全篇)

【提要】

本歌诀首载于《针灸聚英》,原书对歌诀问世时间及作者未作介绍。歌赋介绍了部分常见病针灸取穴、配穴的经验、要领,故名"行针指要歌"。篇中主要阐述了有关风、水、结、劳、虚、气、嗽、痰、吐、翻胃等病证的针灸配方取穴,文简意明,据《针灸大成》记载,全文如下。

【原文】

或针风,先向风府、百会中[1]。或针水,水分挟脐上边取[2]。或针结,针着大肠泻水穴[3]。或针劳，须向膏肓及百劳[4]。或针虚，气海、丹田、委中奇[5]。或针气，膻中一穴分明记[6]。或针嗽，肺俞、风门须用灸[7]。或针痰，先针中脘、三里间[8]。或针吐，中脘、气海、膻中补，翻胃吐食一般医，针中有妙少人知[9]。

【注释】

[1] 或针风，先向风府、百会中：风府为督脉经穴，能疏风解表、清热解郁、醒脑开窍，治各种内、外风证。百会，具有祛风醒脑、平肝开窍之功，为主治一切风病的要穴。两穴配合可治各种风证。

[2] 或针水，水分挟脐上边取：水，指水湿内停引起的水肿病证。水分为任脉经穴，有通利小便、泄水消肿的作用，能治一切水肿病。

[3] 或针结，针着大肠泻水穴：结，凝结，凝聚，为病邪凝结经络、气血运行受阻的病证。病邪凝结部位不同，可出现不同的症状。大肠主津液所生病，如目黄、口干、鼻衄、喉痹等症，可刺二间、大肠俞。二间是大肠经的水穴，是治大肠经循行通路上所出现的喉痹及膈塞之类病证的要穴。两穴相配，可疏通气血、宣泄水液、消瘀散结，能治腹痛、肠痈、便秘、便血、喉痹等邪结的病证。

[4] 或针劳，须向膏肓及百劳：劳，是一种慢性虚损性疾病。膏肓，足太阳膀胱经腧穴，有扶阳固卫、济阴和营、调理气血、补益强壮之功。百劳，经外奇穴。均为治疗虚劳喘咳之效穴。

[5] 或针虚，气海、丹田、委中奇：虚，泛指一切虚损病证。气海，可理气、益肾、固精，具有总调下焦气机的功效。丹田，任脉关元穴的别称。两穴均有补肾纳气、固本培元的作用，为主治诸虚百损、强壮保健的要穴。委中为膀胱经合穴、膀胱的下合穴。膀胱与肾相表里，两经经别在腘窝会合，上行至肾，故补委中可强腰健肾。三穴相配，有补虚扶羸作用，主治各种虚证。

[6] 或针气，膻中一穴分明记：气，泛指脏腑气机失调或情志失常等所致的气机不畅、郁滞不通的病证。膻中穴，又称上气海，为气会，可治一切气病。

[7] 或针嗽，肺俞、风门须用灸：嗽，此处指咳嗽，咳嗽不论内伤或外感均与肺密切相关。肺俞是治肺的要穴，风门是风邪出入之门户，两穴相配，主治各种内伤、外感咳嗽，针刺宜浅不宜深，多用灸法。

[8] 或针痰，先针中脘、三里间：痰，无论因病生痰或因痰致病，均与肺、脾两脏密切相关。痰之根源在脾，痰病之标在肺。中脘、足三里两穴相配，能调理脾胃，化痰除湿，主治痰湿为患的各种疾患。

[9] 或针吐，中脘、气海、膻中补，翻胃吐食一般医，针中有妙少人知：吐为胃失和降、气逆于上所致。中脘可统治中焦脾胃一切积滞，以和胃消积，降逆止呕。气海可使气机旺盛，温脾胃之虚寒，益火以生土。膻中能调上焦之气，宽胸和中，理气止呕。三穴相配，主治一切脾胃疾患及翻胃吐食、噎膈呃逆诸证。

【按语】

本歌赋指出风、水、结、劳、虚、气、嗽、痰、吐、翻胃等病证的针灸配方、取穴。强调辨证取穴，重视交会穴的使用。临证取穴少而精，并巧用对穴，使一主穴、一配穴相辅相成。此外，本歌也体现了针灸并重的学术思想，具有重要的临床指导意义。

第五节 玉龙赋（全篇）

【提要】

《玉龙歌》首见于元代王国瑞的《扁鹊神应针灸玉龙经》，以玉龙为名，旨在强调其内容不易多得，及所选各穴主治作用的神妙。《玉龙赋》收录于明代高武编撰的《针灸聚英》中，是作者根据《玉龙歌》内容撰写而成。作者姓氏、写作具体时间等无从查考。主要内容有：

（1）介绍内、外、妇、儿、五官等各科病证的针灸治疗方法，除内、外科常见病证外，还列举了佝偻、蛊胀、瘰疬等难治病证，以及黄疸、时疫痎疟、尸劳等传染性疾病的针灸治疗取穴。对后世针灸临床有指导意义。

（2）总结出灵活多样的取穴原则，涉及辨证取穴、局部取穴等，并且遵循以下基本规律：头面、五官疾病，以局部取穴为主；四肢病证以循经取穴与局部取穴相结合使用；脏腑病证以循经辨证取穴为主，配合俞穴、募穴、交会穴治疗；外科病证则主要是循经取穴配合经外奇穴治疗。本歌赋尤为重视交会穴和经外奇穴的应用，这些取穴规律对后世针灸处方学的发展有指导意义。

（3）强调针灸治疗过程中，应当在辨证的基础上，采用适宜的针灸补泻方法。

【原文】

夫参博以为要，辑简而舍烦，总《玉龙》以成赋[1]，信金针以获安。

【注释】

[1] 总《玉龙》以成赋：本歌赋据《玉龙歌》而辑成。

【按语】

本段内容说明《玉龙赋》取材于《玉龙歌》，本赋精选其内容，采用简练的词赋形式，以便于学习和流传。

【原文】

原夫卒暴中风，顶门、百会；脚气连延，里、绝、三交[1]。头风、鼻渊，上星可用；耳聋、腮肿，听会偏高。攒竹、头维，治目疼头痛；乳根、俞府，疗气嗽痰哮。风市、阴市，驱腿脚之乏力；阴陵、阳陵，除膝肿之难熬。

【注释】

[1] 脚气连延，里、绝、三交：脚气，这里指中风后遗症的下肢痿废病证。里，即足三里穴。绝，绝骨穴。三交，三阴交穴。三穴配合，有健脾祛湿、强壮筋骨的作用。

【按语】

本段内容阐述中风、头痛、鼻渊、耳聋、咳嗽痰多、膝肿等病证取穴。

【原文】

二白医痔漏[1]，间使剿疟疾；大敦去疝气，膏肓补虚劳。天井治瘰疬、瘾疹，神门治呆痴笑咷[2]。

【注释】

[1] 二白医痔漏：二白，经外奇穴，位于前臂掌侧，腕横纹上4寸，桡侧腕屈肌腱的两侧各一，一手两穴，具有调和气血、提肛消痔的功效。

[2] 笑咷：咷，同"啕"，意为放声痛哭。笑咷，指神志病中所出现的悲喜失于控制的症状。

【按语】

本段内容阐述痔漏、疟疾、疝气、瘰疬、痴呆等病证的治疗用穴，并列举部分疾病的辨证取穴及经验用穴。

【原文】

咳嗽风痰，太渊、列缺宜刺，尪羸喘促，璇玑、气海当知[1]。期门、大敦，能治坚痃[2]疝气；劳宫、大陵，可疗心闷、疮痍[3]。

【注释】

[1] 尪羸(wāng léi)喘促，璇玑、气海当知：尪羸，瘦弱。璇玑穴为任脉腧穴，位于胸部，能疏利局部经气。气海穴为任脉腧穴，有补益真气、固摄元气的功效。两穴配合，治疗体弱短气喘促等病证。

[2] 坚痃(xuán)：痃，亦称痃气，指脐旁气块，泛指生于腹腔内弦索状的痞块，亦有以两胁弦急、心肋胀痛为痃气。

[3] 劳宫、大陵，可疗心闷、疮痍：疮痍，创伤。劳宫穴为手厥阴心包经荥穴，荥主身热。大陵穴为心包经的输穴，属土，心包经的子穴，实则泻其子。两穴同用，能清心泻火，凉血解毒，治疗疮痍。

【按语】

本段内容阐述咳嗽、疝气、疮痍等病证的治疗用穴，列举部分疾病的辨证循经取穴及同经腧穴的配合应用。

【原文】

心悸虚烦刺三里，时疫瘖疟寻后溪[1]。绝骨、三里、阴交，脚气[2]宜此；睛明、太阳、鱼尾[3]，目症凭兹。老者便多，命门兼肾俞而著艾；妇人乳肿，少泽与太阳之可推[4]。

【注释】

[1] 时疫瘖(jiē)疟寻后溪：瘖疟，为疟疾的统称。后溪穴为手太阳小肠经输穴，八脉交会穴之一，通于督脉，太阳主表，督脉统领诸阳，故后溪穴具有清热解表的作用，可用于时疫与疟疾的治疗。

[2] 脚气：又称脚弱，因外感湿邪风毒，或为饮食厚味所伤，积湿生热流注于脚而成。症见腿脚麻木酸痛，无力，或挛急，或肿胀，或枯萎，或胫红肿发热，进而入腹攻心，出现呕吐不食、心悸、胸闷、气喘、神志恍惚、言语错乱等症状。

[3] 鱼尾：经外奇穴，位于目锐眦外侧约1分处，具有清热泻火明目的作用。

[4] 妇人乳肿，少泽与太阳之可推：乳肿，是乳痈的始发症状。少泽，手太阳小肠经井穴，小肠经与心经相表里，手少阴心经经筋"挟乳里，结胸中……"太阳，此处指瞳子髎穴，为足少阳胆经穴，其经筋"系于膺乳，结于缺盆……"两穴均可疏利经气，清热散肿，治疗乳肿。

【按语】

本段内容阐述疟疾、脚气、眼疾、尿频、乳肿等病证的取穴，并列举部分疾病的辨证循经取穴及腧穴的配伍应用。

【原文】

身柱蠲嗽,能除膂痛[1];至阳却疸,善治神疲。长强、承山,灸痔最妙;丰隆、肺俞,痰嗽称奇。风门主伤冒寒邪之嗽,天枢理感患脾泄之危。

【注释】

[1]身柱蠲嗽,能除膂痛:蠲,驱除。膂,脊梁骨。身柱,为督脉经穴,位于两侧肺俞穴中间,有宣肺止咳、除痰的作用,可治疗脊柱及周围疼痛,与肺俞同为治肺部疾患的要穴。

【按语】

本段内容阐述咳嗽、黄疸、痔疾、腹泻等病证的治疗用穴,列举部分疾病的辨证取穴及同一腧穴的多种治疗作用。

【原文】

风池、绝骨,而疗乎伛偻[1];人中、曲池,可治其痿伛[2]。期门刺伤寒未解,经不再传[3];鸠尾针癫痫已发,慎其妄施[4]。阴交、水分、三里,蛊胀宜刺[5];商丘、解溪、丘墟,脚痛堪追。

【注释】

[1]伛偻(yǔ lóu):腰背弯曲,又称大偻、病偻。

[2]痿伛:由于肌肉痿弱无力而导致脊背弯曲。

[3]期门刺伤寒未解,经不再传:期门为足厥阴肝经穴,肝之募穴,是十二经循行中的最后经穴,伤寒未解而刺期门,可使不传经而愈,为中医学治未病思想的体现。

[4]鸠尾针癫痫已发,慎其妄施:鸠尾穴为任脉络穴,与督脉相通,具有调理阴阳、宁神定志的作用,可用于治疗癫痫等神志疾病。由于该穴所在部位邻近重要脏器,在操作时需谨慎,同时不能留针。

[5]阴交、水分、三里,蛊胀宜刺:阴交,即三阴交穴,为足三阴经的交会穴,与水分穴、足三里穴合用,有健脾利湿消肿的作用,可以用于治疗肝脾受损、气滞血瘀、水湿不行的蛊胀病。

【按语】

本段内容阐述伛偻、伤寒、癫痫、蛊胀、脚痛等病证的取穴,并列举部分疾病的辨证取穴方法。

【原文】

尺泽理筋急之不用,腕骨疗手腕之难移。肩脊痛兮,五枢兼于背缝[1];肘挛疼兮,尺泽合于曲池。风湿搏于两肩,肩髃可疗;壅热盛乎三焦,关冲最宜。手臂红肿,中渚、液门要辨;脾虚黄疸,腕骨、中脘何疑。伤寒无汗,攻复溜宜泻;伤寒有汗,取合谷当随。

【注释】

[1]背缝:经外奇穴,位于肩胛部,腋后纹头直上,与第四胸椎棘突相平处。

【按语】

本段内容阐述腕、臂、肘、肩痛和伤寒无汗、有汗等病证的治疗用穴,重点列举了部分疾病的辨证取穴和局部取穴、配伍应用等。

【原文】

欲调饱满之气逆,三里可胜;要起六脉之沉匿,复溜称神[1]。照海、支沟,通大便之秘；内庭、临泣，理小腹之膜。天突、膻中医喘嗽，地仓、颊车疗口㖞。迎香攻鼻室为最，肩井除臂痛如拏。

【注释】

[1] 要起六脉之沉匿，复溜称神：六脉，指左右寸、关、尺三部脉。沉匿，指脉沉伏难以触及，为阳气不舒、气血郁滞的征象。复溜穴为足少阴肾经穴，属金，为本经母穴，补复溜能振奋肾阳，温行气血。

【按语】

本段内容阐述气逆、脉伏、小腹胀、便秘、口㖞、鼻塞、臂痛等病证的取穴。

【原文】

二间治牙疼，中魁[1]理翻胃而即愈；百劳[2]止虚汗，通里疗心惊而即瘥。大小骨空[3]，治眼烂能止冷泪；左右太阳，医目疼善除血翳。心俞、肾俞，治腰肾虚乏之梦遗；人中、委中，除腰脊痛闪之难制。太溪、昆仑、申脉，最疗足肿之迍[4]；涌泉、关元、丰隆，为治尸劳之例[5]。

【注释】

[1] 中魁：经外奇穴，在手背，中指第二节骨尖，握拳取穴。

[2] 百劳：一说为大椎穴的别名，大椎穴为手三阳经、足三阳经与督脉的交会穴，有祛虚、实热证的作用；一说为经外奇穴，位于大椎穴直上2寸，后正中线旁开1寸，左右各一，可以治疗瘰疬、咳嗽、虚劳等病证。

[3] 大小骨空：均为经外奇穴，大骨空穴位于手大指第二节尖，小骨空穴位于手小指第二节尖，两穴能治迎风落泪，眼角溃烂等病证。

[4] 迍(tún)：行走艰难的样子。

[5] 涌泉、关元、丰隆，为治尸劳之例：尸劳，是一种传染性的痨瘵病。涌泉穴为足少阴肾经井穴，能滋肾养阴。关元穴为任脉经穴，强壮要穴之一，可治疗虚损。丰隆穴为足阳明胃经络穴，能健脾胃，除痰浊。三穴合用，可以益气补虚除痰。

【按语】

本段内容阐述牙痛、眼疾、虚汗、心悸、梦遗、腰痛等病证的治疗用穴。

【原文】

印堂治其惊搐，神庭理乎头风。大陵、人中频泻，口气全除[1]；带脉、关元多灸，肾败[2]堪攻。腿脚重疼，针髋骨[3]、膝关、膝眼；行步艰楚，刺三里、中封、太冲。取内关于照海，医腹疾之块[4]；搐迎香于鼻内[5]，消眼热之红。肚痛秘结，大陵合外关于支沟；腿风湿痛，居髎兼环跳于委中。上脘、中脘，治九种之心痛[6]；赤带、白带，求中极之异同[7]。

【注释】

[1] 大陵、人中频泻，口气全除：口气，指口臭，多为心脾之火上逆，熏蒸于口舌所致。大陵穴为手厥阴心包经穴，人中穴为督脉、手阳明大肠经、足阳明胃经的交会穴。两穴同用泻法，可以清热泻火，除口气臭秽。

[2] 肾败：指肾气亏损。

［3］髋骨：经外奇穴，位于梁丘穴外1.5寸处，可治腿膝痹痛。

［4］取内关于照海，医腹疾之块：内关穴为八脉交会穴之一，通于阴维脉；照海穴为足少阴肾经穴，通于阴跷脉。两穴同用能宣散气血，疏利经络，促进腹中痞块消散。

［5］摛(chù)迎香于鼻内：摛，牵动，这里指针刺。迎香于鼻内，指内迎香穴，为经外奇穴，位于鼻腔内，与大肠经迎香穴隔鼻翼相对，故名内迎香，主治晕厥、目赤肿痛、中暑等病证。

［6］上脘、中脘，治九种之心痛：九种之心痛，泛指上腹部和前胸部的疼痛，此名称首见于《金匮要略·胸痹心痛短气病脉证并治》，后世补充为饮、食、风、冷、热、悸、虫、痛和去来痛等九种类别。上脘穴与中脘穴均为任脉腧穴，位于上腹部，根据寒热虚实辨证论治，分别采用针灸补泻治疗，能消食导滞，温中散寒，清热燥湿，宽胸理气而止痛。

［7］赤带、白带，求中极之异同：赤带与白带均属带下病，赤带多由心肝火盛等所致，白带多由脾虚湿盛等引起。中极穴为任脉腧穴，是足三阴经与任脉的会穴，补之能健脾补肾，泻法可以清热化湿，疏肝解郁，是治疗带下的要穴。

【按语】

本段内容阐述惊风抽搐、头风头痛、口臭、目赤痛、大便秘结和九种心病、赤白带下等病证的取穴，列举了部分疾病的辨证取穴与局部取穴、奇穴配伍应用。

【原文】

又若心虚热壅，少冲明于济夺[1]；目昏血溢[2]，肝俞辨其实虚。当心传之玄要[3]，究手法之疾徐[4]。或值挫闪疼痛之不定，此为难拟定穴之可祛。辑管见以便诵读，幸高明而无哂[5]诸。

【注释】

［1］济夺：即言补泻。《灵枢·九针十二原》："逆而夺之，恶得无虚；追而济之，恶得无实。"

［2］目昏血溢：目昏即视物昏花，多为肝肾不足，气血虚弱所致。血溢即目睛红赤，多由肝胆火热上炎而成。

［3］当心传之玄要：心传，前人传授下来的学说和经验。玄要，这里是指针灸技术中的玄妙和重要之处。

［4］疾徐：亦作"徐疾"，在此是泛指针刺手法。

［5］哂(shěn)：讥笑的意思。

【按语】

本段内容阐述心虚热壅、目昏血溢和闪挫疼痛等病证的取穴，并说明同一经穴用于治疗不同病证时应当辨证论治，采用不同补泻方法。

第六节 百症赋（全篇）

【提要】

本赋首载于明代高武的《针灸聚英》，作者不详。因赋中论述多种病证的针灸辨证论治、取穴配

方,故名"百症赋"。主要内容有:

(1)按头面五官、颈项、躯干、四肢,全身自上而下的顺序,列举了90多种病证的主治穴位,其中头面五官28症,咽喉颈项6症,妇科7症,儿科1症,诸风伤寒5症,其他43症。所选腧穴多偏重于五输穴、背俞穴、腹募穴、郄穴、络穴等。

(2)列举了多种取穴、配穴方法,如局部邻近取穴、循经远道取穴、表里经取穴、上病下取、下病上取,这些方法至今也是针灸临床取穴、配穴常用的方法,其取穴精少,为后学医家所推崇。

(3)要求针灸医生做到:树立全心全意为患者服务的精神,要有牢固的专业知识,认为"医乃人之司命,非志士而莫为"。要深入钻研针灸理论,学习前人的经验,认为"针乃理之渊微,须至人之指教"。要结合临床实践,首先进行辨证论治,然后取穴和行针。只有这样,才能达到"随手见功,应针取效"境界,才能理解针灸"玄里之玄""妙中之妙"的治疗效果。

【原文】

百症俞穴;再三用心。囟会连于玉枕,头风疗以金针[1]。悬颅、颔厌之中,偏头痛止[2];强间、丰隆之际,头痛难禁[3]。原夫面肿虚浮,须仗水沟、前顶[4];耳聋气闭,全凭听会、翳风[5]。面上虫行有验,迎香可取[6];耳中蝉噪有声,听会堪攻。

目眩兮,支正、飞扬[7];目黄兮,阳纲、胆俞[8]。攀睛攻少泽、肝俞之所[9],泪出刺临泣、头维之处[10]。目中漠漠,即寻攒竹、三间[11];目觉䀮䀮,急取养老、天柱[12]。观其雀目肝气,睛明、行间而细推[13];审他项强伤寒,温溜、期门而主之[14]。

廉泉、中冲,舌下肿痛堪取[15];天府、合谷,鼻中衄血宜追[16];耳门、丝竹空,住牙疼于顷刻;颊车、地仓穴,正口㖞于片时。喉痛兮,液门、鱼际去疗[17];转筋兮,金门、丘墟来医[18]。阳谷、侠溪,颔肿口噤并治[19];少商、曲泽,血虚口渴同施[20]。通天去鼻内无闻之苦[21],复溜祛舌干口燥之悲[22]。哑门、关冲,舌缓不语而要紧[23];天鼎、间使,失音嗫嚅而休迟[24]。太冲泻唇㖞以速愈[25],承浆泻牙疼而即移[26]。

【注释】

[1]囟会连于玉枕,头风疗以金针:囟会,督脉腧穴,在前头部。玉枕,足太阳膀胱经腧穴,在后头部。督脉与膀胱经均入络于脑,两穴前后配合,有祛风通络、止头痛的作用。

[2]悬颅、颔厌之中,偏头痛止:悬颅、颔厌,皆为足少阳胆经腧穴,在侧头部。两穴相配可以宣泄局部风热邪气,通经止痛,治疗肝胆风热、邪客于少阳经引起的偏头痛。

[3]强间、丰隆之际,头痛难禁:引起头痛的原因有风、热、湿、痰、气虚、血虚等多种。强间,督脉经腧穴,在后头部,属局部取穴方法,能通经镇痛。丰隆,胃经络穴,别走太阳,联络脾胃两经,可健脾化湿祛痰,对因痰湿循经上攻之头痛,是上病下取法。两穴配合属于远近配穴法。

[4]原夫面肿虚浮,须仗水沟、前顶:面肿虚浮,指颜面及眼睑浮肿,多因脾肾气虚,肺通调水道的功能受阻,以致水气不行而成。《金匮要略·水气病脉证并治》:"腰以上肿,当发汗乃愈。"水沟、前顶穴属督脉,有宣通阳气,发汗解表的作用。

[5]耳聋气闭,全凭听会、翳风:耳聋气闭指发病突然,两耳无闻,多因外伤、外感风火或内火上炎所致。三焦经和胆经均有支脉从耳后入耳中,出耳前,脉气阻滞,常见耳聋。听会为足少阳胆经腧穴,翳风为手少阳三焦经腧穴。两穴均在耳局部,能疏通耳部经气,为治疗耳聋、耳鸣要穴。

[6]面上虫行有验,迎香可取:面部皮肤似有虫爬行的感觉,多是血燥风动所致。迎香是手足

阳明经的交会穴,阳明多气多血,泻迎香能清热凉血,润燥祛风止痒。

[7]支正、飞扬:分别为手太阳小肠经和足太阳膀胱经的络穴。手足太阳经在目内眦交接,小肠与心相表里,心经连目系;膀胱经起于目内眦,与肾经相表里。两穴与眼的关系很密切,上下配合,可治目眩。

[8]目黄兮,阳纲、胆俞:目黄是黄疸特有的症状,肝胆湿热或脾胃寒湿是本病病因,阳纲、胆俞均属膀胱经穴,胆俞乃胆之背俞穴,能疏通胆道,清热化湿;阳纲泄热,故两穴有退黄的作用,可以治疗黄疸。

[9]攀睛攻少泽、肝俞之所:攀睛,又称胬肉攀睛,是病证名。症见淡赤胬肉由眦角发出,似昆虫翼状,横贯白睛,渐侵黑睛,甚至掩及瞳神,自觉碜涩不适,影响视力。多因心肺两经风热壅盛、气滞血瘀所致,亦可由阴虚火旺引起。少泽,小肠经井穴,小肠经经脉分布于眼内外眦,与心相表里,心经连目系。肝俞,肝的背俞穴,肝开窍于目,有清心火、明目退翳的作用。故少泽、肝俞两穴相配,可治攀睛之证,属远近配穴法。

[10]泪出刺临泣、头维之处:头临泣属足少阳胆经,是胆经、膀胱经、阳维脉三脉之会。头维,足阳明胃经穴,又为胃经与胆经的交会穴,能泄热。两穴皆居于前额,胆经起于目外眦,胃经起于鼻,在眼眶下循行,胆与胃的经别,都连于"目系",故两穴配合能治目疾、泪出。

[11]目中漠漠,即寻攒竹、三间:漠漠,密布貌。目中漠漠,指视物不清。攒竹,足太阳膀胱经腧穴。三间,手阳明大肠经腧穴,两经均有经别连于目系。膀胱经起于目内眦,阳经主表,故两穴可治外感风热、目生翳膜、目视不清。

[12]目觉䀮䀮,急取养老、天柱:䀮䀮,目不明。目觉䀮䀮,指视物不清。养老,手太阳小肠经郄穴。小肠经脉至目内眦和目外眦,又主液所生病,故为主治气血亏损,津液不能上奉所致目视不明的常用穴。天柱,足太阳膀胱经穴,膀胱经起于目内眦,与肾相表里,对精气不足的目视不明有效。

[13]观其雀目肝气,睛明、行间而细推:雀目,为夜间视物不清。肝藏血,开窍于目,肝血不能上荣于目,故在暗处不能视物。睛明属足太阳膀胱经穴,是手足太阳、手足阳明、阴蹻脉、阳蹻脉之交会穴,诸经均与眼连系,取睛明又是局部取穴。行间,足厥阴肝经荥穴,肝经连于目系,开窍于目,属上病下取法。两穴相配,可滋肝明目。

[14]审他项强伤寒,温溜、期门而主之:项强伤寒,指由外感寒邪引起的项背强痛。温溜,手阳明大肠经郄穴,能疏通卫阳,解表退热,适用于外感病早期。期门,足厥阴肝经募穴。伤寒刺期门可宣泄邪气,使之不再传经。

[15]廉泉、中冲,舌下肿痛堪取:舌为心之苗,舌下肿痛,多为心火炽盛。廉泉,位于喉结上方,是任脉与阴维脉的会穴,可清局部之热以清热止痛。中冲,手厥阴心包经井穴。心包为心之外卫,属火。泻中冲有清心泻火的作用。

[16]天府、合谷,鼻中衄血宜追:天府,手太阴肺经穴,肺开窍于鼻。合谷,手阳明大肠经原穴。大肠经上挟鼻孔,与肺相表里。两穴表里相配,有疏风清热止血的作用。

[17]喉痛兮,液门、鱼际去疗:咽喉为肺胃门户,喉痛有寒、热、虚、实之分,此处指肺胃热炽之实证。液门,三焦经的荥穴。鱼际,肺经荥穴。《难经·六十八难》:"荥主身热。"泻液门、鱼际,有疏风清热、利咽喉的作用。

[18]转筋兮,金门、丘墟来医:金门,膀胱经郄穴,阳维脉气所发之处。《灵枢·经脉》:膀胱经"下合腘中,以下贯腨内。"故金门穴能缓解小腿转筋。丘墟,足少阳胆经原穴,胆与肝相表里,肝主

筋,有舒筋活络的作用。

[19]阳谷、侠溪,颔肿口噤并治:因颔肿胀,以致不能张口,多由外感风热、湿毒侵袭所致。阳谷,小肠经经穴,属火。小肠经的支脉循颈上颊至目外眦。侠溪,足少阳胆经荥穴。《灵枢·经脉》:胆经"下耳后,循颈……抵于颅,下加颊车,下颈,合缺盆。"故泻此两穴,有清热解毒、消肿散结的作用,能治疗颔肿口噤。

[20]少商、曲泽,血虚口渴同施:血虚口渴指温热病,血虚生热,化燥伤津,出现口干渴欲饮的症状。少商,手太阴肺经井穴,能泻肺热。曲泽,手厥阴心包经合穴,能清心火。两穴配合,有清热泻火、生津解渴的功效。

[21]通天去鼻内无闻之苦:鼻内无闻,指鼻不闻香臭或鼻塞不通。通天,足太阳膀胱经穴,为治疗鼻疾常用腧穴。

[22]复溜祛舌干口燥之悲:舌干口燥,多因阴虚火旺。复溜,足少阴肾经的经穴,属金。肾经循喉咙、挟舌本,肾属水,复溜属金,肾阴不足,补复溜,是虚则补其母的取穴法。补复溜能滋阴降火,生津解渴,故治舌干口燥之症。

[23]哑门、关冲,舌缓不语而要紧:哑门,督脉腧穴。《甲乙经》:"瘖门入系舌本(瘖门即哑门)……舌缓瘖不能言,刺哑门。"关冲,三焦经井穴。《灵枢·经筋》:"其支者,当曲颊,系舌本……其病当所过者,即转筋舌卷。"故哑门、关冲能治舌缓不语。

[24]天鼎、间使,失音嗳嗌而休迟:天鼎,手阳明大肠经腧穴,在颈部为局部取穴。间使,手厥阴心包经穴。心包为心之外卫,代心受邪。心开窍于舌,与发声有密切关系。故两穴相配,可治失音嗳嗌之症。嗳嗌,语言蹇涩,想说又说不出话来的样子。

[25]太冲泻唇㖞以速愈:太冲,肝之原穴。肝主筋,主风。《灵枢·经脉》:肝经支脉,"下颊里,环唇内。"唇㖞,由肝阳上逆,肝风内动,风中经络所致,可泻太冲以平肝息风。

[26]承浆泻牙疼而即移:承浆,为任脉经穴,是任脉、足阳明之交会穴。任脉上颐环唇,足阳明胃经"入上齿中,还出挟口,还唇,下交承浆",故承浆有清热泻火、消肿止痛的作用,可治风火牙痛、阳明郁热牙痛。

【按语】

本段内容阐述多种头面、五官病证的辨证配穴处方。五官病证多在局部邻近取穴、循经远道取穴、背俞取穴,其中邻近取穴最多,循经远道取穴及背俞取穴次之。在五官局部邻近取穴,有疏泄局部邪气,宣通局部经气,活血散瘀,消肿止痛的作用,是治疗五官病证的主要取穴方法,循经远道取穴和背俞取穴多用于慢性疾患,可起到互相配合的作用。

【原文】

项强多恶风,束骨相连于天柱[1];热病汗不出,大都更接于经渠[2]。

【注释】

[1]项强多恶风,束骨相连于天柱:项强恶风,是伤寒太阳病的症状。束骨是足太阳膀胱经的输穴,《难经·六十八难》:"俞主体重节痛。"天柱,在颈项局部,有疏散头部风邪、缓解颈项强痛的作用。

[2]热病汗不出,大都更接于经渠:此指肺气不足,无以鼓汗外出。大都,足太阴脾经荥穴,脾主肌肉,荥主身热。经渠,手太阴肺经的经穴,能发汗解表,止咳平喘。两穴配合有益气生津,发汗解表,退热的作用。

【按语】

本段内容阐述外感病的取穴配方,提出治疗外感风寒以太阳经穴为主,治外感风热以肺经穴为主,虚者佐以脾经腧穴,这对外感疾病的针灸配穴有一定的启示。

【原文】

且如两臂顽麻,少海就傍于三里;半身不遂,阳陵远达于曲池[1]。建里、内关,扫尽胸中之苦闷[2];听宫、脾俞,祛残心下之悲凄[3]。久知胁肋疼痛,气户、华盖有灵[4];腹内肠鸣,下脘、陷谷能平[5]。胸胁支满何疗,章门、不容细寻[6]。膈痛饮蓄难禁,膻中、巨阙便针[7]。胸满更加噎塞[8],中府、意舍所行;胸膈停留瘀血,肾俞、巨髎宜征。胸满项强,神藏、璇玑已试;背连腰痛,白环、委中曾经[9]。

【注释】

[1] 半身不遂,阳陵远达于曲池:阳陵泉,为胆经合穴,筋之会穴。胆经与肝经相表里,肝藏血,主筋。阳陵泉有通经活络、舒筋壮骨的作用,可治疗四肢筋骨不利。曲池,手阳明大肠经合穴,《灵枢·终始》:"从腰以上者,手太阴、阳明皆主之。"故阳陵泉、曲池相配,可治疗半身不遂,偏枯瘫痪。

[2] 建里、内关,扫尽胸中之苦闷:建里,任脉经穴。内关,手厥阴心包经经穴,八脉交会穴之一,通于阴维。《难经·二十九难》:"阴维为病,苦心痛。"两穴配合,有宽胸利膈、降逆止呕的作用,可治疗胸部疾患。

[3] 听宫、脾俞,祛残心下之悲凄:听宫,手太阳小肠经穴,手太阳、手足少阳三脉的交会穴。小肠与心相表里,心藏神。脾俞,有健脾生血的作用。两穴配合,可消除因心气虚怯出现悲哀消极、忧愁不安的症状。

[4] 久知胁肋疼痛,气户、华盖有灵:气户,胃经腧穴。华盖,任脉腧穴。两穴皆在胸中,有宣通胸胁局部经气、通络止痛的作用。

[5] 腹内肠鸣,下脘、陷谷能平:下脘,任脉经穴,是任脉与足太阴脾经的交会穴。陷谷,足阳明胃经的输穴,经脉内连于脾胃。两穴均有化湿行湿、调理脾胃的作用,故可以治疗胃肠疾病。

[6] 胸胁支满何疗,章门、不容细寻:章门,肝经腧穴,肝经、胆经的交会穴,脾的募穴,在胁肋部,有疏肝解郁、宽胸止痛作用。不容,足阳明胃经穴,穴近胸膈。与章门穴配合,可以治疗肝郁或食滞之胸胁胀痛。

[7] 膈痛饮蓄难禁,膻中、巨阙便针:饮是指胸膈有水停滞而发疼痛的症状。膻中,是任脉、脾、肾、三焦、小肠经之交会穴,心包的募穴,有清肃肺气、运化水液的作用。巨阙,任脉腧穴,心的募穴,有治心胸满痛、咳逆痰饮的作用。

[8] 噎塞:即噎膈。阴气不降为噎,阳气不出为塞。饮食入咽,阻碍不下的病证称噎塞。

[9] 背连腰痛,白环、委中曾经:白环,即白环俞,在腰骶部。委中,在腘窝横纹中点。两穴均为足太阳膀胱经腧穴,委中又是膀胱的下合穴。本经循行于腰背,下腘中。两穴同用,属远近配穴法,是治疗腰腿病证的常用配方。

【按语】

本段内容阐述四肢、胸胁疾病的取穴配方。胸为心肺所在,十二经脉除了膀胱经外,其他的经脉都循行于胸胁部,或起于胸中,故引起胸胁病证的原因很多。本段内容按胸胁病证的病因、病机、病位、症状,提出辨证取穴方法。如属气机不疏作痛者,采用局部取穴与循经远道取穴为主以宣通气机。如因痰饮或瘀血内停者，局部取穴或用募穴，以利气散结，消除局部病邪等，这对临床有一定参考价值。

【原文】

脊强兮水道、筋缩[1]，目眴兮颧髎、大迎[2]。痉病非颅息而不愈[3]，脐风须然谷而易醒[4]。委阳、天池，腋肿针而速散[5]，后溪、环跳，腿疼刺而即轻[6]。

【注释】

[1] 脊强兮水道、筋缩：筋缩，督脉腧穴，对筋脉挛缩所致的脊柱强直有较好的疗效。水道，足阳明胃经腧穴。《素问·骨空论篇》："督脉生病治督脉，治在骨上，甚者在脐下营。"两穴前后配合，是治疗脊背强直的有效配方。

[2] 目眴兮颧髎、大迎：目眴，眼皮颤动、肌肉抽缩的症状。颧髎，手太阳小肠经腧穴。小肠经"其支者，别颊上䪼，抵鼻，至目内眦，斜络于颧"，"从缺盆循颈上颊，至锐眦"。大迎，足阳明胃经腧穴，胃经起于鼻，从眼眶循鼻外侧下行。因两穴均有经脉与眼睑连系，故能治目眩或眼睑眴动。

[3] 痉病非颅息而不愈：痉，病名，多由高热伤津，筋脉失养，以致出现痉挛抽搐，或角弓反张的症状。颅息，手少阳三焦经穴。泻颅息出血，有清热泻火、镇痉止吐的作用。

[4] 脐风须然谷而易醒：脐风，即婴儿破伤风。然谷，足少阴肾经的荥穴。《灵枢·经脉》载：肾经"上贯肝膈，入肺中，循喉咙……其支者，复从肺出，络心，注胸中。"《难经·六十八难》："荥主身热。"然谷并通心、肝、肺、肾经诸经。泻然谷，有清热泻火、育阴潜阳、息风止痉的作用，可以治疗脐风。

[5] 委阳、天池，腋肿针而速散：天池，手厥阴心包经腧穴。《灵枢·经脉》载：心包经"其支者，循胸出胁，下腋三寸，上抵腋下……是动则病……腋肿……"委阳，足太阳膀胱经腧穴，三焦腑的下合穴。三焦与心包相表里，在心包经所过之处，发生肿痛，两穴上下相应，可宣通经络，消散腋肿。

[6] 后溪、环跳，腿疼刺而即轻：后溪，八脉交会穴之一，属手太阳小肠经，通于督脉。《素问·骨空论篇》载督脉，"别绕臀，至少阴与巨阳中络者合。少阴上股内后廉，贯脊属肾"。后溪通于督脉，与膀胱经连接，故治下肢疼痛而有效，是下病上取法。环跳，足少阳胆经穴，足少阳与足太阳之交会穴，是针灸治疗下肢疼痛的要穴。

【按语】

本段内容阐述痉挛抽搐、角弓反张等抽风病证的针灸取穴配方。使用的腧穴，包括督脉、手足太阳、足阳明、手足少阳等阳经和足少阴经腧穴。这些腧穴具有清热泻火，镇痉息风，滋水涵木的作用。但抽风病情复杂，临证时应根据具体情况辨证施治。

【原文】

梦魇不宁，厉兑相谐于隐白[1]；发狂奔走，上脘同起于神门[2]。惊悸怔忡，取阳交、解溪勿误[3]；反张悲哭[4]，仗天冲、大横须精。癫疾必身柱、本神之令[5]，发热仗少冲、曲池之津[6]。岁热时行，陶道复求肺俞理[7]；风痫常发，神道还须心俞宁[8]。

【注释】

[1] 梦魇(yǎn)不宁，厉兑相谐于隐白：魇，噩梦，或睡中惊叫。多由痰火扰心，或思虑伤脾，或心肾不交，或气血虚弱所致。厉兑，足阳明胃经井穴。隐白，足太阴脾经井穴，十三鬼穴之一。两穴配合清热泻火，健脾除痰，使心神安宁，梦魇亦随之消失。

[2] 发狂奔走，上脘同起于神门：《难经·二十难》："重阳者狂，重阴者癫。"《灵枢·经脉》记载足阳明胃经病候："病至则恶人与火，闻木声则惕然而惊，心欲动，独闭户塞牖而处，甚则欲登高而歌，弃衣而走。"上脘，是任脉、手太阳、足阳明之交会穴，有化滞除痰、安神定志的作用。神门，手少阴心经输穴，心之原穴，心藏神。两穴配合，有清热除痰、宁心安神的作用。

[3] 惊悸怔忡，取阳交、解溪勿误：阳交，足少阳胆经腧穴，足少阳、阳维之交会穴，阳维之郄穴。胆主决断，胆气虚则易惊，故阳交能调摄阴阳。解溪，足阳明胃经的经穴。本穴属火，胃经的母穴，补火生土，能健脾，补气血，益心脾，故两穴配合治疗惊悸怔忡。

[4] 反张悲哭：指类似惊风的一种儿科疾患。

[5] 癫疾必身柱、本神之令：身柱，督脉经穴。《难经·二十八难》："督脉者，起于下极之俞，并于脊里，上至风府，入属于脑。"本神为足少阳胆经、阳维脉交会穴。肝胆相表里，"诸风掉眩，皆属于肝"。两穴配合，可清热息风，开窍醒神。

[6] 发热仗少冲、曲池之津：心藏神，属火。少冲，手少阴心经井穴。热病神昏谵语，泻少冲，能清热泻火，开窍醒神。曲池，手阳明大肠经合穴。阳明为两阳合明，阳气至盛，泻曲池有解表清热的作用。两穴配合，可治疗热证。

[7] 岁热时行，陶道复求肺俞理：岁热时行，指季节性的温热病。陶道，督脉经穴，督脉、足太阳之会，督脉统诸阳。肺俞，足太阳膀胱经腧穴，肺脏精气在背部转输之处，温邪上受，首先犯肺，故肺俞为调理肺脏的要穴。本方以陶道治标，肺俞治本，为标本兼治之法。

[8] 风痫常发，神道还须心俞宁：风痫，痫之一种，因外感风邪所致的抽搐称为风痫。神道，督脉经腧穴。心俞，膀胱经腧穴，心的背俞穴。心藏神，督脉入属于脑。故取神道、心俞能治癫痫，有清心开窍、镇肝息风、止痉的作用。

【按语】

本段内容阐述神志疾病的针灸取穴配方。对惊悸怔忡，失眠多梦，癫、狂、痫等神志病证，用督、任、心、脾、足三阳等经的腧穴治疗，提示了针灸治疗神志疾病的主要经脉和辨证取穴的方法。

【原文】

湿寒湿热下髎定[1]，厥寒厥热涌泉清[2]。寒慄恶寒，二间疏通阴郄暗[3]；烦心呕吐，幽门开彻玉堂明[4]。行间、涌泉，主消渴之肾竭[5]；阴陵、水分，去水肿之脐盈[6]。痨瘵传尸，趋魄户、膏肓之路[7]；中邪霍乱，寻阴谷、三里之程[8]。治疸消黄，谐后溪、劳宫而看；倦言嗜卧，往通里、大钟而明。咳嗽连声，肺俞须迎天突穴；小便赤涩，兑端独泻太阳经[9]。刺长强于承山，善主肠风新下血[10]；针三阴于气海，专司白浊久遗精。且如肓俞、横骨，泻五淋之久积[11]；阴郄、后溪，治盗汗之多出。脾虚谷以不消，脾俞、膀胱俞觅；胃冷食而难化，魂门、胃俞堪责[12]。

【注释】

[1] 湿寒湿热下髎定：湿寒，指素有湿邪而复感风寒，症见肢肿腰酸，大便溏泄。湿热，指内热郁遏，不能宣行水道以致停滞而生湿。下髎，足太阳膀胱经腧穴，是足太阴脾经、足厥阴肝经、足少阳胆经之会，有健脾利湿、清下焦湿热的作用。

[2] 厥寒厥热涌泉清：厥寒即寒厥，主症为四肢逆冷，身寒面青，大便溏薄，甚至昏仆。厥热即热厥，主症为身热面赤、口干、便秘，甚则不省人事。两病均为阴阳失调，厥气上逆而致。涌泉，足少阴肾经井穴。肾为人体元阴元阳之所在。《灵枢·顺气一日分为四时》："病在藏者取之井。"故涌泉

可治厥证,热厥宜针泻,寒厥宜灸补。

[3]寒慄恶寒,二间疏通阴郄暗:寒慄恶寒,为热病早期症状之一。寒慄又称寒战、振寒,患者自觉寒冷,且躯体颤振,多见于热病,为里热炽盛,阳气不得外越所致。二间,手阳明大肠经荥穴。《灵枢·经脉》手阳明经:"气盛有余,则当脉所过者热肿,虚则寒慄不复。"阴郄,手少阴心经郄穴。两穴配合,可治因热病而发生的寒慄恶寒证。热证宜针泻,虚证可灸补。

[4]烦心呕吐,幽门开彻玉堂明:幽门,足少阴肾经穴,是肾经、冲脉之交会穴。肾经从肾上贯肝膈。玉堂,任脉腧穴,在胸骨部。幽门、玉堂都属于局部取穴,有宽胸和胃、降逆止呕的作用。

[5]行间、涌泉,主消渴之肾竭:行间,足厥阴肝经的荥穴,属火,又为肝经子穴。实则泻其子,泻之有清热泻火的作用。涌泉,足少阴肾经井穴,属木,为肾经之子穴,按照实则泻其子法,肾热泻之,有清热养阴的作用。

[6]阴陵、水分,去水肿之脐盈:脐盈,是指水湿内停,腹部的皮肤紧张,脐窝消失,甚至突出等现象。阴陵泉,足太阴脾经合穴,脾主运化。水分,任脉腧穴,《铜人腧穴针灸图经》:"若水病,灸之大良,可灸七壮至百壮止,禁不可针,针水尽即毙。"两穴同用,有健脾利水消肿的作用。

[7]瘰瘵传尸,趋魄户、膏肓之路:瘰瘵传尸,即瘰瘵病,是传染性的慢性消耗性疾病,故又称传尸瘰、劳积、传尸、尸注等。魄户,足太阳膀胱经腧穴,在肺俞穴旁开1.5寸,与肺俞同为治疗肺病的要穴。膏肓,足太阳膀胱经腧穴,在魄户穴下一椎,为治疗虚瘰、虚损疾患的常用有效穴。

[8]中邪霍乱,寻阴谷、三里之程:中邪,指突然发病。霍乱,指胃肠绞痛,上吐下泻,主要由秽浊之气乱于胃肠,气机升降失常所致。阴谷,足少阴肾经合穴。《灵枢·顺气一日分为四时》:"病在胃,及以饮食不节得病者,取之于合。"灸阴谷能温肾阳,理下焦之虚寒。三里,足阳明胃经合穴,胃的下合穴。《灵枢·邪气藏府病形》:"合治内府。"故两穴同用,有健脾胃、止吐泻的作用。

[9]小便赤涩,兑端独泻太阳经:小便色赤艰涩疼痛,多为心热移于小肠所致。兑端,督脉经穴,泻兑端有清利湿热的作用。太阳经,指手太阳小肠经合穴小海,小肠有分清别浊的功能,小肠与心相表里,心热移于小肠可致小便赤痛、口舌溃烂,泻兑端、小海两穴,有清热泻火、利尿通淋的作用。

[10]肠风新下血:由于风热客于肠胃,或湿热蕴积于肠,损伤阴络而致大便带有鲜血之症称为肠风下血。新,是指属于热证所下的血色鲜稠,一般以新病居多,与病程较久的中虚脱血、小肠寒湿的下血不同。

[11]且如肓俞、横骨,泻五淋之久积:肓俞、横骨都是足少阴肾经腧穴,足少阴和冲脉的交会穴。肾主水,与膀胱相表里。两穴位于小腹,属局部取穴,有清热利尿,通淋止痛的作用。

[12]责:本义索取、责求,这里作取用之义。

【按语】

本段内容阐述常见内科杂病的针灸取穴配方,包括消渴、黄疸、水肿、瘰瘵、淋病、呕吐等18种病证的取穴配方,对脏腑疾病的辨证取穴有一定的临床实用价值。

【原文】

鼻痔必取龈交[1],瘿气须求浮白[2]。大敦、照海,患寒疝而善蠲[3];五里、臂臑,生疬疮而能治[4]。至阴、屏翳,疗痒疾之疼多[5];肩髃、阳溪,消瘾风之热极。

【注释】

[1]鼻痔必取龈交:鼻痔,即鼻息肉。龈交,督脉腧穴,为督脉、任脉、胃经三经之交会穴。督

脉从额至鼻柱,胃经起于鼻,任脉至口唇而与督脉相交,三经均与鼻有密切关系,故针刺龂交穴能驱风湿邪气,泻除鼻内蕴热。《甲乙经》:"鼻中瘜肉不利,鼻头颞中痛,鼻中有蚀疮,龂交主之。"

[2] 瘿气须求浮白:瘿气,俗称大脖子病,瘿的名目较多,《圣济总录》分为石瘿、泥瘿、劳瘿、忧瘿、气瘿;《三因极一病证方论》分为石瘿、肉瘿、筋瘿、血瘿、气瘿。浮白,胆经与膀胱经的交会穴。胆经起于目锐眦,循颈,下入缺盆。膀胱经起于目内眦,经头顶而下于颈项。两经均循行颈项,浮白是两经的交会穴,故可调和气血,治疗颈项肿大的瘿病。

[3] 大敦、照海,患寒疝而善蹴:寒疝,疝气之一种,多因寒邪凝滞腹内所致,症见腹痛控睾,形寒肢冷,痛甚欲绝。大敦,足厥阴肝经井穴,肝经"循股阴,入毛中,过阴器,抵小腹"。照海,足少阴肾经腧穴,阴蹻脉气所发之处。肾经从肾上贯肝膈,足少阴的经筋,结于阴器。两穴配合,可治因寒气侵袭下焦、肝肾脉气壅滞所致的少腹疼痛、阴囊肿大、偏坠作痛的疝证。

[4] 五里、臂臑,生疬疮而能治:疬,即瘰疬,发于颈项及耳的前后,病变可发于一侧或两侧。以其形状累累如珠,历历可数,皮色不变,按之坚硬,推之不动,故名。五里、臂臑均为手阳明大肠经腧穴。《灵枢·经脉》记载:手阳明大肠经"从缺盆,循颈上颊。"臂臑是手阳明、手足太阳、阳维之会,一穴而通多经到颈项,为治瘰疬的要穴。两穴配合,能疏调三焦气滞,宣导阳明气血,除痰化湿,开郁散结,为治疗瘰疬的常用要穴。

[5] 至阴、屏翳,疗痒疾之疼多:至阴,足太阳膀胱经的井穴。肾水不足,心火亢盛,热盛血燥,则皮肤痒痛。膀胱主一身之表,至阴滋补肾阴,以水济火,凉血润燥,止皮肤之痒痛。屏翳,会阴穴别名,任脉穴,《铜人腧穴针灸图经》记载:会阴穴可治"皮痛,谷道瘙痒。"另《针灸大成》载本赋"屏翳"作"屋翳",为足阳明胃经腧穴,阳明多气多血,胃经主血所生病,泻之可清阳明气血之热而止痛痒,故作"屋翳"亦通。

【按语】

本段内容阐述外科病证包括瘿气、瘰疬、疝痛、瘾风等的取穴原则。由于针灸有清热解毒、消肿止痛、化痰散结的作用,故对多种外科病证有效。

【原文】

抑又论妇人经事改常,自有地机、血海[1];女子少气漏血,不无交信、合阳[2]。带下产崩,冲门、气冲宜审[3];月潮违限,天枢、水泉细详[4]。肩井乳痛而极效[5],商丘痔瘤而最良[6]。脱肛趋百会、尾翳[7]之所,无子搜阴交、石关之乡[8]。

【注释】

[1] 妇人经事改常,自有地机、血海:经事改常,指月经不调。地机,足太阴脾经郄穴。血海,脾经腧穴。脾统血,与胃相表里,脾胃为后天气血生化之源。郄穴,是气血深聚之处,血海为血聚汇之所。两穴配合,有调气养血的作用,可治疗妇女月经不调。

[2] 女子少气漏血,不无交信、合阳:少气漏血,是气虚不能摄血,冲任不固,经血淋漓不断的病证。交信,足少阴肾经腧穴,阴蹻脉的郄穴。肾乃元阴元阳所系,肾气不足,冲任不固,可致少气漏血。交信穴有固肾培元,补气摄血的作用。合阳,足太阳膀胱经腧穴。两穴配合,有补虚摄血的功效。

[3] 带下产崩,冲门、气冲宜审:带下多由脾肾气虚、湿热或痰湿所致。产崩,多因冲任损伤,脾不统血,或肝经火旺,血热妄行,或瘀血阻滞,血不归经而致。冲门,是脾经分布在小腹部的腧穴,脾肝两经的交会穴,能调理脾肝两脏功能,有固摄收敛、引血归经、健脾祛湿止带的作用。气冲,足

阳明胃经腧穴,胃经与冲脉交会穴,有固摄冲任的作用。

[4]月潮违限,天枢、水泉细详:天枢,足阳明胃经腧穴,大肠募穴,足阳明胃经、足少阴肾经、冲脉的会穴。胃为后天气血之源,肾藏精为先天之本。冲为血海,肾气盛,冲任通,月事按时而下。水泉,足少阴肾经郄穴,为肾经气血深聚之处。两穴配合,有调脾补肾益精、通经止痛的作用。

[5]肩井乳痈而极效:肩井,足少阳胆经腧穴,是足少阳、手少阳、足阳明和阳维四脉的交会穴。胃经在胸部过乳而下行,胆经循胸过季肋结募穴于乳下,胆与肝相表里,故肩井有疏肝解郁、清热散结止痛的作用。对治疗因饮食厚味,胃火上蒸,或忿怒忧郁,肝郁气滞所致乳痈,有一定的疗效。

[6]商丘痔瘤而最良:痔瘤,即痔漏。商丘,足太阴脾经经穴。脾主肌肉,运化水湿,若湿热注入大肠,则生痔瘤。商丘清热化湿,可治疗痔瘤。

[7]尾翳:原作"尾翠",据《针灸大成》《针方六集》改。尾翳,鸠尾穴的别名。

[8]无子搜阴交、石关之乡:阴交,是任脉、冲脉、足少阴肾经的交会穴。石关,为足少阴肾经与冲脉的交会穴。任脉、冲脉皆起于胞中,冲为血海,任主胞胎,故与女子精血有密切关系。肾为先天之本,藏精之处。两穴是冲任脉、肾经分布在脐腹部的腧穴,有温补下焦、益精培元、调理冲任的作用,故可治疗不孕症。

【按语】

本段内容阐述妇科经、带、胎、产疾病的取穴配方,包括月经不调、闭经、崩漏、带下、不孕等病证的取穴配方。所选用任、冲、脾、胃、肾、督等经脉均与精血、胎产有关。配方多以局部取穴和循经远道取穴配合,尤多选取能贯通数经的交会穴。这些经验,对临床有一定指导意义。

【原文】

中脘主乎积痢[1],外丘收乎大肠[2]。寒疟兮商阳、太溪验[3],痃癖兮冲门、血海强[4]。

【注释】

[1]中脘主乎积痢:中脘,胃之募穴,腑之会穴,任脉、手太阳小肠经、手少阳三焦经、足阳明胃经四脉的交会穴。积痢,指胃肠湿热积滞、气血凝结所致的痢疾。取中脘,可补益脾胃,调理三焦,有清除肠胃积滞、治疗积痢的作用。

[2]外丘收乎大肠:意即外丘能治疗脱肛。外丘,足少阳胆经郄穴。足少阳胆经的经筋结于尻部,胆经又与督脉络穴长强交会。故针灸外丘穴,可以治疗脱肛。

[3]寒疟兮商阳、太溪验:寒疟是由于寒气内伏,复感风邪而发作的疟疾。以寒多热少、头痛、无汗、脉紧为主要症状。商阳,手阳明大肠经井穴,大肠与肺相表里,故取商阳,有解表发汗退热的作用。太溪,足少阴肾经输穴、肾之原穴,有振奋肾阳、消除阴寒的作用。两穴配用,有温阳解表、扶正祛邪、发汗退热的作用。

[4]痃癖兮冲门、血海强:痃,在脐两旁,有条状筋块隆起,状如弓弦,大小不一,或痛或不痛。癖,指潜匿于两胁之间的积块,平时寻摸不见,痛时才有形迹。多由饮食失节,脾胃受伤,寒痰结聚,气血搏结而成。冲门、血海,均为足太阴脾经腧穴,冲门是足太阴脾经与足厥阴肝经的交会穴。脾统血,肝藏血。两穴同用,有健脾疏肝、行气活血、消除积块的作用。

【按语】

本段内容阐述积痢、痃癖等慢性病证的针灸取穴。痃癖积块,一向被认为难治,但前人用针灸治疗有效,这些辨证施治、取穴配方方法,有进一步研究的必要。

【原文】

夫医乃人之司命,非志士而莫为;针乃理之渊微,须至人[1]之指教。先究其病源,后攻其穴道,随手见功,应针取效。方知玄里之玄[2],始达妙中之妙。此篇不尽,略举其要。

【注释】

[1] 至人:很有学问的人。

[2] 玄里之玄:深奥中的深奥。

【按语】

本段内容根据针灸理论深博、内容丰富、适应证广、疗效迅速等特点,对针灸医生提出要求:① 要全心全意为患者治疗,还要有牢固的专业知识,认为"医乃人之司命,非志士莫为"。② 要深入钻研针灸理论,学习前人的经验,认为"针乃理之渊微,须至人之指教"。③ 要结合临床实践,首先进行辨证论治,然后取穴针刺和行针。只有这样,才能达到"随手见功,应针而效",才能理解针灸"玄理之玄""妙中之妙"的作用机制和取得应有的治疗效果。

第七节 金针赋(全篇)

【提要】

《金针赋》首载于明代徐凤的《针灸大全》,全名《梓岐凤谷飞经走气撮要金针赋》,序言中称此赋出自"梓岐凤谷飞经走气补泻之法",经撮要写成,因"金乃世之宝也,非富贵不能得之",故名"金针赋",强调针法的重要和高深,主要内容有:

(1) 记载了下针十四法,《金针赋》将窦汉卿的针刺手法总结为"下针十四法",为针刺单式(辅助)手法的传承做出了贡献。

(2) 提出飞经走气四法,《金针赋》记载了青龙摆尾、白虎摇头、苍龟探穴、赤凤迎源四种具有行气作用的复式手法。

(3) 提出治病八法,即烧山火、透天凉、阳中隐阴、阴中隐阳、子午捣白、进气与龙虎交战、留气、抽添等八种复式针刺补泻手法,是后世补泻手法的主要内容,对手法操作进行了规定,强调多种补泻方法的综合应用。

【原文】

观夫针道,捷[1]法最奇,须要明于补泻,方可起于倾危。先分病之上下,次定穴之高低。头有病而足取之,左有病而右取之[2]。男子之气,早在上而晚在下,取之必明其理;女子之气,早在下而晚在上,用之必识其时。午前为早属阳,午后为晚属阴,男女上下,凭腰分之。

手足三阳,手走头而头走足;手足三阴,足走腹而胸走手。阴升阳降,出入之机[3]。逆之者为泻为迎,顺之者为补为随。春夏刺浅者以瘦,秋冬刺深者以肥[4]。

更观元气之厚薄,浅深之刺犹宜。

【注释】

[1] 捷:快速之意,在此指针法操作简便,疗效迅速。

[2] 左有病而右取之:交互取穴针刺,包括巨刺法和缪刺法。

[3] 阴升阳降,出入之机:在两上肢上举体位时,足三阴经由足走腹,手三阴经由胸走手,此皆由下而上,故称之为"阴升";手三阳经由手走头、足三阳经由头走足,又皆由上而下,故称之为"阳降"。"出入"是从升降而来,是说十二经脉气血按一定规律,在体内升降出入,循环不已,上下内外,无所不至之意。

[4] 春夏刺浅者以瘦,秋冬刺深者以肥:即春夏阳气在上,经气亦在上,故当浅刺;秋冬阳气在下,经气亦在下,故当深刺。体瘦者当浅刺,体肥者当深刺。

【按语】

本段内容提出针刺补泻的重要性及与补泻相关的理论。施针时,首先要明确病位,再确定腧穴,同时还要了解所选经脉的逆顺和经气的盛衰,以确定针刺手法的补泻和深浅。

【原文】

原夫补泻之法,妙在呼吸手指[1]。男子者,大指进前左转,呼之为补,退后右转,吸之为泻,提针为热,插针为寒;女子者,大指退后右转,吸之为补,进前左转,呼之为泻,插针为热,提针为寒。左与右各异,胸与背不同,午前者如此,午后者反之。

是故爪而切之,下针之法;摇而退之,出针之法[2];动而进之,催针之法[3];循而摄之,行气之法。搓而去病,弹则补虚,肚腹盘旋,扪为穴闭。重沉豆许曰按,轻浮豆许曰提。一十四法[4],针要所备。

补者一退三飞[5],真气自归;泻者一飞三退[6],邪气自避。补则补其不足,泻则泻其有余。有余者为肿为痛,曰实;不足者为痒为麻,曰虚。气速效速,气迟效迟,死生贵贱,针下皆知。贱者硬而贵者脆,生者涩而死者虚[7],候之不至,必死无疑。

【注释】

[1] 妙在呼吸手指:指针刺补泻的技巧在于呼吸补泻与手法补泻相结合。

[2] 摇而退之,出针之法:出针时,手持针柄,边左、右摇动针体,边缓慢出针。

[3] 动而进之,催针之法:指一种边捻转边进针的催气方法,可以使经气速至。

[4] 一十四法:即爪、切、摇、退、动、进、循、摄、搓、弹、盘旋、扪、按、提法。

[5] 一退三飞:意指分三个阶段缓慢进针,出针时一次提出。

[6] 一飞三退:意指进针时一次插入,而分三个阶段缓慢出针。

[7] 生者涩而死者虚:气至时,行针者觉针下沉涩紧滞,是得气的标志,提示患者预后较佳;如果始终不能得气,医者感觉针下空虚,提示患者预后不良。

【按语】

本段内容论述补泻的要领和十四种单式手法。宋代以后,毫针的制作更趋精巧,便于操作,圆柱形针柄的出现,促进了针刺手法的发展,金元时期窦汉卿提出"动、退、搓、进、盘、摇、弹、捻、循、扪、摄、按、爪、切"手指十四法,《金针赋》加以归纳,总结为"下针十四法",至今仍是针刺手法的基础,在具体应用过程中,应当根据病性、病情而选择适宜的手法,不必拘泥于男女、左右等。

【原文】

　　且夫下针之先,须爪按重而切之,次令咳嗽一声,随咳下针。凡补者呼气,初针刺至皮内,乃曰天才;少停进针,刺入肉内,是曰人才;又停进针,刺至筋骨之间,名曰地才[1]。此为极处,就当补之,再停良久,却须退针至人之分,待气沉紧,倒针朝病[2],进退往来,飞经走气[3],尽在其中矣。凡泻者吸气,初针至天,少停进针,直至于地,得气泻之,再停良久,即须退针,复至于人,待气沉紧,倒针朝病,法同前矣。其或晕针者,神气虚也,以针补之,口鼻气回,热汤与之,略停少顷,依前再施。

【注释】

　　[1] 天才……人才……地才:即三才补泻法,亦称天部、人部、地部,即将腧穴应刺深度分为三等分,自浅至深分别为天才、人才、地才。

　　[2] 倒针朝病:调整针尖方向,使之朝向病所,可促气至。

　　[3] 飞经走气:运用手法使经气能循经流注,并送气到病所,称为飞经走气。

【按语】

　　本段内容重点阐述浅深补泻法中的三才法与呼吸补泻的配合应用,以及补泻过程中应用飞经走气的方法,强调要气至病所。文中还论述了晕针及其产生原因,并提出处理方法,对临床有指导意义。

【原文】

　　及夫调气之法,下针至地之后,复人之分,欲气上行,将针右捻;欲气下行,将针左捻;欲补先呼后吸,欲泻先吸后呼。气不至者,以手循摄,以爪切掐,以针摇动,进捻搓弹,直待气至。以龙虎升腾[1]之法,按之在前,使气在后,按之在后,使气在前。运气走至疼痛之所,以纳气之法,扶针直插,复向下纳,使气不回。若关节阻涩,气不过者,以龙虎龟凤[2]通经接气,大段之法,驱而运之,仍以循摄爪切,无不应矣,此通仙之妙。

【注释】

　　[1] 龙虎升腾:又称龙虎升降。龙为阳,宜潜降;虎为阴,宜提升,合称龙虎升腾,基本操作方法是:先进针至天部左捻,然后将针紧按至人部,再将针慢提至天部,将针右捻,如此反复9次,然后将针轻插至地部,先左后右盘旋,紧提慢按6次。根据病情,按之在前,使气在后,按之在后,使气在前。

　　[2] 龙虎龟凤:即青龙摆尾、白虎摇头、苍龟探穴、赤凤迎源四种飞经走气方法。

【按语】

　　本段内容重点阐述针刺过程中综合应用呼吸、捻转、提插等多种方法来调节经气,促使得气,并应用飞经走气四法促使经气的运行,是施行针刺补泻手法的基础。

【原文】

　　况夫出针之法,病势既退,针气微松,病未退者,针气如根,推之不动,转之不移,此为邪气吸拔其针,乃真气未至,不可出之,出之者病即复,再须补泻,停以待之,真候微松,方可出针豆许,摇而停之。补者吸之去疾[1],其穴急扪;泻者呼之去徐[2],其穴不闭。欲令腠密,然后调气,故曰下针贵迟,太急伤血;出针贵缓,太急伤气。已上总要,于斯尽矣。

【注释】

[1] 补者吸之去疾:指施行补法,采用吸气时快速出针。

[2] 泻者呼之去徐:指施行泻法,采用呼气时缓慢出针。

【按语】

本段内容阐述根据手下针感判断出针时机,以及出针时呼吸开阖补泻的应用,并提出"下针贵迟""出针贵缓"的原则,值得临床重视。

【原文】

考夫治病,其法有八,一曰烧火山[1],治顽麻冷痹,先浅后深,用九阳而三进三退,慢提紧按,热至,紧闭插针,除寒之有准。二曰透天凉[2],治肌热骨蒸,先深后浅,用六阴而三出三入,紧提慢按,寒至[3],徐徐举针,退热之可凭。皆细细搓之,去病准绳。

三曰阳中隐阴[4],先寒后热,浅而深,以九六之法[5],则先补后泻也。四曰阴中隐阳[6],先热后寒,深而浅,以六九之方,先泻后补也。补者直须热至,泻者务待寒侵,犹如搓线,慢慢转针,盖法在浅则用浅,法在深则用深,二者不可兼而紊之也。

五曰子午捣臼[7],水蛊膈气[8],落穴之后,调气均匀,针行上下,九入六出,左右转之,千遭自平。

六曰进气之诀[9],腰背肘膝痛,浑身走注疼,刺九分,行九补,卧针五七吸,待气上行,亦可龙虎交战[10],左捻九而右捻六,是亦住痛之针。七曰留气之诀[11],痃癖[12]癥瘕,刺七分,用纯阳,然后乃直插针,气来深刺,提针再停。八曰抽添之诀[13],瘫痪疮癞,取其要穴,使九阳得气,提按搜寻,大要运气周遍,扶针直插,复向下纳,回阳倒阴,指下玄微,胸中活法,一有未应,反复再施。

若夫过关过节催运气,以飞经走气[14],其法有四:一曰青龙摆尾[15],如扶船舵,不进不退,一左一右,慢慢拨动。二曰白虎摇头[16],似手摇铃,退方进圆,兼之左右,摇而振之。三曰苍龟探穴[17],如入土之象,一退三进,钻剔四方。四曰赤凤迎源[18],展翅之仪,入针至地,提针至天,候针自摇,复进其原,上下左右,四围飞旋,病在上吸而退之,病在下呼而进之。

【注释】

[1] 烧火山:用针之时,先浅后深。先进针至腧穴应刺深度的上 1/3(天部),得气后,行紧按慢提补法 9 次;再将针进入至中 1/3(人部),得气后,行紧按慢提补法 9 次;最后将针进至下 1/3(地部),得气后,行紧按慢提补法 9 次。如此反复数遍,直至患者感觉局部或全身出现热感,出针紧按针孔,此方法对祛寒有效。

[2] 透天凉:用针之时,先深后浅。先进针至腧穴应刺深度的下 1/3(地部),得气后,行紧提慢

按泻法6次;再将针外出至中1/3(人部),得气后,行紧提慢按泻法6次;最后将针进至上1/3(天部),得气后,行紧提慢按泻法6次。如此反复数遍,直至患者感觉局部或全身出现凉感,缓慢出针,不按针孔,此方法对退热有效。

[3] 寒至:原无,据《针灸聚英》补。

[4] 阳中隐阴:复式手法之一,先补后泻,先浅刺入腧穴应刺深度的上1/2(5分),得气后行补法,紧按慢提9次,患者感觉微热后,深刺进至下1/2(1寸),得气后行泻法,紧提慢按6次。用于治疗先寒后热证及虚中夹实证。

[5] 以九六之法:九为阳数,六为阴数,意指按照先行补法九次、后行泻法六次的原则操作。

[6] 阴中隐阳:复式手法之一,先泻后补,先深刺至腧穴应刺深度的下1/2(1寸),得气后行泻法,紧提慢按6次,患者感觉微凉后,退至上1/2(5分),得气后行补法,紧按慢提9次。用于治疗先热后寒证及实中夹虚证。

[7] 子午捣臼:复式手法之一,子午意指左右捻转,捣臼意指上下提插。指进针得气后,配合左右捻转,先行紧按慢提9次,再行紧提慢按6次,然后出针。此法具有导引阴阳气的作用,补泻兼施,又有消肿利水的作用,可用于治疗水肿、气胀等病证。

[8] 水蛊膈气:水蛊,病名,即鼓胀,指腹部膨胀如鼓的病证。《灵枢·水胀》:"鼓胀者,腹胀,身皆大,大与胀肤等也;色苍黄,腹筋(指腹壁静脉)起,此其候也。"膈气,病名,一名鬲气,即噎膈,《圣济总录》卷六十:"人之胸膈,升降出入,无所滞碍,命曰平人。若寒温失节,忧恚不时,饮食乖宜,思虑不已,则阴阳拒隔,胸脘痞塞,故名膈气。"

[9] 进气之诀:复式手法之一,先刺入深层(9分),得气后行补法,如紧按慢提9次,然后将针卧倒,针尖向心,同时可以配合调匀呼吸,至产生上行针感,可用于治疗腰背肘膝部痛、浑身游走痛。

[10] 龙虎交战:复式手法之一,龙,指左转,虎,指右转。指进针得气后,先以左转为主,捻转9次,再以右转为主,捻转6次,如此反复施行多次,达到止痛的目的。

[11] 留气之诀:复式手法之一,指针先刺入中层(7分),得气后行补法,如紧按慢提9次,然后将针直插至深层,再将针上提至原处,使气留针下以消积聚。

[12] 痃癖:病名。指脐腹偏侧或胁肋部时有筋脉攻撑急痛的病证。《太平圣惠方》卷四十九:"夫痃癖者,本因邪冷之气积聚而生也。痃者,在腹内近脐左右,各有一条筋脉急痛,大者如臂,次者如指,因气而成,如弦之状,名曰痃气也;癖者,侧在两肋间,有时而僻,故曰癖。夫痃之与癖,名号虽殊,针石汤丸主疗无别。此皆阴阳不和,经络否隔,饮食停滞,不得宣疏,邪冷之气,搏结不散,故曰痃癖也。"

[13] 抽添之诀:复式手法之一。抽,指上提;添,指按纳。意指进针后,先行提插或者捻转九阳数以促使得气,再向周围做多向提插,然后再向深部直刺按纳,可用于瘫痪、疮癞等的治疗。

[14] 飞经走气:包括青龙摆尾、白虎摇头、苍龟探穴、赤凤迎源四法,简称龙虎龟凤,均为催气手法,以促使针感通经过关节而达病所,能治疗经络郁闭、气血不通之证,有催运气血、通关过节的作用。

[15] 青龙摆尾:针尖朝向病所刺入,得气后将针提至浅层,再将针柄缓缓摆动,如同摆动船舵一样,可以推动经气运行。

[16] 白虎摇头:将针直刺捻入至深层,得气后用手指拨动针体使之左右摇动,如同摇铃一样,边摇边提针,可以推动经气运行。

[17] 苍龟探穴:将针刺入得气后,先退至浅层,然后更换针尖方向,向前后、左右多向透刺,并

由浅、中、深层逐渐加深,如同龟入土四方钻探一样,可以推动经气运行。

[18] 赤凤迎源:将针刺入深层,得气后再上提至浅层,候针自摇,再插入中层,然后用提插捻转,结合一捻一转,如同赤凤展翅一样,可以推动经气运行。

【按语】

本段内容阐述了烧山火、透天凉、阳中隐阴、阴中隐阳、子午捣臼、进气与龙虎交战、留气、抽添等八种复式手法的适应病证、操作要领、针后感应,并对其中一些手法的操作和次数进行了规定,成为针刺补泻手法的重要内容,尤其是烧山火、透天凉手法成为复式补泻手法的经典。

本段内容还阐述了青龙摆尾、白虎摇头、苍龟探穴、赤凤迎源四种可以促使经气通关过节的飞经走气法,为催气、运气提供了方法。

【原文】

至夫久患偏枯,通经接气之法,已有定息寸数。手足三阳,上九而下十四,过经四寸[1];手足三阴,上七而下十二,过经五寸[2]。在乎摇动出纳,呼吸同法。驱运气血,顷刻周流,上下接通,可使寒者暖而热者凉,痛者止而胀者消。若开渠之决水,立时见功,何倾危之不起哉?虽然,病有三因,皆从气血,针分八法,不离阴阳。盖经脉昼夜之循环,呼吸往来之不息,和则身体康健,否则疾病而生。譬如天下国家地方,山海田园,江河溪谷,值岁时风雨均调,则水道疏利,民安物阜。其或一方一所,风雨不均,遭以旱涝,使水道涌竭不通,灾忧遂至。人之气血,受病三因,亦犹方所之于旱涝也。盖针砭所以通经脉,均气血,蠲邪扶正,故曰捷法最奇者哉。

嗟夫!轩岐古远,卢扁[3]久亡,此道幽深,非一言而可尽,斯文细密,在久习而能通。岂世上之常辞,庸流之泛术,得之者若科之及第,而悦于心;用之者如射之发中,而应于目。述自先圣,传之后学,用针之士,有志于斯,果能洞造玄微,而尽其精妙,则世之伏枕之疴,有缘者遇针,其病皆随手而愈矣。

【注释】

[1] 手足三阳,上九而下十四,过经四寸:手三阳经从手至头各长五尺,足三阳经从头至足各长八尺,一息经气在脉中行六寸,用针时手三阳经呼吸九息,九息即行五尺四寸,足三阳经呼吸十四息,十四息即行八尺四寸,都过于他经四寸。

[2] 手足三阴,上七而下十二,过经五寸:手三阴经从胸至手各长三尺五寸,足三阴经从足至胸腹各长六尺五寸,一息经气在脉中行六寸,用针时手三阴经呼吸七息,七息即行四尺二寸,足三阴经呼吸十二息,十二息即行七尺二寸,都过于他经七寸,故据《针灸问对》,应改为"七寸"。

[3] 卢扁:即秦越人,号扁鹊,又因其居于卢国(今山东长清一带),故又称卢医。

【按语】

本段内容强调多种补泻方法结合应用,以发挥针刺疏通气血,祛邪扶正的奇捷效用,倡导潜心继承与钻研"针道"。

第十一章 医案选

导学

　　本章选取《针灸资生经》《针灸大成》《名医类案》《续名医类案》《古今医案按》中有关内、外、妇、儿等科针灸医案 23 则,有针、灸并用,有针、药并用,各具特色。要求掌握杨继洲等名家的辨证方法和选穴处方规律,熟悉各家的针灸学术特点,了解针药并用的规律。

第一节　《针灸资生经》医案(节选)

【提要】

　　《针灸资生经》记载了内、外、妇、儿、五官等科 200 余种病证的针、灸、药等的治疗,并附医案 50 余则,多数是作者王执中耳闻目睹或自身体验的,也有其亲朋好友的案例。内容丰富,辨证准确,施治独具特色,重视灸法运用,取穴精练,重视按压取穴,疗效确切,对后世临床有重要的指导意义。

　　现节选治疗心痹、喘证、咳嗽、带下的 5 个医案。

【原文】

　　予旧患心痹,发则疼不可忍,急用瓦片置炭火中,烧令通红,取出投米醋中,漉出,以纸三二重裹之,置疼处,稍止,冷即再易。耆[1]旧所传也。后阅《千金方》有云:凡心腹冷痛,熬盐一半熨。或熬蚕沙、烧砖石、蒸熨,取其里温暖止。或蒸土亦大佳。始知予家所用,盖出《千金方》也。它日心疼甚,急灸中管[2]数壮,觉小腹两边有冷气自下而上,至灸处即散。此灸之功也。《本事方》载王思和论心忪[3],非心忪也。胃之大络,名曰建里[4],络胸膈及两乳间,虚而有痰则动,更须臾[5]发一阵热,是其证也。审若是,又当灸建里矣。但不若中管为要穴云。

【注释】

[1] 耆:指 60 岁以上的老人。

[2] 中管:即中脘。脘,《脉经》作"管"。

[3] 心忪:即怔忡。《素问玄机原病式》曰:"心胸躁动,谓之怔忡。"

[4] 建里：应为虚里。《素问·平人气象论篇》曰："胃之大络，名曰虚里。贯膈，络肺，出于左乳下，其动应衣，脉宗气也。"

[5] 须臾：极短的时间。

【按语】

本案介绍了用艾灸和热敷法治疗心痹。心痹临床可分为心血瘀阻、气滞心胸、痰浊闭阻、寒凝心脉、气阴两虚、心肾阴虚、心肾阳虚等证型，但总以心阳不足、寒凝心脉、气滞血瘀为主要病机，症状表现以剧烈心痛为主，而非怔忡表现的心悸、心慌。王执中治以温热之艾灸和外敷法，作用在温阳散寒，行气活血。

心痹发病快、证候急、病情危、预后凶，故《灵枢·邪客》提出："心者，五藏六府之大主也，精神之所舍也。其藏坚固，邪弗能客也，客之则心伤，心伤则神去，神去则死矣。"本案提出心痹的治疗可用烧热的瓦片"置疼处"，或用盐或用某些药物加热蒸熨，也可用艾灸中脘或建里穴。

心痹的病机有多种，治疗选穴有所不同。由于心痹发病多与血瘀、寒凝有关，故治疗多选用可散寒行瘀的方法治疗，本案中的热敷疼处和"急灸中管数壮"皆为此意。若心痹因"虚而有痰"者，则当灸建里穴或中脘穴以健脾胃，化痰湿，止疼痛。尤应注意治后如"觉小腹两边有冷气自下而上，至灸处即散"则病随灸愈。本案对心痹的辨证施治有一定的指导意义。

【原文】

有贵人久患喘，夜卧不得而起行，夏月亦衣夹背心。予知是膏肓[1]病也，令灸膏肓而愈。亦有暴喘者，予知是痰为梗，令细剉厚朴七八钱重，以姜七片，水小碗煎七分服，滓再煎服，不过数服愈。若不因痰而喘者，当灸肺俞。凡有喘与哮者，为按肺俞无不酸疼，皆为谬[2]刺肺俞，令灸而愈。亦有只谬刺不灸而愈，此病有浅深也。

舍弟[3]登山，为雨所搏，一夕[4]气闷几不救，见昆季[5]必泣，有欲别之意。予疑其心悲，为刺百会，不效，按其肺俞，云其疼如锥刺。以火针微刺之即愈。因此与人治哮喘，只谬肺俞，不谬他穴。惟按肺俞不疼酸者，然后点其它穴云。

【注释】

[1] 膏肓：心之上，膈之下的部位。病位深隐难治，病性危重的患者，称为病入膏肓。一说膏肓指膈中之病（见《肘后方》）。

[2] 谬：只、单独意。

[3] 舍弟：谦辞。用于对别人称比自己年纪小的男性亲属。

[4] 一夕：一会儿。

[5] 昆季：昆指兄，季指弟。

【按语】

本篇医案介绍了针、灸、药治疗不同喘证。喘证一般分外感、内伤和实喘、虚喘的不同。虚喘患者，病程较久，反复发作，病情较重，治疗灸膏肓穴补其虚以治其本。实喘患者，起病急，病程短，王执中诊断为痰邪所致，用理气化痰之药可标本兼顾。外感喘证有外感寒湿病史，起病较急，肺俞处痛疼如锥刺，王执中用火针以散寒除湿。

本案体现了同病异治的中医治疗特色。如久喘，卧不得，"夏月亦衣夹背心"，说明病程日久致肺肾两虚，病情危重，灸膏肓穴可滋补肺肾，补虚培元以治喘证日久之证。而对暴喘者，王执中辨其

"是痰为梗",气机不畅,此时用行气良药厚朴,化痰圣药生姜,意在化痰湿,行气机,以缓暴喘。当患者"为雨所搏",感受寒湿而致气喘心胸满闷,神志恍惚,王执中初诊其为心神被扰而"刺百会不效",后"按其肺俞,云其疼如锥刺"。说明病为寒湿犯肺,肺气不利,故改用火针微刺肺俞以散寒除湿而告愈。

喘证病因复杂,治疗方法多样。本案对喘证的治疗思路可供我们借鉴参考。其一,临床治病应根据病情特点而发挥针、灸、药各自所长。其二,临床选穴不可拘泥,病有多种治有多方。王执中所提"按之酸疼是穴"的取穴方法是其临床特色,应当重视,按此法施治多获良效。

【原文】

久嗽,最宜灸膏肓穴,其次则宜灸肺俞等穴,各随证治之。若暴嗽,则不必灸也。有男子忽气出不绝声,病数日矣。以手按其膻中穴而应,微[1]以冷针[2]频频[3]刺之而愈。初不之灸,何其神也。

【注释】

[1] 微：浅刺之意。

[2] 冷针：毫针。

[3] 频频：反复多次。

【按语】

本篇医案介绍了用毫针频刺治疗外感咳嗽。咳嗽主要分为外感咳嗽和内伤咳嗽两大类。内伤咳嗽,病程日久,其表现为久嗽;外感咳嗽,起病多急,表现为暴嗽。治疗暴嗽,王执中"以手按其膻中穴而应,微以冷针频频刺之而愈"。膻中穴为气之会穴,位于上焦,可行气宣肺止咳,具有急则治标的作用。

本案体现了针、灸的不同作用。久嗽患者多已耗伤肺气,元气大亏,此时艾灸膏肓、肺俞穴,补虚益肺而止咳,为治本之法。若为暴嗽,则多为外邪侵袭肺脏,此时不用灸法而选针刺,取按之疼痛的膻中穴,用毫针频刺以泻邪气而愈。并且告诫本病"初不之灸,何其神也"。

纵观王执中医案,其临床多用艾灸,通过此案说明王执中并不排除针法,而是根据病情,当针则针,当灸则灸。

【原文】

有来觅赤白带药者,予并以镇灵丹与之。镇灵丹能活血温中故也。以其神效,故书于此,但有孕不可服尔。若灸带脉穴,尤奇于此丹也。有妇人患赤白带,林亲得予《针灸经》,初为灸气海穴未效。次日为灸带脉穴,有鬼附患身云"昨日灸亦好,只灸我未着,今灸着我,我今去矣,可为酒食祭我。"其家[1]如其言祭之,其病如失,此实事也。

予初怪其事,因思晋景公膏肓之病,盖有二鬼焉,以其虚劳甚矣,鬼得乘虚而居之。今此妇人之疾,亦有鬼者,岂[2]其用心而虚损,故有此疾,鬼亦乘虚而居之。灸既著[3]穴,其鬼不得不去,虽不祭之可也。自此有来觅灸者,每为之按此穴,莫不应手酸疼,予知是正穴也。令归灸之,无有不愈。其穴在两胁季肋之下寸八分,有此疾者,速宜灸之。妇人患此疾而丧生者甚多,切不可忽[4]。若更灸百会尤佳,此疾多因用心使然故也。

【注释】

[1] 家：家人。

[2] 岂：并非只是。

[3] 著：接触、附着之意。

[4] 忽：忽视、忽略。

【按语】

本篇医案介绍了艾灸带脉穴治寒湿带下。带下病主要分湿热和寒湿两类，多因任脉不固，带脉失约，以致水湿浊液下注而成。本案带下属寒湿型，故首服镇灵丹以"活血温中"。艾灸带脉穴，可散寒除湿，调经止带。

本案体现了中医辨证施治的思想。案中赤白带下患者，医用"活血温中"的镇灵丹以获良效，显然病为寒湿血瘀而致。若为怀孕妇女，则不可服用有活血作用的镇灵丹而改用艾灸带脉穴，以其既不伤胎又可止带，疗效尤佳。灸气海穴不效，因穴证不符。盖气海为"肓之原，生气之海"（《医经理解》），用于气虚冲任不固之带下病有效，用治寒湿显然不符。

带下的病机有多种，治疗上各不相同。本案对治疗赤白带下在思路和方法上有一定的指导意义。王执中认为对寒湿所致赤白带下的治疗应以艾灸为优，选穴上以带脉穴为主，因带脉有维系妇女经带的功能。并注意所选之穴要有"应手酸疼"的现象，如有此阳性反应，则疗效尤甚。同时，王执中提出赤白带下病，多与妇女情绪不佳，心情烦躁有密切关系，故治疗时加灸百会可镇静安神以加强疗效。

第二节　《针灸大成》医案（节选）

【提要】

《针灸大成》记载了杨继洲治疗颈结核、臂结核、腰痛、下肢瘫痪、痹证、疝积、癫痫、痞块、痢疾、便血、妇人血崩、血厥、神志病、情志病等 31 个医案，这些医案大多理、法、方、药、穴记载全面具体，辨证独具特色，取穴、施治得当，用药精练，疗效确切，对后世临床有重要的指导意义。

现节选腰痛、疝积、产后血厥、痢疾、痫证等 5 个医案。

【原文】

壬戌岁，吏部[1]许敬庵公，寓[2]灵济宫，患腰痛之甚，同乡董龙山公推[3]予视之。诊其脉，尺部沉数有力，然男子尺脉固宜沉实，但带数有力，是湿热所致，有余之疾[4]也。医作不足[5]治之，则非矣，性畏针，遂以手指[6]于肾俞穴行补泻之法，痛稍减，空心再与除湿行气之剂，一服而安。

公曰：手法代针，已觉痛减。何乃再服渗利之药乎？予曰：针能劫病，公性畏针，故不得已而用手指之法，岂能驱除其病根，不过暂减其痛而已。若欲全可[7]，须针肾俞穴，今既不针，是用渗利之剂也。岂不闻前贤云：腰乃肾之府，一身之大关节，脉沉数者，多是湿热壅滞，须宜渗利之，不可用补剂，今人不分虚实，一概误用,多致绵缠,痛疼不休(出玉机[8]中)。大抵喜补恶攻,人之恒[9]情也。邪湿去而新血生,此非攻中有补存焉者乎!

【注释】

[1] 吏部:明代官署名,掌管全国官吏的任免、考核、升降和调动等事宜。

[2] 寓:在此为寄居、暂居之意。

[3] 推:推荐。

[4] 有余之疾:实证,可由感受外邪或痰火、瘀血、水湿、食积、虫积等阻滞所致。

[5] 不足:即虚证,指因正气不足而出现的虚弱证候。

[6] 以手指:此处是以手指代针之意。

[7] 全可:疾病痊愈。

[8] 玉机:即《素问·玉机真藏论篇》,该篇是论脉的重要篇章。

[9] 恒:常。

【按语】

本篇医案介绍的是用指针治疗湿热腰痛。腰痛分为寒湿腰痛、瘀血腰痛、肾虚腰痛等证型。杨继洲诊断的依据是"尺部沉数有力",认为男子的尺脉"固宜沉实",但"带数有力"就是湿热。治疗上杨继洲"以手指于肾俞穴行补泻之法",以治其标,然后"空心再与除湿行气之剂",以治其本。

本案体现了因人而异的治疗方法。案中患者畏针,不能按照常规针刺治疗,故单用手指点按肾俞穴,以"暂减其痛",属于局部选穴法。由于病邪未去,再内服"渗利之剂,以治其本",以汤药调理。

腰痛证的病机有多种,治疗也各不相同。本案对腰痛的辨证施治有一定的指导意义。湿热腰痛的临床诊断在于尺脉是否沉数、舌苔是否黄腻,治疗上应清热利湿,寓补于攻。案中,杨继洲也针对"喜补恶攻"的现象,指出"今人不分虚实,一概误用,多致绵缠,痛疼不休"。以上可见,正确辨证,准确选择治法,是临床取效的关键。

【原文】

有传可考,戊辰岁,给事[1]杨后山公祖[2]乃郎[3]患疳疾,药日服而人日瘦,同科郑湘溪公,迎予治之。予曰:此子形羸,虽是疳症,而腹内有积块,附于脾胃之旁,若徒[4]治其疳,而不治其块,是不求其本,而揣其末矣,治之之法,宜先取章门灸针,消散积块,后次第[5]理治脾胃,是小人已除,而君子得行其道于天下矣。果如其言,而针块中,灸章门,再以蟾蜍丸药兼用之,形体渐盛,疳疾俱痊。

【注释】

[1] 给事:即给事中,明代官名,主要在内廷服务,辅助皇帝处理政务,并监管政务。政务分为吏、户、礼、兵、刑、工六科,每科各设"给事中"一人。

[2] 公祖:明代士绅,知府以上的地方官称为公祖。

[3] 乃郎:乃,他,他的。指他的儿子。

[4] 徒:只,仅仅。

[5] 次第:顺序,依次。

【按语】

本案介绍的是针、药并用治疗疳积。疳积有两种含义:一是"疳者,甘也",言病由多食而致。

二是"疳者,干也",说明有全身消瘦,肌肤干瘪,气血津液不足的临床特征。本证多由喂养不当,脾胃虚损,营养不良所致,初起病情尚轻,仅表现为脾胃不和,运化不健的证候,如面黄肌瘦,能食易饥,大便时干时稀,睡眠不安,多汗,睡中磨牙,爱俯卧等,名曰"疳气",当宜健脾;若迁延日久,脾失健运,积滞内停,转为"疳积",宜消积健脾;病久者脾脏虚损,津液消亡而成"疳",治宜补益气血。

本案诊断"形羸,虽是疳症,而腹内有积块"。"形羸"似虚,但"疳积"伴有"积块"为实,当先攻后补,故选阿是穴"而针块中",灸章门穴以治其本,后用蟾蜍丸调理脾胃,辅助消除肿块,使病痊愈。

疳证是一种虚实夹杂的病证,正确判断疾病虚实,治病求本是治疗的关键。杨继洲并不主张以疳疾为虚证,一味用补,认为用补过度就会陷入徒治其疳,不消其痞的误区,导致"药日服而人日瘦"的不良后果。

【原文】

己巳岁夏,文选李渐庵公祖夫人,患产后血厥[1],两足[2]忽肿大如股[3],甚危急。徐、何二堂尊[4]召予视之,诊其脉芤而歇止[5],此必得之产后恶露未尽,兼风邪所乘,阴阳邪正激搏,是以厥逆,不知人事,下体肿痛,病势虽危,针足三阴经[6],可以无虞。果如其言,针行饭顷而苏,肿痛立消矣。

【注释】

[1] 产后血厥:产时出血过多或产后瘀浊内阻致气机逆乱所引起的厥证。

[2] 足:此处用其本意,指人的膝盖到脚趾的部位。

[3] 股:大腿。《说文解字》曰:"股,髀也。"

[4] 堂尊:明清时期对知县的尊称。

[5] 芤而歇止:芤,指脉象轻取浮大无力,按之中空,如按葱管,多见于失血过多或津液大伤的患者。歇止,指脉象有间歇。

[6] 针足三阴经:指选取足三阴经上的腧穴进行治疗,此处强调肝、脾、肾同治。

【按语】

本案介绍的是针刺治疗产后血厥证。产后血厥主要因产时失血过多,气随血脱(相当于西医学的产后出血性休克)而致,属虚证;或产后气血亏损又兼恶露不尽,复感风寒之邪,致瘀浊内阻,气机逆乱,阴阳搏击,邪正相争,为虚实夹杂证。本案所介绍的情况属于后者。

杨继洲强调肝、脾、肾同治,选取足三阴经上的腧穴,调治冲脉、任脉。冲脉为血海,任脉主胞胎,胞宫胎产为冲任两脉所司,而冲任隶属于肝肾,冲脉又与足太阴相通。故"针足三阴经"以通调冲任,祛除瘀滞,实乃治病求本之法。

【原文】

甲戌夏,员外[1]熊可山公,患痢兼吐血不止,身热咳嗽,绕脐一块痛至死,脉气将危绝。众医云:不可治矣。工部正郎隗月潭公素善,迎予视其脉虽危绝,而胸尚暖,脐中一块高起如拳大,是日不宜针刺[2],不得已,急针气海,更[3]灸至五十壮而苏,其块即散,痛即止。后治痢,痢愈,治嗽血,以次调理得痊。

次年升职方,公问其故,予曰:病有标本,治有缓急,若拘于日忌,而不针气海,则块何由而散?块既消散,则气得以疏通,而痛止脉复矣。正所谓急则治标之意也。公体虽安,饮食后不可多怒气,以保和其本,否则正气乖[4]而肝气盛,致脾土受克,可计日而复矣!

【注释】

[1] 员外:官名,全称员外郎,有"定员外增置"之意。三国魏末始置,多为六品或七品,明朝以后员外郎成为一种闲职。

[2] 是日不宜针刺:当天(据针灸宜忌理论)不宜进行针刺治疗。

[3] 更:再,又。

[4] 乖:不协调。

【按语】

本篇医案介绍在忌日灸气海穴治疗痢疾危候。本案体现了杨继洲的诊疗特色,"急则治标,缓则治本"标本治则的运用。针刺、艾灸气海穴,既温通又开导,疏通气机,温散积滞,使气行血行,块消痛止,为"急则治标"在针灸临床的运用。当危候、急症解除后,"后治痢,痢愈,治嗽血,以次调理得痊"。

同时,体现其务实的"针灸禁忌"态度。《针灸大成·卷四》有论"人神禁忌"一节,杨继洲注云急病"不必避也",表明了不泥于古、注重实际的学术思想。

此外,注重病后调护。七情六欲乃人之常性,然妄动过用,不加节制,则易损耗正气,引动伏邪,而使向愈之病复发。所以,治疗过程中和病愈后一定要注意养生调摄,以防止疾病复发。

【原文】

丁丑夏,锦衣[1]张少泉公夫人,患痫症二十余载,曾经医数十,俱未验。来告予,诊其脉,知病入经络,故手足牵引,眼目黑瞀[2],入心则搐叫,须依理取穴,方保得痊。张公善书而知医,非常人也。悉听予言,取鸠尾、中脘,快其脾胃;取肩髃、曲池等穴,理其经络,疏其痰气,使气血流通,而痫自定矣。次日即平妥,然后以法制化痰健脾之药,每日与服。

【注释】

[1] 锦衣:即"锦衣卫"。明洪武十五年(1382 年)设置,初为护卫皇宫的亲军,掌管皇帝出入仪仗,后又兼管刑狱,有缉捕权。

[2] 瞀:目眩,眼睛昏花。如《灵枢·经脉》曰:"交两手而瞀,此为臂厥。"

【按语】

本篇医案介绍的是针、药并用治疗痫证。痫证是一种发作性神志异常的疾病,多与先天因素、精神因素、脑部外伤、饮食失调、外感六淫等有关。上述因素致使机体气机逆乱,痰浊壅阻经络,扰乱神明,脉络失和而发病。

杨继洲治疗从涤痰通络入手,取中脘、肩髃、曲池、鸠尾配伍使用。中脘可健脾和胃,治痰于根本。肩髃、曲池两穴合用,可通调气血,理痰于经络。鸠尾为"膏之原",有安心宁神、宽胸豁痰之功,善治疑难杂症,为治痫的要穴。四穴配伍,共奏涤痰、安神、定痫之功。然患者"患痫症二十余载",正气已衰,痰浊已深,而痰浊不除,则痫证难愈,故又"以法制化痰健脾之药,每日与服",通过治理"化痰之源"而治其根本。

本案选穴精当,配伍巧妙,从中可见杨氏选穴处方的特点,以针救急,以药善后,提示在临床实践中,当针即针,当药即药,针药两者不可偏废。

第三节 《名医类案》医案（节选）

【提要】

《名医类案》是明代医家江瓘编辑，其子江应宿增补，后经清乾隆年间魏之琇等重校的古代名医类案，成书于1552年。全书集录了明以前历代名医治案，按病证分类编排，分205门，内容涉及内、外、妇、儿、五官、传染等科。

所选医案反映了前贤的精湛医术和学术特点。其中有针灸、药物并施医案6则。

现节选脾弱食积、结疬、背部痈疽、上热下寒诸症、痔疾、暴喑等6个医案。

【原文】

罗谦甫治真定一士人，年三十余，肌体本弱，右肋下有积气[1]，不敢食冷物，觉寒则痛，或呕吐清水，晕眩欲倒，目不敢开，恶人烦冗[2]，静卧一二日。及服热辛之剂，则病退。

延至初秋，因劳役及食冷物，其病大作。腹痛不止，冷汗自出，四肢厥冷，口、鼻气亦冷，面色青黄不泽，全不得卧，扶几而坐。又兼咳嗽，咽膈不利，与药则吐，不得入口。无如奈何，遂以熟艾半斤，白纸一张，铺于腹上，纸上摊艾令匀。又以憨葱[3]数枝，批作两片，置艾上数重。再以白纸履之，以慢火熨斗熨之，冷则易之。觉腹中热，腹皮暖不禁，以帛系三襜[4]多缝带系之，待冷方解。初熨时，得暖则痛减，大暖则痛止。至夜得睡。翌日，再与对证药服之，良愈。

【注释】

[1] 积气：因饮食所伤而致的食滞气结。

[2] 烦冗：厌烦。

[3] 憨葱：较粗大的葱白头。

[4] 襜（chān）：短衣、围裙、衣袖。此指用帛像围裙一样围3层。

【按语】

本案患者素有脾弱食积，因劳役及食冷物而出现腹痛不止，四肢厥冷等阴寒内盛之证，罗谦甫在艾绒上施葱熨法，以辛温通阳，散寒止痛，治疗寒厥腹痛，再予药物治疗脾弱食积。灸（熨）药兼施，效如桴鼓。

葱熨法的操作方法主要有两种。① 需用熨斗的葱熨法：先在施术部位（多用于腹部）垫白纸一张，铺上一层艾绒，再将葱白头数枝去除根、叶后捆成一束（长约2寸，径若大饼），置于艾绒上，并盖上白纸一张，以小火熨斗熨之，葱饼烫坏则换饼熨之，亦有不铺艾绒者（多用于脐部）。治疗寒性腹痛、气虚阳脱、伤寒阴厥、男子缩阴、女子缩乳、癃闭诸证，本例患者即采用此法。② 无需熨斗的葱熨法：取葱白150~250 g，切碎，捣烂，放至铁锅内炒热，热度以皮肤可耐受为度，敷于施术部位。冷却后炒热继续熨烙，反复二三次。适用于陈旧性外伤疼痛、产后腰腿痛、慢性膀胱炎等。

【原文】

东垣治一贵妇,八月中,先因劳役,饮食失节,加之忧思,病结瘕[1]。心腹胀满,且食则不能暮食,两胁刺痛。诊其脉,弦而细。至夜,浊阴之气当降不降,膜胀尤甚。大抵阳主运化,饮食劳倦,损伤脾胃,阳气不能运化精微,聚而不散,故为胀满。先灸中脘,乃胃之募穴,引胃中生发之气上行阳道。又以木香顺气汤助之,使浊阴之气自此而降矣。

【注释】

[1]结瘕:因饮食劳倦损伤脾胃所致,症见心腹胀满,甚则膜胀不止,两胁刺痛,纳差,脉弦细等。

【按语】

本案患者因劳役、饮食、情志失调而患结瘕,其病机为饮食劳倦损伤脾胃,使脾胃升降失调,清阳不升,浊阴不降,阳气不能运化精微,聚而不散,发为胀满。东垣先灸胃募中脘,升清阳之气以促进脾胃运化,后用木香顺气汤,降浊阴之气,以助脾胃升降气机。

【原文】

秋官高竹真患背痛,色黯坚硬,重如负石,神思昏愦[1]。遂以蒜杵烂,置疮头,以艾如钱大,灸二十余壮,竟不知[2]。又以蒜随摊黯处,以艾铺蒜上,灸亦不知。乃著肉灸[3],良久方知。再灸方痛。内用大温补剂而起。

【注释】

[1]昏愦:头脑不清醒。

[2]知:知觉、感觉。

[3]著肉灸:用艾炷直接着肤灸。

【按语】

背部痈疽,色暗坚硬,重如负石,若出现神志昏愦,则病情险恶。宋代外科医家陈自明在《外科精要》中指出:"病因元气虚寒,积毒炽盛所致。"通常痈疽多用隔蒜灸治疗,本案患者隔蒜灸不应,著肉灸方有知觉。可见对外科痈疽也应辨证施灸,不能拘守隔蒜灸法。本案背痛施著肉灸大补元气,温阳散寒,拔毒散结,配合大温补剂获愈,便是明证。

【原文】

罗谦甫治中书右丞姚公茂,六旬有七,宿有时毒[1]。至元戊辰春,因酒再发,头面赤肿而痛,耳前后肿尤甚,胸中烦闷,咽嗌不利,身半以下皆寒,足胫尤甚,由是以床相接作炕,身半以上卧于床,身半以下卧于炕,饮食减,少精神,困倦而体痛,命罗治之。

诊得脉浮数,按之弦细,上热下寒明矣。《内经》云:"热胜则肿。"又曰:"春气者,病在头。"《难经》云:"畜则肿热,砭射[2]之也,盖取其易散故也。"遂于肿上约五十余刺,其血紫黑如露珠之状,顷时肿痛消散。又于气海中大艾炷灸百壮,乃助下焦阳虚,退其阴寒。次于三里二穴各灸三七壮,治足胫冷,亦引导热气下行故也。遂处一方,名曰既济解毒汤,以热者寒之。然病有高下,治有远近,无越其制度[3]。

以黄芩、黄连苦寒,酒制炒亦为引,用以泻其上热为君。桔梗、甘草辛甘温上升,佐诸苦药以治其热。柴胡、升麻苦平,味之薄者,阴中之阳,散发上热以为臣。连召苦辛平以散结消肿。当归辛温,和血止痛。酒煨大黄苦寒,引苦上行至巅,驱热而下以为使。投剂之后,肿消痛减,大便利,再服减大黄,慎言语,节饮食。不旬日良愈。

【注释】

[1] 宿有时毒:因外感时邪而未及时宣泄,以致时毒蓄积体内。

[2] 砭射:用砭石或三棱针等工具放血宣泄热毒的方法。

[3] 制度:规定、用法、法度。

【按语】

本案患者姚公茂年事已高,宿有时毒,因酒而发,出现上热下寒诸症。罗天益宗《内经》《难经》经旨,用砭射放血法以宣泄上部之热毒,用艾灸气海、足三里以温补阳气,散下部之阴寒,同时内服既济解毒汤以祛时毒,砭、灸、药兼施而痊愈。

古代医家孙思邈、王执中等都主张针、灸、药兼施并重,不可偏废。在本案中,罗天益秉承了这一学术思想,以针砭宣泄上部之热毒,以灸法温散下部之阴寒,以药物泻热消肿以祛时毒,故疗效速捷。

【原文】

峡州王及郎中克西路安抚司判官,乘驴入骆谷,及素有痔疾,因此大作,其状如胡瓜[1],贯于肠头,热如溏灰,至驿僵仆[2]。主驿史曰:“此病某曾患之,须灸即差。”用柳枝浓煎汤,先洗痔,便用艾炷灸其上。忽觉热气一道入肠中,因大转泻,鲜血秽物一时出,至痛楚,泻后失胡瓜所在。乘驴而驰。

【注释】

[1] 胡瓜:苦瓜。

[2] 僵仆:晕厥。

【按语】

本案患者平素有痔疾,因旅途劳累而复发,证由湿热蕴结肠络、迫痔外出所致。主驿史用柳枝浓煎汤洗患处以清热利湿解毒,用艾炷灸痔核上以行气宽肠,通络排毒,故获捷效。

本案的疗痔之法,历代文献鲜有记载,乃典型的民间疗法。施术之主驿史不是专业医生,他采用民间流传的柳枝汤洗痔法和艾炷灸痔法治愈痔核脱出而僵仆的痔疮重症,说明很多民间的治疗方法具有简、验、廉的特点,应当注意发掘研究。

【原文】

一男子,年近五十,久病痰嗽。忽一日感风寒,食酒肉,随厥气走喉,病暴喑[1]。与灸足阳明别丰隆二穴各三壮,手少阴少海穴各一壮,其声立出。信哉,圣经之言也。仍以黄芩降火为君,杏仁、陈皮、桔梗泻厥气为臣,诃子泻逆,甘草和元气为佐。服之良愈。

【注释】

[1] 暴喑:突然失语。

【按语】

本案患者的暴喑，乃痰火随厥气走喉，郁阻手少阴所致。医者灸足阳明胃经络穴丰隆逐涤痰浊，灸手少阴心经合穴少海，涤痰通经，其声立出。更以黄芩诸药降火，泻除厥逆之气，故服之良愈。

通常治疗暴喑失语，多取通里、哑门、廉泉诸穴，且大多采用针刺。而本案取丰隆、少海两穴施灸获效，说明暴喑失语也应辨证取穴，且灸法也是治疗失语的方法之一。因此，临证时不可固守成法，而应辨证取穴施治。

第四节　《续名医类案》医案（节选）

【提要】

《续名医类案》由清代医家魏之琇编辑，成书于1770年。魏之琇在校订《名医类案》时发现该书内容有阙漏，故又博及各家，续撰此编。补辑了清初以前历代名医治案，更多的是增录当代各家医案。全书分345门，内容涉及传染病、内、外、妇、儿、五官科疾病，反映了各家流派的学术经验。

现节选针灸、针灸与药物兼施的8则医案。

【原文】

娄全善治一老妇人，头痛岁久不已，因视其手足，有血络皆紫黑，遂用三棱针尽刺出其血，如墨汁者数盏。后视其受病之经刺灸之，而得全愈。即《经》所谓："大痹[1]为恶，及头痛，久痹不去身，视其血络，尽出其血是也。"

【注释】

[1] 大痹：指严重的痹证。《灵枢·厥病》："头痛不可刺者，大痹为恶。"《太素·厥头痛》注："谓寒湿之气入脑，以为大痹。"张志聪注："大痹者，风寒客于筋骨而为恶也。"

【按语】

本案老妇人的头痛岁久不已，乃风寒湿邪侵袭脑窍，客于筋骨，久之造成气血瘀滞，闭阻经络所致。娄全善宗《内经》"宛陈则除之"之旨，先视手足血络紫黑者尽刺出其瘀血，后视其受病之经，刺灸调理而获痊愈。

头痛从经络辨证有阳明头痛、太阳头痛、少阳头痛、厥阴头痛之分；从病因辨证有外感和内伤之别，外感有风寒、风热、风湿等，内伤有阴虚阳亢、气血亏虚、痰浊上蒙、瘀血阻络等。本案患者属瘀血头痛，故刺出其恶血，辨受病之经刺灸调理而愈。

【原文】

赵从先治保义郎顿公，苦冷疾，时方盛暑，俾就屋开三天窗，于日光下射处使顿公仰卧，操艾遍铺腹上，约数斤，移时日光透脐腹，不可忍。俄而[1]腹中雷鸣下泻，口鼻皆浓艾气乃止。明天复为之。如是一月，疾良已。乃令满百二十，宿疴如洗，壮健如少年时。

赵曰："此乃真人秘诀也。世人但知灼艾，而不知点穴，又不审虚实，徒受痛楚,损耗力。日者,太阳真火,艾即遍腹,徐徐照射,入腹之功极大。五、六、七月最佳。若秋冬间,当以厚艾铺腹,蒙以棉衣,以熨斗盛炭火慢熨之,以闻浓艾为度。亦其次也。"

【注释】

[1] 俄而:不久,旋即。

【按语】

本案采用的是日光灸法。利用太阳真火照射艾绒以施灸,历代文献鲜有记载,以致濒于失传。该法确有疗效,且无灼痛之苦,与目前国外提倡的自然疗法有异曲同工之妙,值得发掘、整理和推广应用。

日光灸法的操作方法有直接照射和借助镜面反光或聚光镜聚集(注意不可聚集太强烈而燃着艾绒)两种。直接照射法适用于腹部,在腹部铺一层艾绒(厚 0.5~1 cm),置于日光下暴晒(身体周围部位用衣物遮盖好),每次照射 30~60 min,每日或隔日 1 次,本案患者即采用直接照射法。镜面反光或聚光镜聚集适用于穴位或病所,将日光投射于艾绒层而施灸,以患者有温热感为度。日光灸法适用于慢性虚寒性疾病、腹部疾患、风寒湿痹等。

【原文】

娄东,吴大令梅顿先生弟也。因设酬劳之宴,劳倦惫甚。其夕,神昏肢倦,俄而发呃。沈曰:劳复发呃,当施温补无疑,虚气上逆,其势方张,恐汤药未能即降,须艾焫佐之为妙。一友于期门穴一壮即缓,三壮全除。调补而瘥。

【按语】

呃逆,其病位在膈,基本病机为气逆动膈,临床上以胃气上逆动膈最为常见,多取中脘、内关、膈俞等穴治疗。然而本病亦宜辨证施治,因呃逆有胃寒、胃热、胃虚、肝郁的不同。本案因劳而致肝失疏泄,逆气上冲动膈而发呃,故急灸肝募期门以疏肝理气降逆而呃止,再以汤药温补调理而治愈。

【原文】

贻丰治司空徐元正风气[1],满面浮虚,口角流涎不已,语含糊不能出喉,两腿沉重,足趑趄[2]不克[3]逾户限。脉之曰:此症非针[4]不可,遂呼燃烛,举手向顶门,欲用针,徐公及其令孙皆大惶骇云:此处安可用火攻?强之再三,终究不允而罢。后闻之针颇神,复邀。与针百会、神庭、肾俞、命门、环跳、风门、三里、涌泉诸穴道,俱二十一针。方针之初下也,以为不知,当做如何痛楚,乞热及要氤氲[5],不可名状,连声赞叹,以为美效。积久,周身之病一时顿去。

【注释】

[1] 风气:因风邪挟痰,阻滞经络,气血瘀阻不畅所致疾患。

[2] 趑趄(zī jū):且前且却,犹豫不进。此指行走艰难。

[3] 克:能,胜任。

[4] 针:太乙神针。

[5] 氤氲(yīn yūn):烟雾弥漫的样子。

【按语】

本案证属风痰阻络,气血瘀滞。王焘说:"御风邪……虽曰针、汤、散,皆所不及,灸为其最要。"

艾灸法善于祛风通络,除湿化痰,行气活血。而太乙神针所含的乳香、没药、丁香、麝香、穿山甲、桂枝、皂角、枳壳诸药,更是辛温走窜,活血通络,走而不守。因此,太乙神针施于百会、风门诸穴,效如桴鼓。

【原文】

京师万胜门,生员王超,忽觉背上如有疮隐,请人看之,已如盏大,其头无数。或教往梁门里外科金龟儿张家买药。张视颦眉[1]曰:"此疮甚恶,非药所能治,只有灼艾一法,庶可[2]冀望万分[3],然恐费力。"乃撮艾与之曰:"且归试灸疮上,只怕不痛,只待灸痛方可疗耳。"灼火十余,殊不知痛。妻守之而哭。至第十三壮,始大痛。四旁恶肉烂,随手堕地,即以稍愈。再诣[4]张谢,张付药数贴而安。则知痈疽发于背胁,其捷法莫如灸也。

【注释】

[1] 颦眉:皱眉。

[2] 庶可:也许可以。

[3] 冀望万分:有万分之一的希望,存在一线生机。

[4] 诣:前往,到。

【按语】

《圣济总录》曰:"凡痈疽发背初生……须当灸上一二百壮,如绿豆许大。凡灸后却似焮痛,经一宿乃定,即火气下彻。肿内热气被火夺之,随火而出也。"《类经图翼·针灸要览》亦云:"未溃而灸,则能拔散郁毒……务要痛者灸至不痛,不痛者灸至知痛。"可见灸法有拔毒泄热、消肿散结的作用,适用于外科痈疽疮疡尚未化脓者。本案患者由初灸时不痛,灸至第十三壮时始大痛,痈疽随之而愈,亦验证了灸法的拔毒疗痈作用。

【原文】

张子和治南隣朱翁,年六十余岁,身热数日不已,舌根肿起,舌尖亦肿,肿至满口,比原舌大两倍。一外科以燔针刺其舌两旁下廉泉穴,病势转凶。张曰:"血实者亦决之[1]。"以铍针[2]令锋极尖,轻砭之,日砭八九次,血出约一二盏。如此者二次,渐而血少,痛减肿消。夫舌者,心之外候也,心主血,故血出则愈。又曰:诸痛疮痒皆属心火,燔针艾火,是何义也?

【注释】

[1] 血实者亦决之:《素问·阴阳应象大论篇》:"血实者宜决之。"王冰注云:"决,谓决破其血。"指血实者当用针泄去其血。

[2] 铍针:九针之一,形如剑,用于脓肿切开排脓。

【按语】

本案患者身热舌肿,乃由心火上炎所致。前医误用燔针,使病情加剧。张从正宗《内经》"血实者宜决之"之旨,用铍针放血而愈。《灵枢·九针十二原》说:"铍针者,末如剑锋,以取大脓。"古代铍针多用于脓肿切开排脓,张从正却用铍针放血,此亦为张从正放血疗法的一大特点。

刺络放血法在金元时期颇为盛行,当时的名医刘完素、张从正、李杲、罗天益、朱震亨等都擅长放血,其中以张从正较为突出。理论上他力主祛邪以扶正,倡导"邪去正安"之说,治法上擅长用汗、吐、下三法祛邪,在施术上则体现为刺络泄血。张从正经验丰富,胆识过人,其泄络风格独特,用铍针多,放血部位多,出血量多。

【原文】

罗谦甫治副使覃郎中,年四十九岁,至正丙寅春,病脐腹冷痛,完谷不化,足胻[1]寒而逆,皮肤不仁,精神困弱,诊其脉沉细而微。遂投已大热甘辛之剂,及灸气海百壮,三里二穴各三七壮,阳辅二七壮。三日后,以葱熨灸[2],疮[3]皆不发,复灸前穴,依然壮数,亦不发。十日后,疮亦更不作脓,疮口皆平。

癸丑岁,予随朝承应,冬屯于卓多地面,学针于窦子声[4]先生。因论穴,窦曰:"凡用针者,气不至而不效,灸之亦不发。大抵本气空虚,不能作脓,失其所养故也。"

【注释】

[1] 胻:指胫骨。

[2] 葱熨灸:在艾绒上置葱,再以熨斗慢火熨之。

[3] 疮:灸疮。

[4] 窦子声:即窦汉卿。窦汉卿初名杰,字汉卿;后改名默。

【按语】

王执中在《针灸资生经》中说:"凡着艾得灸疮,所患即瘥,若不发,其病不愈。"古代灸法多采用化脓灸,必得灸疮而所患即愈;不得灸疮则所患难瘥。本案患者证属脾胃虚寒,药物与灸法治疗无误。但因本气空虚,不能化脓,此乃灸疮不发的原因。

古人无论针刺、艾灸,都要求"气至"。针刺不得气者没有疗效,艾灸不得气者,亦没有疗效。艾灸的"气至",此指化脓灸的灸疮透发,若无灸疮透发,则治疗无效。不透发灸疮的原因很多,多因本气空虚,不能作脓。本案患者即因脾胃虚寒,健运失司,元气大亏,气血不足,因而不能作脓。

怎样使灸疮透发,《针灸聚英》记载了很多方法,如"用赤皮葱三、五茎去青,于煻灰中煨热拍破,热熨疮十余遍,其疮三日自发";又如"频用生麻油渍之而发,亦有用皂角煎汤,候冷频点之而发,亦有恐气血衰不发,于灸前后煎四物汤服,以此汤滋养气血"而发。高武本人则常在灸穴上再加灸2~3壮以促发灸疮。

【原文】

罗谦甫治江淮漕运使崔君长子,年二十五,体丰肥,奉养膏粱,时有热症。因食凉物,服寒药,至元庚辰秋,久疟不愈。医用砒霜截药,新汲水送下,禁食热物,疟不止,反加吐利,腹痛肠鸣,时复胃脘当心而痛,屡医罔[1]效,延至次年四月,因劳役烦恼,前证大作。

罗诊之,脉弦细而微,手足稍冷,面色青黄不泽,情思不乐,恶烦冗,食少,微饱则心下痞闷,呕吐酸水,发作疼痛,冷汗时出,气促,闷乱不安。须人额相抵而坐。《内经》云:"上气不足,头为之苦倾;中气不足,溲便为之变,肠为之苦鸣;下气不足,则为痿厥心悗[2]。"又曰:"寒气客于胃肠之间,则卒然而痛,得炅乃已,炅者,热也。"非甘辛大热之剂则不能愈。为制扶阳助胃汤,炮干姜一钱五分,人参、草豆蔻、炙草、官桂、白芍各一钱,陈皮、白术、吴茱、益智各五分,炮熟附子二钱,姜枣煎。服三帖,大势皆去,痛减过半。至秋先灸中脘三七壮,以助胃气。次灸气海百余壮,生发元气,滋荣百脉。以还少丹服之,则善饮食,添肌肉。明年春,灸三里二七壮,乃胃之合穴也,亦助胃气,又引气下行。春以芳香助脾,育气汤加白檀香,戒以惩忿窒欲[3],慎言节食,一年而平复。

【注释】

[1] 罔:无,没有。

[2] 悗:烦闷。

[3] 惩忿窒欲:惩,戒止,惩罚。忿,同"愤",忿怒,忿恨。窒,阻塞,遏止。惩忿窒欲指调摄情志,克制欲念。

【按语】

本案因治疟不当引起脾胃虚寒证,罗天益用扶阳助胃汤、还少丹、育气汤等药健脾益气,温胃散寒。灸胃募中脘、气海、胃合足三里三穴健运脾胃,生化元气,温中散寒。灸药兼施,方臻平复。

罗天益是李杲的得意门生。他进一步发展了李杲的脾胃学说,尤其擅长灸法以温补脾胃,弥补了东垣针法的不足。罗氏以中脘、气海、足三里三穴为灸补脾胃的主穴,其中中脘在上主升,能引水谷之清气上行,亦助胃气;足三里在下主降,能引热下行,引阳气下交阴分,且壮脾温胃;气海在中,生发元气,滋荣百脉,充实肌肉。三穴配合,共奏温养脾胃,强壮补虚,升提中气,调和阴阳之功,为温补脾胃的经典灸方。

第五节 《古今医案按》医案(节选)

【提要】

《古今医案按》由清代医家俞震编辑,成书于1778年。选辑了上至仓公,下至叶桂共60余家名医的1060个医案。俞震在按语中辨其真伪,别其是非,析其异同,颇多精辟的见解。

现节选其中2则灸药兼施的医案。

【原文】

罗谦甫治建康道周卿子,年二十三,至元戊寅春间,病发热,肌肉消瘦,四肢困倦,嗜卧,盗汗,大便溏多,肠鸣,不思饮食,舌不知味,懒言,时来时出,约半载余。罗诊脉浮数,按之无力,正应《浮脉歌》云:"脏中积冷营中热,欲得生津要补虚。"先灸中脘,乃胃之纪[1]也,使引清气上行,肥腠理。又灸气海,使生发元气,滋荣百脉,长养肌肉。又灸三里,乃胃之合穴,亦助胃气,撤上热使下于阴分。以甘寒之剂泻火热,左[2]以甘温养其中气。又食粳米、羊肉之类,固其胃气。戒以慎言语,节饮食,惩忿窒[3]欲。病日减,数月后,气得平复。逮二年,肥甚倍常。

【注释】

[1] 胃之纪：纪：纲纪。中脘穴居胃脘之中，为胃之募穴、六腑之会，故称"胃之纪"。

[2] 左：通"佐"。

[3] 室：通"窒"。

【按语】

本案属脾胃虚弱，虚中有热证。罗天益灸中脘、气海、足三里三穴补益脾胃，生化元气，引清气上行，引热邪下行；配以甘寒之剂泄热，佐以甘温之剂养其中气，又食粳米之类固其胃气，使之数月平复。中脘、气海、足三里三穴是罗天益灸治脾胃虚弱的经典处方，三穴均能健脾益胃，中脘为胃腑募穴，上升清阳之气；足三里为胃经合穴及胃腑下合穴，下降浊阴之气，并可引热下行；气海居中，大补元气。

【原文】

景岳治一少年，素日饮酒，亦多失饥饱。一日偶因饭后胁肋大痛，自服行气化滞等药，复用吐法，尽出饮食。吐后逆气上升，胁痛虽止，而上壅胸膈，胀痛更甚，且加呕吐，再用行滞破气等药，呕痛渐愈，而在乳胸肋之下结一块，胀实拒按，脐腹膈闭，不能下达。每于戌亥子丑之时[1]则胀不可当，因其呕吐即止，已可用下，凡大黄、芒硝、棱、莪、巴豆等药，及蓖子、朴硝、大蒜、橘叶捣罨[2]等法，毫不能效。而愈攻愈胀，因疑为脾气受伤，用补，尤觉不便，汤水不入者，凡二十余日，无计可施，窘剧待毙，只得手揉按其处，彼云肋下一点，按着则痛连胸腹，及细为揣摸，则正在章门穴也。章门为脾之募，为脏之会。且乳下肋间，正属虚里大络。乃胃气所出之道路，而气实通于章门。因悟其日轻夜重，本非有形之积，而按此连彼，则病在气分无疑也。必须经火则气散。乃以艾灸章门十四壮，兼制神香散[3]，使日吸三四次，胀果渐平，食亦渐进，始得保全。

【注释】

[1] 戌亥子丑之时：即晚上 7 时至次日凌晨 3 时。

[2] 罨：敷。捣罨指将朴硝、大蒜等药捣烂后外敷穴位。

[3] 神香散：由丁香、白豆蔻（或砂仁）各等分组成，治胸胁胃脘逆气疼痛、呕哕胀满等症。出自《景岳全书·新方八阵》。

【按语】

本案因饮食所伤的胁痛，经消导、吐法、下法罔效，反而愈攻愈胀。张景岳按压章门则痛连胸腹，因悟其日轻夜重，本非有形之积，而按此连彼，其病仍在气分。章门乃脾募、脏会，为胃气所出之通路。遂艾灸章门穴，以灸火宣通脾胃之气，温经活血止痛，兼用神香散辛温以行其气，而得保全。

募穴是脏腑之气汇聚于胸腹部的重要腧穴，具有诊断和治疗脏腑疾病的作用。本案患者在汤水不入，无计可施的情况下，张景岳按压胸腹，诊得章门穴处的痛点，说明其胁痛病根仍在脾胃，故艾灸章门而愈。

主要参考书目

[1] 黄帝内经素问[M]. 影印本. 北京：人民卫生出版社, 1956.

[2] 灵枢经[M]. 影印本. 北京：人民卫生出版社, 1956.

[3] (隋) 杨上善. 黄帝内经太素[M]. 北京：人民卫生出版社, 1965.

[4] (唐) 王冰注. 黄帝内经素问[M]. 北京：人民卫生出版社, 1963.

[5] (清) 张隐菴. 黄帝内经素问集注[M]. 上海：上海科学技术出版社, 1959.

[6] (清) 姚止庵. 素问经注节解[M]. 北京：人民卫生出版社, 1963.

[7] (明) 马莳著. 田代华主校. 黄帝内经素问注证发微[M]. 北京：人民卫生出版社, 1998.

[8] (清) 高世栻注解. 于天星按. 素问直解[M]. 北京：科学技术文献出版社, 1980.

[9] 南京中医学院. 黄帝内经素问译释[M]. 2 版. 上海：上海科学技术出版社, 1981.

[10] 南京中医学院. 黄帝内经灵枢译释[M]. 上海：上海科学技术出版社, 1986.

[11] (明) 张介宾. 类经[M]. 影印本. 北京：人民卫生出版社, 1957.

[12] (明) 张介宾. 类经图翼[M]. 影印本. 北京：人民卫生出版社, 1965.

[13] (明) 马莳著. 田代华主校. 黄帝内经灵枢注证发微[M]. 北京：人民卫生出版社, 1994.

[14] (清) 张隐菴. 黄帝内经灵枢集注[M]. 上海：上海科学技术出版社, 1957.

[15] 王九思. 黄帝八十一难经集注[M]. 影印本. 北京：人民卫生出版社, 1956.

[16] (清) 叶霖著. 吴考盘点校. 难经正义[M]. 上海：上海科学技术出版社, 1981.

[17] (晋) 皇甫谧. 针灸甲乙经[M]. 影印本. 北京：人民卫生出版社, 1956.

[18] 山东中医学院. 针灸甲乙经校释[M]. 北京：人民卫生出版社, 1979.

[19] (唐) 孙思邈. 千金要方[M]. 影印本. 北京：人民卫生出版社, 1982.

[20] (宋) 王执中. 针灸资生经[M]. 上海：上海科学技术出版社, 1959.

[21] (元) 窦桂芳. 针灸四书[M]. 北京：人民卫生出版社, 1983.

[22] (元) 王国瑞. 扁鹊神应针灸玉龙经[M]. 北京：中医古籍出版社, 1990.

[23] (明) 汪机. 针灸问对[M]. 上海：上海科学技术出版社, 1956.

[24] (明) 高武. 针灸聚英[M]. 上海：上海科学技术出版社, 1961.

[25] (明) 杨继洲. 针灸大成[M]. 北京：人民卫生出版社, 1963.

[26] (清) 喻昌. 医门法律[M]. 北京：人民卫生出版社, 1966.

[27] (明) 江瓘. 名医类案[M]. 影印本. 北京：人民卫生出版社, 1957.

[28] (清) 魏之琇. 续名医类案[M]. 影印本. 北京：人民卫生出版社, 1957.

[29] 靳瑞. 针灸医籍选[M]. 上海：上海科学技术出版社, 1986.